N. Camirand

Osteopathische Behandlung hormoneller und nervlich bedingter Störungen

Nathalie Camirand D.O.

Osteopathische Behandlung hormoneller und nervlich bedingter Störungen

1. Auflage

Übersetzt von: Gudrun Meddeb, Tunis / Tunesien

ELSEVIER

Elsevier GmbH, Hackerbrücke 6, 80335 München, Deutschland
Wir freuen uns über Ihr Feedback und Ihre Anregungen an books.cs.muc@elsevier.com

Titel der Originalausgabe
Originally published in French by Editions Maloine, Paris, France under the title:
Dysfonctions glandulaires et nerveuses: Diagnostics et traitements ostéopathiques,
1st edition © Maloine 2009. All rights reserved. ISBN: 978-2-224-03121-3

This translation of Dysfonctions glandulaires et nerveuses: Diagnostics et traitements ostéopathiques, 4th edition, by Nathalie Camirand was undertaken by Elsevier GmbH and is published by arrangement with Editions Maloine.

Diese Übersetzung von Dysfonctions glandulaires et nerveuses: Diagnostics et traitements ostéopathiques, 4. Auflage, von Nathalie Camirand wird durch die Elsevier GmbH ausgeführt und in Absprache mit Editions Maloine veröffentlicht.

Osteopathische Behandlung hormoneller und nervlich bedingter Störungen, 1. Auflage, von Nathalie Camirand. © 2019 Elsevier GmbH Deutschland, 2019

ISBN 978-3-437-55601-2
eISBN 978-3-437-09655-6

Bibliografische Information der Deutschen Nationalbibliothek
Die Deutsche Nationalbibliothek verzeichnet diese Publikation in der Deutschen Nationalbibliografie; detaillierte bibliografische Daten sind im Internet über http://www.d-nb.de/ abrufbar.

25 26 27 28 7 6 5 4

Um den Textfluss nicht zu stören, wurde bei Patienten und Berufsbezeichnungen die grammatikalisch maskuline Form gewählt. Selbstverständlich sind in diesen Fällen immer alle Geschlechter gemeint.

Planung: Marko Schweizer, München
Projektmanagement und Herstellung: Ines Mergenhagen, München
Redaktion: Dr. med. Anne Schulz, Landsberg
Satz: Thomson Digital, Noida / Indien
Druck und Bindung: Drukarnia Dimograf Sp. z o. o., Bielsko-Biała / Polen
Fotos: Photographie i2p Inc.
Zeichnungen: Gabriel Venne
Umschlaggestaltung: Spiesz Design, Neu-Ulm
Titelfotografie: Photographie i2p Inc.

Aktuelle Informationen finden Sie im Internet unter **www.elsevier.de.**

Über die Autorin

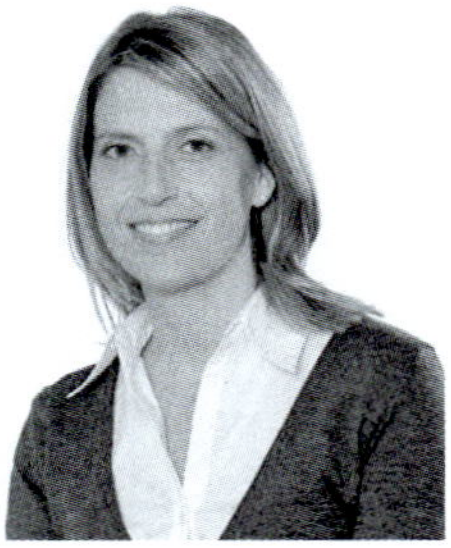

Nathalie Camirand D.O. schließt zunächst eine Physiotherapieausbildung an der medizinischen Fakultät der Universität Montreal ab. Sie setzt ihr Studium am *Collège d'études ostéopathiques* von Montreal fort, erwirbt ihr Osteopathie-Diplom (D.O.) und beginnt bereits kurz nach dem Abschluss ihres Studiums ihre Tätigkeit als Lehrbeauftragte am *Collège d'études ostéopathiques* (CEO), am *Canadian College of Osteopathy* (CCO) in Toronto, am *Deutschen Osteopathie Kolleg* (DOK) und an der *Wiener Schule für Osteopathie* (WSO). Im Juni 2006 wird sie zur ordentlichen Lehrbeauftragten am CEO ernannt. Nathalie Camirand leitet ein Master-Programm in Urologie und Gynäkologie, sie ist Lehrbeauftragte für Osteopathie in dem von der Universität Wales 2004 validierten universitären BSc (Hons)-Programm des CEO. Zusätzlich leitet sie zahlreiche osteopathische Weiterbildungsseminare in Montreal und Europa in Urologie, Gynäkologie sowie zum Themenbereich dieses Buches, den hormonellen und nervalen Störungen. 2006 veröffentlicht sie einen Artikel über Prostataprobleme aus osteopathischer Sicht in der Zeitschrift *L'ostéopathie exactement*. Sie nimmt im Juni 2007 als Vortragende am *Internationalen Osteopathie-Symposium* in Montreal teil und hält in diesem Rahmen einen Workshop über die weibliche und männliche Infertilität ab. Bisher hat sie sechs Master-Arbeiten betreut, von denen eine unter dem Titel „*A Randomized Controlled Trial of Effectiveness of Osteopathy based on Manual Physical Therapy in Treating Pediatric Dyfunctional Voiding*" im amerikanischen *Journal of Pediatric Urology* publiziert wurde. Um Studenten bei ihren Forschungsarbeiten zu unterstützen, war sie 1999 und 2000 auch für die Protokolle der Master-Arbeiten am CEO verantwortlich. Bereits seit 1995 ist sie Mitglied der internationalen Prüfungskommission für die Präsentation der Master-Thesen am CEO. Ständig bemüht, ihre Fachkenntnisse zu erweitern, nahm sie an mehreren Konferenzen und Seminaren zur Naturheilkunde teil und vervollständigte ihr Wissen durch eine naturheilkundliche Ausbildung an der *Ecole d'enseignement supérieur de naturopathie* in Quebec. Ihre klinische Erfahrung, ihre Lehrpraxis, ihr Wissensdurst und die Leidenschaft für ihren Beruf, aber vor allem der Wunsch, die Gesundheit ihrer Patienten zu optimieren, finden sich in dem hier vorliegenden Buch wieder, mit dem Nathalie Camirand ihre langjährigen Erfahrungen mit einem breiteren Publikum teilen möchte.

Über den Illustrator

Gabriel Venne studierte visuelle Kunst an der berufsbildenden Schule (CEGEP) von Lanaudière in Joliette / Kanada und entdeckte dabei sein Interesse für die Zeichnung. Er machte Abitur und schloss am *Collège d'études ostéopathiques* (CEO) in Montreal eine Osteopathie-Ausbildung ab. Während der universitären Ausbildung entdeckt er seine Leidenschaft für die Anatomie. Seine Begegnung mit Nathalie Camirand, D.O. gab ihm erstmals Gelegenheit, seine beiden Leidenschaften miteinander zu verbinden.

Abkürzungsverzeichnis

AAS	allgemeines Adaptationssyndrom
ACTH	adrenokortikotropes Hormon, Adrenocorticotropin
ADH	antidiuretisches Hormon
ANS	autonomes Nervensystem
BPH	benigne Prostatahyperplasie
BWS	Brustwirbelsäule
Ca	Calcium
CBG	Cortisol-bindendes Globulin
CRH	Corticotropin-Releasing Hormone (ACTH-freisetzendes Hormon)
DGLA	Dihomogammalinolensäure
DHEA	Dehydroepiandrosteron
FSH	follikelstimulierendes Hormon
GH	Growth Hormone (Wachstumshormon)
GNRH	Growth Hormone-Releasing Hormone (Gonadoliberin, Gonadorelin)
HDL	High-Density Lipoprotein
HHL	Hypophysenhinterlappen
HHN	Hypothalamus-Hypophysen-Nebennieren-Achse
HWS	Halswirbelsäule
IGF	Insulin-like Growth Factor
LCS	Liquor cerebrospinalis
LH	luteinisierendes Hormon
LWS	Lendenwirbelsäule
Mg	Magnesium
OT	Oxytocin
PMS	prämenstruelles Syndrom
PRL	Prolaktin
PRM	primär respiratorischer Mechanismus
PTH	Parathormon
rT3	Reverse T3
SAD	Seasonal Affective Disorder (saisonal-affektive Störung / Winterdepression)
SHBG	Sexualhormon-bindendes Globulin
SNS	sympathisches Nervensystem
SSB	Synchondrosis sphenobasilaris
STH	somatotropes Hormon (Somatotropin)
TBG	Thyroxin-bindendes Globulin
TCM	traditionelle chinesische Medizin
TRH	Thyrotropin-Releasing Hormone (Thyreotropin freisetzendes Hormon, Thyreoliberin)
TSH	Thyreoidea-stimulierendes Hormon, Thyreotropin

Inhaltsverzeichnis

A Zur Einführung

KAPITEL

1 Einleitung

Auf der Suche nach Wohlbefinden und Ausgeglichenheit fühlt man sich manchmal veranlasst, sich weiterzubilden und neues Wissen zu erwerben. Für mich begann damit ein neuer und sehr spannender Weg. Ich erlangte ein besseres Verständnis des Hormon- und Nervensystems sowie der verschiedenen Wechselbeziehungen zwischen diesen Systemen, und die Ergebnisse, die ich damit bei meinen Patienten erzielen konnte, machten meine osteopathische Praxis effizienter und interessanter.

In einer Gesellschaft, in der alles schnell gehen muss und in der die Einnahme von Antidepressiva immer mehr zunimmt, erscheint es besonders wichtig, dass wir besser verstehen lernen, wie unser Körper auf Stress reagiert, wie er dagegen ankämpft und wie er sein Ungleichgewicht zum Ausdruck bringt.

Als Osteopathen und ganzheitlich orientierte Therapeuten haben wir eine wichtige Aufgabe bei der Prävention, dem besseren Verständnis und der Behandlung der verschiedenen Phasen der hormonellen und nervalen Störungen. Oft führen diese Störungen Menschen an den Rand des Abgrunds und die Betroffenen laufen Gefahr eine echte Depression zu entwickeln, da sie nicht die richtige Unterstützung und Behandlung erhalten.

Das vorliegende Buch erhebt nicht den Anspruch, eine Abhandlung über Anatomie, Physiologie oder Pathologie zu sein. Der Leser findet in ihm jedoch jene Schlüsselelemente, die für das Verständnis der verschiedenen Systeme notwendig sind. Im ersten Kapitel werden zunächst der Begriff „Stress" und das allgemeine Adaptationssyndrom erklärt. Die nachfolgenden Kapitel beinhalten jeweils kurze Beschreibungen der einzelnen Drüsen aus anatomischer, funktioneller, physiologischer, vaskulärer und nervaler Sicht. Die Aufgaben der Hypophyse, Epiphyse, Schilddrüse, Thymusdrüse, Leber, Bauchspeicheldrüse, Milz, Nebennieren und Geschlechtsdrüsen für die Selbstregulierung werden dargestellt und auch die Auswirkungen von Stress auf diese Drüsen sowie die Wechselbeziehungen zwischen den einzelnen Drüsen und dem Nervensystem werden ausführlich behandelt. Die Symptome der Über- und Unterfunktion jeder einzelnen Drüse werden detailliert beschrieben, sodass der Therapeut sie besser einordnen, seinen Anamnese- und Diagnoseansatz verbessern und ein umfassenderes Verständnis über den Zustand seines Patienten erlangen kann. Zudem enthält das Buch neue Ansätze und Werkzeuge, um mit lokalen und regionalen osteopathischen und kinesiologischen Tests eine präzise osteopathische Diagnose des Nerven -und Hormonsystems zu erstellen. Diese Untersuchungsmethoden helfen dem Therapeuten die primäre(n) Ursache(n) einer vorliegenden Störung im Hormon- und Nervensystem zu erkennen.

Dieses Buch bietet zudem therapeutische Protokolle und eine Methodik für die spezifische Behandlung jeder einzelnen Drüse und ihrer Über- oder Unterfunktion. Der Therapeut erlernt nicht nur viszerale und fasziale Techniken, sondern auch verschiedene Stimulations- und Inhibitionstechniken, mit denen ein neurovegetatives Ungleichgewicht, abhängig von der jeweiligen Drüse, behandelt werden kann. Der globale Behandlungsansatz fließt auch in den Umgang mit den verschiedenen Adaptationsphasen der Stressreaktion ein. Die Themenbereiche Depression und Angststörung werden sowohl in Bezug auf die Symptome als auch hinsichtlich des Umgangs mit dem Patienten erörtert.

Meine langjährige Praxiserfahrung hat mich gelehrt, dass die Ernährung und die Naturheilkunde unerlässliche Komponenten sind, um die während der osteopathischen Behandlung erzielten Ergebnisse zu festigen, insbesondere dann, wenn die Symptome bereits seit langer Zeit bestehen. Daher folgt jeder Dysfunktion eine Liste von Empfehlungen für den Patienten sowie Hinweise darüber, wie die Behandlung der einzelnen Pathologien durch anerkannte Nahrungsergänzungsmittel unterstützt werden kann.

Diese Empfehlungen sind das Ergebnis einer umfassenden Lektüre von Fachartikeln und Fachbüchern, der Teilnahme an Spezialseminaren, der Zusammenarbeit mit Naturheilpraktikern sowie meiner eigenen klinischen Praxis. Die meisten in diesem Buch angeführten Fakten und Informationen basieren auf neuesten einschlägigen Studien. Wenn nicht an jeder Stelle eine Referenz angeführt wurde, so nicht aus Mangel an wissenschaftlicher Präzision, sondern um die Lektüre des Textes nicht unnötig zu erschweren. In der Bibliografie findet der Leser alle in diesem Buch verwendeten Quellen.

Mein Buch richtet sich vor allem an Osteopathen, die die darin enthaltenen Informationen unmittelbar anwenden können und ihre Referenzen und Kenntnisse zu diesem Themenbereich erweitern wollen. Nach einer präzisen und gezielten Diagnose dient die Behandlung vornehmlich dazu, den pathologischen Prozess, in dem sich der Patient befindet, umzukehren und ihm die Tore zur Heilung zu öffnen. Die Einnahme von Nahrungsergänzungsmitteln sorgt dafür, das zu ernähren und wiederherzustellen, was zu lange geschädigt wurde. Diese Mittel stärken den Patienten zusätzlich auf seinem Weg zu einer optimalen Gesundheit. Durch die Ergänzungsmittel kann die Anzahl und die Frequenz der Behandlungen reduziert werden, die Veränderungen stellen sich schneller ein und die Entwicklung ist nachhaltiger.

Ziel dieses Buches ist es nicht, eine Liste von „Rezepten“ vorzulegen, sondern dem Leser und Osteopathen die für die Praxis notwendigen Hilfsmittel an die Hand zu geben und ihm ein detaillierteres Verständnis und eine präzisere Intervention zu ermöglichen, die den Bedürfnissen des einzelnen Patienten Rechnung trägt. Vielleicht findet der eine oder andere auf diesem Weg auch Antworten auf eigene, persönliche Fragen.

KAPITEL

2 Stress und seine Auswirkungen auf die Drüsen

Dieses Kapitel soll zunächst ein allgemeines Verständnis für die physiologischen Abläufe bei einer Stressreaktion sowie die einzelnen Phasen dieser Reaktion mit der daraus resultierenden Dysbalance des Körpers vermitteln. Auf die einzelnen Drüsen, ihre Stressreaktionen und die bei Über- oder Unterfunktion der Drüsen entstehenden Symptome wird in den nachfolgenden Kapiteln eingegangen.

Definition von Stress

Dank der Entdeckungen der letzten sechzig Jahre wissen wir heute mehr über die Funktion des neuroendokrinen und des Immunsystems sowie die Art und Weise, wie diese Systeme auf die Anforderungen der Umwelt reagieren. Damit kann Stress heute mit größerer Genauigkeit definiert werden.

Stress ist die Summe aller unspezifischen Reaktionen unseres Körpers auf sogenannte „Stressoren", also auf Ereignisse, negative Situationen, Anforderungen und Bedürfnisse unseres Umfelds. Physiologische Untersuchungen zeigen, dass der Organismus eine Vielzahl an Reaktionen einsetzt, um sein Gleichgewicht aufrechtzuerhalten. Das von dem kanadischen Arzt Hans Selye (1907–1982) entwickelte Stressmodell und der damit verbundene Schlüsselbegriff des **allgemeinen Adaptationssyndroms** lässt sich auf jeden Menschen – unabhängig von der Art des aufgetretenen Stressereignisses – anwenden.

Chrousos und Gold stellten 1992 ein Modell vor, das über jenes von Hans Selye hinausgeht und der Komplexität der bei Stress auftretenden physiologischen Prozesse und ihren Wechselwirkungen Rechnung trägt. Die Autoren konzentrieren sich in ihrem Modell auf die physiologischen Mechanismen, die an einer Stressreaktion beteiligt sind. Sie sprechen von einer zweifachen Regulierung durch zentral und peripher gesteuerte Prozesse und sie beschreiben das Prinzip der Homöostase durch erhöhte Aktivität bestimmter Systeme und verminderte Aktivität oder Inhibition bestimmter anderer. Die durch Stress entstehenden Pathologien können also entweder durch die Überbeanspruchung oder durch die Inhibition eines Prozesses ausgelöst werden, wie uns das Beispiel der Schilddrüsenerkrankungen zeigt.

Auf zentraler Ebene mobilisieren physiologische Reaktionen die für den Wachzustand und die Aufmerksamkeit verantwortlichen Kreisläufe, um den Organismus in maximale Alarmbereitschaft zu versetzen. Auf chemischer Ebene kommt es dabei durch die Aktivierung des sympathischen Nervensystems zur vermehrten Ausschüttung von Noradrenalin. Damit jedoch nicht alle Systeme gleichzeitig beansprucht werden, was zur Erschöpfung führen würde, werden, wie die genannten Autoren feststellen, verschiedene vegetative Funktionen wie Hunger, Sexualität, Wachstum, Entzündungs- und Immunreaktionen inhibiert. Zudem kann bei extremen Stressreaktionen auch das parasympathische System aktiviert werden, um die Auswirkungen des sympathischen Systems abzumildern.

McEwen (2005) versuchte die Mehrdeutigkeit des Begriffs „Stress" zu umgehen und führte zusätzlich zum Begriff der Homöostase den Begriff der „Allostase" ein. In allostatischen Systemen variieren die Körperreaktionen, die zur Aufrechterhaltung der Homöostase dienen, um den Körper an sich verändernde Umweltbedingungen anzupassen und seine Integrität aufrecht zu erhalten. Die Mediatoren dieser allostatischen Anpassungsreaktion sind die Stresshormone Cortisol und Adrenalin und andere chemische Botenstoffe. Diese Mediatoren begünstigen die Adaptation an akuten Stress, sie tragen aber auch zur allostatischen Belastung bei oder, wie Hans Selye es ausdrückte, zur Abnutzung des Körpers und des Geistes durch den Stress.

Nach Dedovic et al. (2005) hat Stress, der an kardiovaskulären, immunologischen, metabolischen und psychischen Problemen beteiligt ist, einen signifikanten Einfluss auf die Gesundheit der Bevölkerung. Untersuchungen von Situationen und Variablen, die als stressauslösend wahrgenommen werden, lassen Mechanismen erkennen, die Stress mit Krankheit verbinden.

Somit ist „Stress“ ein sehr weitgefasster Begriff, dessen Ursachen sehr unterschiedlich sein können: psychologisch, verhaltensbedingt, sozial, gesellschaftlich, finanziell, umweltbezogen, viral, infektiös, ernährungsbedingt (einschließlich Nahrungsmittelunverträglichkeiten und -allergien), dysbiotisch, elektromagnetisch. Zudem kann Stress durch Fasten, Hypoglykämie, extreme Temperaturen, Mangel an Entspannung oder an körperlicher Aktivität, Schlafstörungen oder strukturelle osteopathische Dysfunktionen, die das Kompensationssystem des Menschen schwächen, ausgelöst werden.

Wichtig ist dabei, dass all diese Stressfaktoren kumulativ wirken können und dass es von der Anzahl, Intensität, Frequenz und Dauer der einzelnen Stressfaktoren abhängt, ob eine Person schrittweise in die Dekompensation abgleitet, da ihre Adaptationsmöglichkeiten erschöpft sind. Zudem verfügt nicht jeder Mensch über die gleiche Adaptationsfähigkeit gegenüber Stress, und das bereits ab der Geburt (Wilson 2001).

Physiologische Reaktion auf Stress

Hans Selye verwendet den Begriff der physiologischen Alarmreaktion, um die Reaktion des Körpers auf verschiedene Stressquellen zu beschreiben. Der physiologische Marker von Stress ist beim Menschen die Aktivierung der Hypothalamus-Hypophysen-Nebennieren-Achse (HHN-Achse), d.h. die Ausschüttung von Corticotropin Releasing Hormone (CRH) durch den Hypothalamus, von Corticotropin oder adrenokortikotropem Hormon (ACTH) durch die Hypophyse und von Cortisol durch die Nebennierenrinde (Tortora 1999).

Das Stresssyndrom oder das von Selye aufgestellte Modell des allgemeinen Adaptationssyndroms (AAS) umfasst vier aufeinanderfolgende Phasen (➤ Abb. 2-1).

Die Alarmreaktion

In dieser Phase werden die Abwehrkräfte für die Flucht- oder Kampfreaktion mobilisiert.

- Die Reaktion wird durch den Hypothalamus ausgelöst, der das autonome Nervensystem (ANS) bzw. den Sympathikus stimuliert und über die Hypophyse das Nebennierenmark aktiviert. Abhängig von der Stresssituation wird wenige Minuten oder mehrere Stunden lang vermehrt Adrenalin ausgeschüttet (Wilson 2000). Der Mensch verspürt in dieser Phase mehr Energie, die periphere Muskelkraft nimmt zu, die Verdauungsfunktionen werden verlangsamt, Herz- und Atemrhythmus beschleunigt, der Blutdruck steigt. Es kommt zu einer Milzkontraktion.
- Nach Chrousos und Gold werden auch die dopaminergen Systeme, das mesokortikale und das

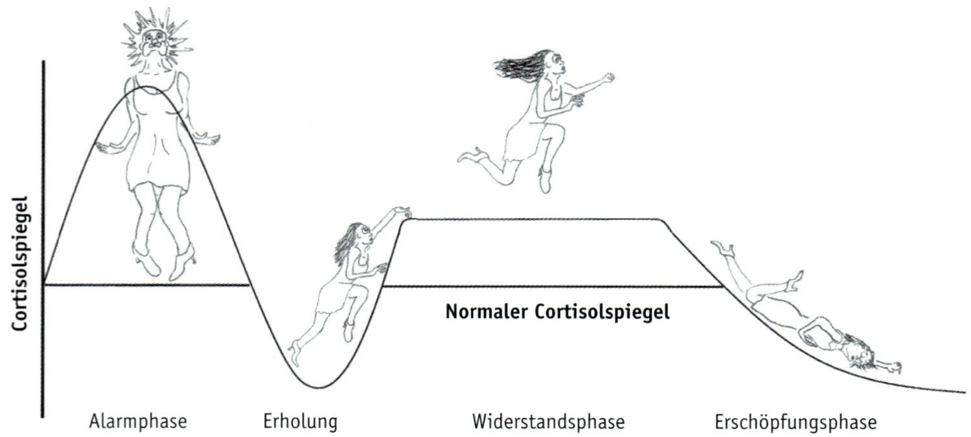

Abb. 2-1 Die vier Phasen des allgemeinen Adaptationssyndroms (AAS).

mesolimbische System aktiviert. Sie fördern über die Verbindung zum präfrontalen Kortex die kognitiven Funktionen und die Antizipation. Somit stellt sich das Gehirn auf Entscheidungsfindung ein und der Bewegungsapparat liefert die für die Flucht- oder Kampfreaktion erforderlichen Ressourcen.

- Die Kommunikation zwischen den beiden Hemisphären des Gehirns erfolgt zum größten Teil über den Balken (Corpus callosum).
- Die linke Gehirnhälfte ist bei 98 % der Bevölkerung die rationale und mathematische Seite, die sich vor allem auf Details konzentriert. Die rechte Gehirnhälfte vertritt eher die emotionale, intuitive, künstlerische Seite mit einer globaleren Sicht der Dinge. Bei Stress findet weniger Informationsaustausch über das Corpus callosum statt, die Informationen werden hauptsächlich an die dominante Gehirnhälfte weitergeleitet. Dadurch können Gefühle weniger gut gesteuert werden.
- Das limbische System ist für die emotionale Verarbeitung des Ereignisses zuständig. Über die Amygdala entscheidet es in Stresssituationen darüber, ob die Reaktion eher reaktiv (Reptilienhirn) oder vernunftbetont (Großhirn) ausfällt (Promislow 1998).
- Der Amygdala-Hippokampus-Komplex trägt auf zwei Ebenen zur Stressbewältigung bei. Einerseits ist der Hippokampus am **Gedächtnis und Abrufen von bewussten Erinnerungen** beteiligt, **über seine Verbindungen zur Amygdala** kann durch eine bestimmte Erinnerung eine Emotion ausgelöst werden. Andererseits ist die Amygdala für die emotionale Bewertung von Reizen zuständig und moduliert die Reaktionen auf Ereignisse, die für unser Überleben wichtig sind. Sie ermöglicht es uns, bei Gefahr fast unmittelbar zu reagieren, und ist an Furcht- und Angstreaktionen beteiligt. Aus diesem Grund verfügt die Amygdala auch über sehr zahlreiche Verbindungen zu **anderen Gehirnstrukturen**. Sie entscheidet, ob eine Information für eine rationale Analyse an das Großhirn (Neokortex) weitergeleitet wird oder ob sie direkt an das Kleinhirn geschickt wird, das als Bestandteil des Reptilienhirns für die automatischen Reaktionen verantwortlich ist (Promislow 1998).

Der Amygdala-Komplex und das limbische System beeinflussen die Verarbeitung von Emotionen im Hypothalamus, der seinerseits die Information an die Hypophyse weitergibt.

- Die unter dem Einfluss der Hypophyse stehende Nebennierenrinde schüttet Mineralokortikoide (Aldosteron), Cortisol und Dehydroepiandrosteron (DHEA) aus. Die Alarmreaktion führt somit zu vermehrter Zufuhr an Blutzucker und Sauerstoff, zur Wasseransammlung und zu einer entzündungshemmenden Reaktion.
- Die Schilddrüse wird aktiv, um den Kohlenhydratkatabolismus und die Produktion von Adenosintriphosphat (ATP) anzukurbeln.
- Die Leber intensiviert den Fettkatabolismus und die Glykogenolyse.
- Das Wachstum sowie die Sexual- und Immunfunktionen werden inhibiert (Chrousos und Gold 1992).
- Folgende Symptome können auftreten: Erweiterung der Pupillen, Engegefühl im Hals, Mundtrockenheit, das Gefühl, die Beine nicht bewegen zu können, Verdauungsstörungen und Kopfschmerzen.
- Der Ablauf der Alarmreaktion ist in > Abb. 2-2 zusammengefasst.

Die an der Stressreaktion beteiligten Gehirnstrukturen im Überblick

Das **limbische System** (> Abb. 2-3 und > Abb. 2-4) ist eine komplexe Struktur aus Nervenkernen und Nervenbahnen, die mit dem Hypothalamus, dem Hirnstamm und dem Neokortex verbunden ist. Es liegt über dem entwicklungsgeschichtlich älteren Reptilienhirn und beeinflusst die **endokrinen Drüsen** sowie das **autonome Nervensystem**. Das limbische System besteht aus verschiedenen, **subkortikal um den Thalamus herum angeordneten Strukturen**:

- **Hippokampus:** beteiligt an der Gedächtnisbildung, an der Entstehung des vertikalen Kurzzeitgedächtnisses und an der mit der jüngsten Vergangenheit verbundenen Erinnerung (Guyton 1996);
- **Amygdala:** beteiligt an **Aggressivität**, Angst und **Furcht**; sie besteht aus einem Nervenkern im medialen Bereich des Temporallappens, in unmittelbarer Nähe des Hippokampus;
- **Gyrus cinguli:** beeinflusst vegetative Funktionen wie Blutdruck, Herzfrequenz, Pupillenerweiterung

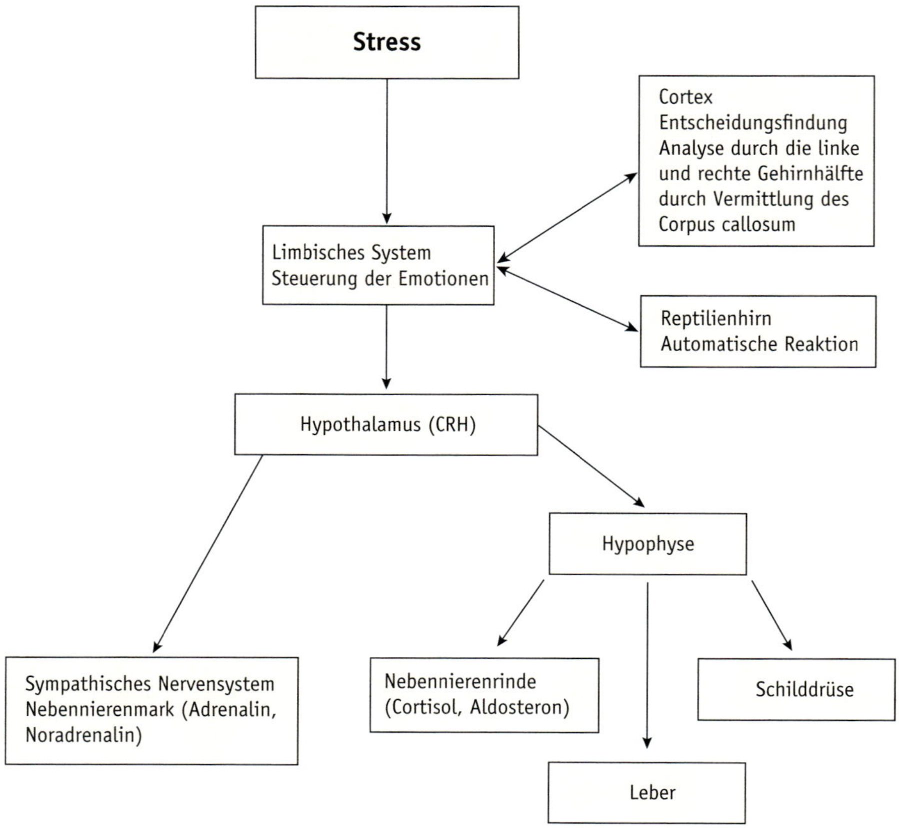

Abb. 2-2 Ablauf der Alarmreaktion.

und psychosomatische Reaktionen, die die Emotionen begleiten;
- **Fornix:** Nervenfaserzug vom Hippokampus zum Corpus mamillare in beiden Gehirnhälften; enthält auch Fasern, die beide Hirnhälften verbinden;
- **Hypothalamus:** Steuerungszentrale für das inneren Milieu; reguliert Hunger, Durst, Atmung, Temperatur und Blutdruck; Hauptverbindung zwischen dem autonomen Nervensystem und dem Hormonsystem; wird zum limbischen System gezählt.

Die Strukturen des limbischen Systems sind bei allen Säugetieren vorhanden; sie sind für die Emotionen und die Überlebensreaktionen für eine gute Anpassung an das soziale Umfeld verantwortlich: Empathie, Integration in die Gruppe, Überzeugungen und Glaube, Sicherheitsgefühl. Das limbische System ist der Logik nicht zugänglich. Es wirkt wie ein Filter, das Informationen nur selektiv weitergibt: alle Nervenbahnen zum Großhirn verlaufen über das limbische System, die Informationen werden dort gefiltert und erst dann an den Kortex weitergeleitet. Das limbische System bildet also das physiologische

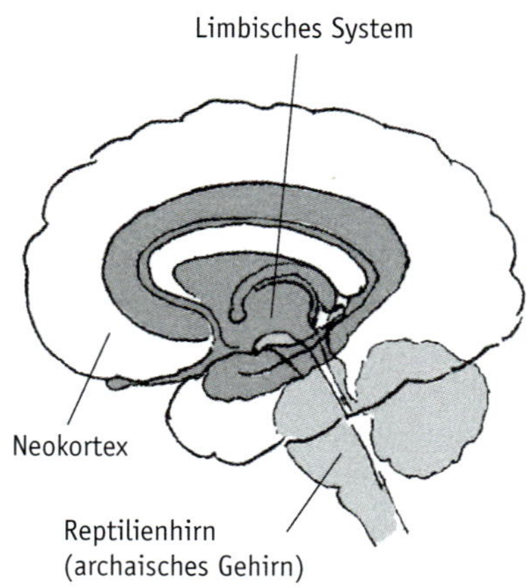

Abb. 2-3 Schnitt durch das limbische System.

Zentrum der Emotionen, es ist das System, das unsere Affektivität dominiert.

Das **Corpus callosum** ist eine unpaare, an der Mittellinie zwischen den Hemisphären gelegene Struktur aus

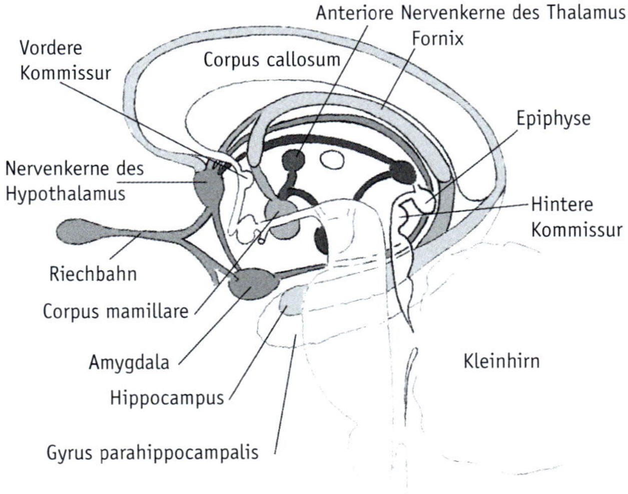

Abb. 2-4 Strukturen des limbischen Systems, Sagittalschnitt.

weißer Substanz, die den Informationsaustausch zwischen den beiden Gehirnhälften sicherstellt. Nach manchen Quellen liegt hier der Sitz der Seele.

Es handelt sich um die wichtigste Verbindungsbahn des Gehirns, da sie die vier Gehirnlappen untereinander verbindet (Frontal-, Temporal-, Parietal- und Okzipitallappen links und rechts).

Das **Reptilienhirn**, oft auch als primäres, primitives oder auch archaisches Gehirn bezeichnet, ist die Quelle primitiver Verhaltensmuster, die den Grundbedürfnissen des Menschen entsprechen. Es sichert unter anderem das Bestehen des Einzelnen und der Spezies durch stereotypes und automatisches Verhalten. Da das Reptilienhirn nur mit dem Kurzzeitgedächtnis verbunden ist, kann dieses Verhalten weder angepasst noch durch Erfahrungen beeinflusst werden. Der gleiche Reiz führt immer zur gleichen Wirkung: Flucht oder Kampf. Beim Menschen entspricht das Reptilienhirn den Nervenstrukturen des Hirnstamms.

Die **Formatio reticularis** ist ein langgestrecktes Netz aus Nervengewebe, das den Hirnstamm bis zum Rückenmark durchzieht. Sie befindet sich im Zentrum des Hirnstamms, in dem von den großen absteigenden und aufsteigenden Bahnen und den Hirnnervenkernen gebildeten Raum. Die Formatio reticularis ist an der Regulierung lebenswichtiger Funktionen (wie dem **Wach-Schlaf-Rhythmus**), der Kontrolle der motorischen **Reflexe** oder Stereotypien (**Gang**, **Haltungstonus**) und an **kognitiven** Funktionen wie der **Aufmerksamkeit** beteiligt. **Phylogenetisch** ist die Formatio reticularis eine der ältesten Nervenstrukturen des Hirnstamms.

Das Großhirn (Neokortex) wird von zwei Hemisphären gebildet, wobei bei 98 % der Bevölkerung das rationale Gehirn (Detailkenntnis) links und das emotionale, intuitive Gehirn (Gesamtsicht) rechts liegt. Wenn die Kommunikation und der Informationsaustausch zwischen den Hemisphären über das Corpus callosum gut funktioniert, kann der Neokortex auf ein und denselben Reiz jedes Mal anders und in unerwarteter Weise reagieren. Er ist sich der Automatismen und Triebe bewusst und kann sich durch Kreativität und Phantasie von ihnen befreien.

Die Bildung immer neuer neuronaler Verbindungen im Kortex erhöht die Möglichkeiten zum Empfang von Informationen. Insbesondere beim Menschen kam es zu einer beachtlichen Entwicklung des Neokortex in der orbitofrontalen Region. Der Neokortex repräsentiert das Bewusstsein, die Fähigkeit durch Assoziationen symbolisch und abstrakt zu denken. Er erlaubt eine gewisse Distanz zum Objekt und begünstigt die Sprachentwicklung, die wiederum die Grundlage des abstrakten Denkens bildet. Da nur der Kortex über diese Fähigkeiten verfügt, kann er andere ältere Teile des Gehirns steuern. Dank des Neokortex verfügt der Mensch über die unbegrenzte Fähigkeit der Kreativität.

Die Erholungsphase (➤ Abb. 2-1)

Nach der Alarmphase durchläuft der Körper eine zeitlich begrenzte Erholungsphase, in der der Adrenalin- und Cortisolspiegel absinkt und der Körper weniger gut auf Stress reagieren kann (Wilson 2000).

Während dieser Phase fühlt sich der Mensch besonders müde und braucht Ruhe. Der Körper kann also kurzfristig von einer Drüsenüberfunktion während der Alarmphase zu einer Drüsenunterfunktion während der Erholungsphase wechseln, dies gilt insbesondere für die Nebennieren.

Die Widerstands- oder Adaptationsphase (➤ Abb. 2-1)

Diese Phase spiegelt die langfristige und vollständige Anpassung an den „Stressor" durch die Freisetzung von Hormonen aus dem Hypothalamus wider. Die Reaktion des sympathischen Nervensystems (SNS) steht dabei weniger im Vordergrund. Die freigesetzten Hormone sind das Corticotropin-Releasing Hormone (CRH), das Growth Hormone-Releasing Hormone (GNRH) und das Thyrotropin-Releasing Hormone (TRH).

- CRH stimuliert die Ausschüttung von ACTH durch den Hypophysenvorderlappen, dieses wiederum regt die Sekretion von Mineralokortikoiden (Aldosteron: Wasserretention, Natriumretention) und Glucokortikoiden (Cortisol: Entzündungshemmung, Gluconeogenese und Eiweißkatabolismus) durch die Nebennierenrinde an. In dieser Phase kommt es auch zu einem Absinken des DHEA-Spiegels, was zu verringerter Libido und Stimmungsveränderungen führen kann. Ein niedriger DHEA-Wert wird auch mit verschiedenen Erkrankungen in Verbindung gebracht: Schilddrüsenunterfunktion, Autoimmunerkrankungen, Bluthochdruck und Hyperinsulinämie (Vortrag von G. Gilson, MD, PhD, im Oktober 2006). Die Bauchspeicheldrüse, die als Reaktion auf einen zu hohen Blutzuckerspiegel ständig Insulin ausschüttet, erschöpft sich schrittweise.
- GNRH wirkt auf den Hypophysenvorderlappen und bewirkt die Ausschüttung des Wachstumshormons (GH), das die Leber und die Umwandlung von Glykogen zu Glucose anregt.
- TRH stimuliert ebenfalls den Hypophysenvorderlappen, der daraufhin TSH (Thyreoidea-stimulierendes Hormon) ausschüttet, was zur Freisetzung von T3 und T4 durch die Schilddrüse führt und die Energieproduktion (ATP) fördert. **Wird der Körper über längere Zeit erhöhten Cortisol-Konzentrationen ausgesetzt, werden verschiedene Erkrankungen begünstigt: Muskelatrophie, Magen-Darmgeschwüre, Erkrankungen des Dickdarms und der Bauchspeicheldrüse, Immunsuppression, Bluthochdruck (Tortora, 1999).** Zu diesen pathologischen Veränderungen kommt es mitunter dann, wenn die Widerstandsphase andauert, obwohl die Stressfaktoren nicht mehr vorhanden sind.

Die Erschöpfungsphase

Diese Phase tritt ein, wenn der Stressfaktor zu groß ist oder zu lange anhält und die bei allen Lebewesen begrenzte Adaptationsfähigkeit übersteigt (Selye 1979). Nach Wilson (2006) tritt die Erschöpfungsphase dann ein, wenn die Stressquantität die Adaptationsfähigkeit des Körpers und damit der Nebennieren übersteigt.

Die Adaptationsfähigkeit ist individuell sehr unterschiedlich. Manche Kinder werden bereits mit einer verminderten Adaptationsfähigkeit, d. h. mit einer Nebennierenschwäche geboren. Hier könnte ein Zusammenhang mit Stress im Leben der Mutter (Wilson 2006) bzw. früherer Generationen bestehen. Dieser Umstand könnte dazu beitragen, dass ein Kind schneller in die adaptive Erschöpfungsphase abgleitet. Es ist also wichtig, die Familienanamnese in die Beurteilung des Patienten einfließen zu lassen. Gibt es andere Familienmitglieder, die unter Erschöpfung, chronischer Müdigkeit, Depression leiden oder litten? Antworten auf diese Fragen können wertvolle Hinweise auf das Adaptationspotenzial des Patienten liefern.

Auf physiologischer Ebene zeichnet sich die Erschöpfungsphase durch folgende Komponenten aus (➤ Abb. 2-5):

- Unterfunktion bzw. Schwäche der Nebennieren, niedrige Cortisol- und DHEA-Werte, gestörte Immunantwort, Arthritis;
- Hypoglykämie, aus der sich in der Folge eine Hyperglykämie entwickeln kann (vgl. Abschnitt *„Dysfunktionen des Pankreas"* in ➤ Kap. 9);
- Erschöpfung der Schilddrüse oder Tendenz zur Produktion von Reverse T3 (rT3) (vgl. Abschnitt *„Dysfunktionen der Schilddrüse"* in ➤ Kap. 5);
- Ovariales Ungleichgewicht, oftmals mit niedrigem Progesteron- bzw. Testosteronspiegel und relativem Hyperöstrogenismus; dieser Zustand kann zu vermehrter Angst, Ungeduld, Anschwellen der Brüste, Wassereinlagerungen sowie zu verringerter Libido und verminderter Fruchtbarkeit führen;
- Beeinträchtigung des Gedächtnisses durch neuronale Atrophie, wenn über mehrere Wochen wiederholt Stress auftritt (Wilson 2001); Verringerung des Hippokampus-Volumens;

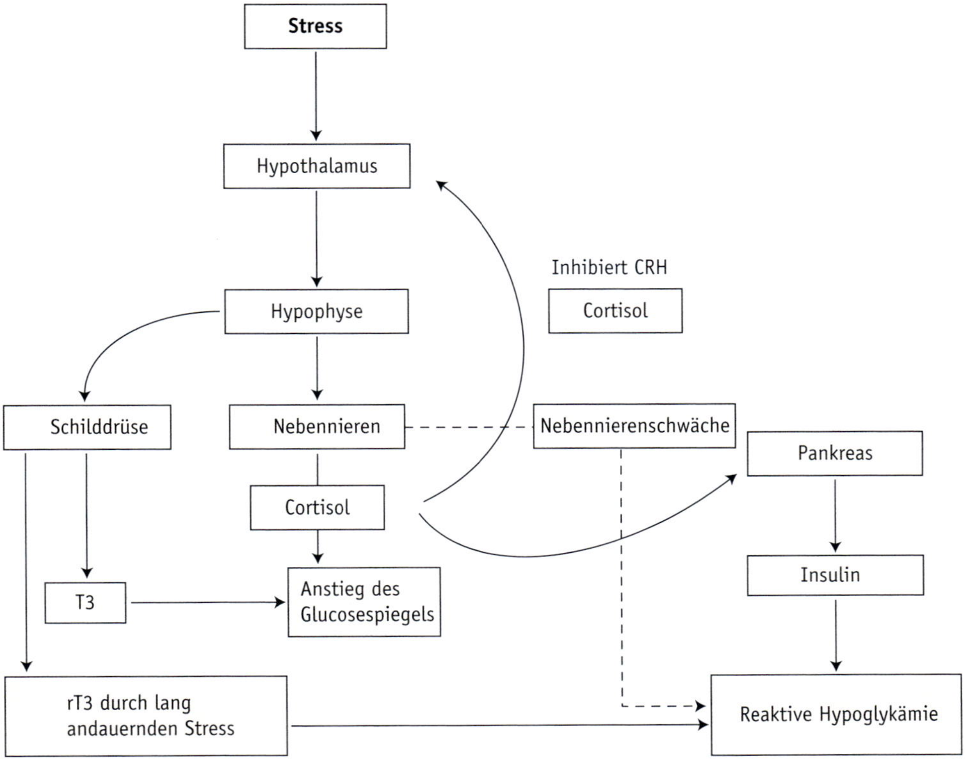

Abb. 2-5 Schematische Darstellung der langfristigen Auswirkungen von Stress auf Nebennieren, Bauchspeicheldrüse und Schilddrüse.

- Immunschwäche: bei Personen im Erschöpfungsstadium kommt es häufig zu immer wiederkehrenden chronischen Infekten, insbesondere im Bereich der Lungen;
- Allgemeine Erschöpfung und Depression: Unter Stress wird die Hypothalamus-Hypophysen-Nebennierenachse (HHN-Achse) aktiviert, um der Situation entgegenzuwirken. Sobald der Stress verschwunden ist, signalisieren Adrenalin und Cortisol der Hypophyse und dem limbischen System, dass sie die Ausschüttung von CRH und anderen Stresshormonen aussetzen können. Noradrenalin und Serotonin werden vermehrt ausgeschüttet und der HHN-Kreislauf beruhigt sich. **Wiederholtes Auftreten solcher Stressreaktionen kann das Gehirn biochemisch überlasten und seine Fähigkeit, Stressreaktionen „abzuschalten", einschränken. Das ist der Beginn einer Angststörung.**

Durch eine übermäßig lang andauernde Stressreaktion können die chemischen Prozesse im Gehirn dauerhaft verändert und die Reserven an Serotonin und Noradrenalin erschöpft werden. Das ist der Beginn einer Depression (Sichel und Driscol 2000).

- Wenn es durch wiederholten Stress zur Schwächung der Nebennieren kommt (Entzündung, Müdigkeit, Depression, …), entwickelt sich eine Hypoglykämie auf der Grundlage eines Cortisolmangels (➢ Abb. 2-5).
- Wenn es zur Überlastung der Bauchspeicheldrüse kommt, entwickelt sich unter Stresseinwirkung bevorzugt eine Hyperglykämie.
- Die Schilddrüse zeigt Mangelsymptome.
- In dieser Phase ist die Ovarial- und Hodenfunktion sowie die Immunantwort geschwächt.

B

Drüsen

KAPITEL

3 Hypophyse

Als zentrales Steuerungsorgan reguliert die Hypophyse alle Hormondrüsen mit Ausnahme der Epiphyse. Sie fördert den Wachzustand, die Epiphyse dagegen den Schlaf. Die Hirnanhangdrüse gilt auch als Sitz der Willenskraft und unterstützt nach Martel das ausgewogene Verhältnis zwischen Rationalität und Intuition.

Anmerkungen zur Anatomie

Die Hypophyse liegt in der Sella turcica; sie wird nach oben hin vom Diaphragma sellae überspannt und seitlich durch den Rand des Tentorium cerebelli und die Wände des Sinus cavernosus begrenzt (➤ Abb. 3-1). Man unterscheidet den Vorderlappen (Adenohypophyse) und den Hinterlappen (Neurohypophyse; ➤ Abb. 3-2). Durch den primären respiratorischen Mechanismus (PRM) und die daraus resultierende kraniale Flexions- / Extensionsbewegung der Synchondrosis sphenobasilaris (SSB) sowie die (wenngleich winzige) Anhebung des dritten Ventrikels wird eine Bewegung, wenn nicht gar ein „Pumpeffekt" auf die Hypophyse erzeugt. Nach Magoun (1994) ist die Bewegung des Os sphenoidale für die gute Funktion der Hypophyse unerlässlich. Über die Ansätze der Fascia pharyngobasilaris (➤ Abb. 3-1) an der SSB und insbesondere am Processus basilaris des Os occipitale (Netter 1989) besteht eine kontinuierliche Verbindung zur Rachenmuskulatur (Mm. constrictores pharyngis) und zur gesamten Zentralsehne. Damit beeinflusst die Hypophyse die anderen Drüsen sowohl auf funktioneller und hormoneller als auch auf faszialer Ebene.

Gefäße und Nerven

Arterien

Die Hypophyse wird von der A. hypophysialis superior und der A. hypophysialis inferior versorgt, die aus der A. carotis interna entspringen und Teil des Circulus arteriosus cerebri (Willisi) sind. Die A. carotis interna verläuft zunächst an der Vorderseite der ersten beiden Halswirbel entlang und tritt dann über den in der Pars petrosa des Os temporale gelegenen Carotis-Kanal in das Schädelinnere ein, wobei sie in der Pars petrosa einen Winkel von 90° be-

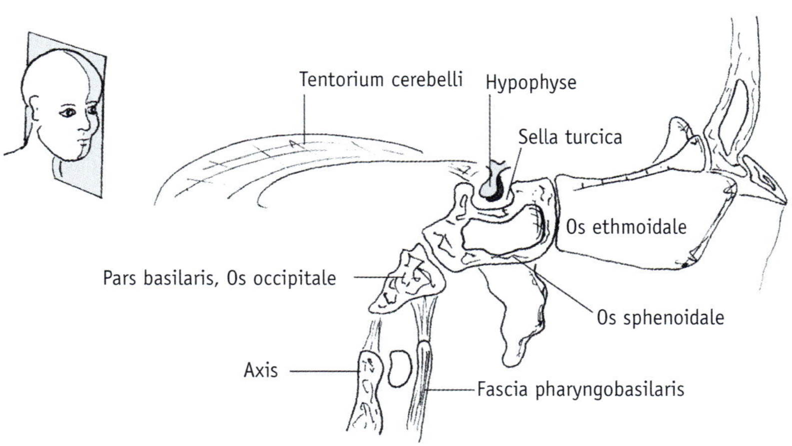

Abb. 3-1 Schematische Darstellung der Hypophysenregion im Sagittalschnitt.

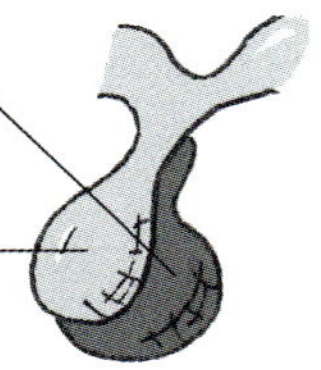

Abb. 3-2 Die Lappen der Hypophyse.

schreibt. Die Arterie verlässt die Pars petrosa, zieht durch den Sinus cavernosus, wo sie erneut einen Bogen („Carotis-Siphon") macht, und erreicht anschließend die seitlichen Ränder der Sella turcica nahe der Processus clinoidei, wo der freie Rand des Tentorium cerebelli ansetzt. An dieser Stelle zweigen die A. hypophysealis superior und inferior ab. Die A. carotis interna und die Aa. hypophyseales weisen entlang ihres Verlaufs mehrere Stellen auf, an denen sie besonders verletzlich sind.

Venen

Die Vv. hypophysiales münden in den Sinus intercavernosus anterior und posterior sowie den Sinus cavernosus, der das Corpus ossis sphenoidalis beidseits begrenzt. Das venöse Blut fließt weiter in den Sinus petrosus superior und inferior, die über den Sinus sigmoideus in die V. jugularis einmünden. Besonders wichtig für den venösen Abfluss sind daher das Tentorium cerebelli (anteriorer Anteil), das Diaphragma sellae, der anteriore Anteil der Dura mater und das Foramen jugulare.

Nerven

- Die sympathischen Fasern kommen aus dem Ganglion cervicale superius (C1-C2-C3) und Ganglion cervicale inferius (C7-Th1 und oberste Rippen).
- Die parasympathischen Fasern stammen aus dem Ganglion sphenopalatinum.
- Zentrale Nervenverbindungen aus dem Hypothalamus ziehen bis zum Hypophysenhinterlappen.

Funktion

Die Hypophyse wird vom Hypothalamus gesteuert, der die entscheidende Verbindungsstruktur zwischen dem Nervensystem und dem Hormonsystem darstellt (Tortora 1999). Der Hypothalamus ist die Kommandozentrale des sympathischen Nervensystems. Er erhält Informationen aus verschiedenen Regionen des Gehirns (z. B. dem limbischen System, dem Kortex, dem Thalamus und der Formatio reticularis), sensorische Signale aus den inneren Organen und den Augen sowie auch Signale, die durch schmerzhafte oder emotionale Erfahrungen entstehen. Der Hypothalamus hat endokrine Funktion, da er mit dem Hypophysenvorderlappen in Verbindung steht, und spielt eine Rolle bei der Verhaltenssteuerung. Er ist verantwortlich für Hunger, Durst, Atmung, Temperatur und Blutdruck. Er koordiniert und harmonisiert alle Funktionen unserer Gewebe. Auf zerebraler Ebene ist der Hypothalamus die Struktur mit der höchsten Serotoninkonzentration. Serotonin ist ein wichtiger chemischer Mediator für das nervale Gleichgewicht.

Nach Martel (2007) nimmt die Hypophyse als wichtigste Drüse unseres Körpers Sauerstoff und Lebensenergie auf und verteilt sie in unseren Zellen. Dabei ist die Hypophyse ständig um ein Gleichgewicht bemüht. Die Disharmonie dieses Zentrums könnte mit einem zu rational ausgeprägten Denken in Verbindung stehen (Martel 2007).

- Die Hormone des Hypophysenvorderlappens (Adenohypophyse):
  - Wachstumshormon (**GH**) ist für das Körperwachstum erforderlich.
  - Prolaktin (**PRL**) fördert die Bildung der Muttermilch.
  - Adrenokortikotropes Hormon (**ACTH**) stimuliert die Ausschüttung der Glucokortikoide durch die Nebennieren.
  - Melanozyten-stimulierendes Hormon (**MSH**) steuert die Pigmentierung der Haut.
  - Thyreoidea-stimulierendes Hormon (**TSH**) steuert die Ausschüttung der Schilddrüsenhormone.
  - Follikelstimulierendes Hormon (**FSH**) ist für die Bildung von Eizellen und von Östrogen durch die Ovarien bei der Frau und für die Produktion der Samenzellen beim Mann wichtig.
  - Luteinisierendes Hormon (**LH**) reguliert die Ovulation und die Ausschüttung von Östrogen und Progesteron bei der Frau bzw. von Testosteron beim Mann.

- Die Hormone des Hypophysenhinterlappens (Neurohypophyse):
  - Oxytocin (**OT**) fördert die Milchsekretion und die Kontraktion der Gebärmutter während der Geburt.
  - Antidiuretisches Hormon (**ADH**) vermindert die Harnproduktion.

Anzeichen einer Hypophysenüberfunktion

Wenn der Hypothalamus wiederholtem Stress ausgesetzt wird, führt seine Stimulation zur Aktivierung der Hormonausschüttung in der Hypophyse. Dieser Stress kann sowohl endogenen als auch exogenen Ursprungs sein. Je nach Art des Stresses oder der Emotionen, wird die Funktionsweise unterschiedlicher Drüsen verstärkt, die in den nachfolgenden Kapiteln im Detail beschrieben werden. Bei Überfunktion liegen oft auch eine Dysfunktion der SSB oder ein zu schneller kranialer Rhythmus vor.

Folgende Symptome können in diesem Fall auftreten, müssen jedoch nicht notwendigerweise alle vorhanden sein:

- Bei erhöhter TSH-Ausschüttung: Engegefühl im Hals, Palpitationen, Zittern, Übererregung;
- Bei erhöhter FSH-Ausschüttung: Hitzewallungen, Gesichtsröte, Stauungen im Unterbauch, Menstruationsstörungen;
- Bei erhöhter ACTH-Ausschüttung: Frösteln, kalter Schweiß, Palpitationen, Spannungen in der Nebennierenregion mit Muskelspasmen und Muskelkater, Schreckhaftigkeit;
- Bei erhöhter STH (GH)-Ausschüttung: starkes Schwitzen, Hyperseborrhö, Menstruationsstörungen, manchmal Sekretion aus der Brust, besonders starke Behaarung der unteren Extremitäten beim Mann;
- Bei erhöhter Stimulation des Hypothalamus: kontinuierliche Aktivierung des sympathischen Systems, was zu Muskelspannungen in verschiedenen Regionen und zu erhöhter Atem- und Herzfrequenz führt.

Diese Symptome können Teil von funktionellen Störungen sein, aber auch auf Pathologien der Hypophyse, wie etwa einen Tumor, hinweisen.

Anzeichen einer Hypophysenunterfunktion

Diese Art der Hypophysendysfunktion lässt sich vor allem an den Dysfunktionen der wichtigsten endokrinen Drüsen und insbesondere an den Nebennieren und der Schilddrüse erkennen. Bei den meisten Patienten findet man zudem eine Kompression oder einen unphysiologischen Strain an der SSB, begleitet von einem verlangsamten kranialen Rhythmus und mangelnder Vitalität.

- Anzeichen für eine Schilddrüsenunterfunktion: Müdigkeit, Gewichtszunahme, Schlafsucht, Kälteempfindlichkeit, Haarausfall, Hauttrockenheit;
- Anzeichen für eine Unterfunktion der Nebennieren: niedriger Blutdruck, Hypoglykämie mit Schwächeanfall, physische und psychische Müdigkeit, die im Laufe des Tages zunimmt;
- Allgemeinere Symptome:
  - Mangel an Entscheidungsfähigkeit;
  - Schlaffe Organe, weiche, spannungslose Gewebe;
  - Allgemeine Antriebslosigkeit;
  - Schwierigkeiten beim Jahreszeitenwechsel;
  - Libidostörungen und Fertilitätsprobleme.

Osteopathischer Ansatz

Diagnose und Befundung

Bei Funktionsstörungen der Hypophyse findet man vor allem im kraniozervikalen Bereich osteopathische Dysfunktionen. Dabei ist immer eine Dysfunktion der SSB festzustellen, die sich auf die obere Halswirbelsäule auswirkt. Auch der kinesiologische Test (➤ Kap. 17) kann die Störung der Drüse bestätigen. **Bei Vorliegen einer Hypophysendysfunktion können alle Drüsen eine Unter- oder Überfunktion aufweisen. Es empfiehlt sich daher, zuerst die Hypophyse zu behandeln und dann die anderen betroffenen Drüsen.**

Nach Magoun (1994) normalisiert die Behandlung des Kraniums die Hormonausschüttung der Hypophyse und verbessert damit die hormonellen und neurovegetativen Funktionen im gesamten Körper.

Bei der Untersuchung der Hypothalamus-Hypophysen-Nebennieren-Achse muss der Therapeut alle betroffenen Strukturen der Achse testen (siehe nachfolgenden Abschnitt „*Behandlung*") und gegebenenfalls die Dysfunktionen entsprechend korrigieren.

Der kraniale Rhythmus der SSB, der Wiege der Hypophyse, liefert ebenfalls Hinweise auf die Funktion der Drüse: **Während ein sehr schneller Rhythmus für eine Überfunktion der Hypophyse spricht, deutet ein verlangsamter Rhythmus eher auf eine Unterfunktion hin.** Die normale Frequenz des PRM beträgt 8 Zyklen pro Minute, das entspricht ungefähr 4 Sekunden für die kraniale Inspirations- und 4 Sekunden für die Exspirationsphase.

Zur Kontrolle sollte der kinesiologische Test nach Abschluss der Behandlung nochmals wiederholt werden. Wenn die Dysfunktion der Drüse weiterbesteht, sollten dem Patienten Nahrungsergänzungsmittel empfohlen werden, um den Behandlungseffekt zu verstärken und die Drüse durch die geeigneten Substanzen zu ernähren (s. u. Abschnitt „*Nahrungsergänzungsmittel und Empfehlungen*").

Behandlung

Es empfiehlt sich, die Behandlung mit der Korrektur der SSB-Dysfunktionen zu beginnen, um die Pumpwirkung der SSB auf die Hypophyse wiederherzustellen. Nachstehend werden alle möglichen Dysfunktionen aufgelistet, sodass der Therapeut jene auswählen kann, die für seinen Patienten relevant sind. Die Behandlungsniveaus sind Hinweise für den Therapeuten, sie sollten, falls erforderlich, alle behandelt werden, um das Gleichgewicht wiederherzustellen und eine optimale Funktion der Drüse zu gewährleisten.

- Kompressionen der SSB, die zunächst zu einem Überwiegen des Sympathikustonus führen (Caporossi 1987) und zudem auch die Pumpwirkung der SSB auf die Hypophyse beinträchtigen;
- Flexions-, Extensions-, Torsions-, Sidebending-Rotationsdysfunktionen sowie Dysfunktionen der Sutura occipitomastoidea und des Temporomandibulargelenks, die die Hypophyse und möglicherweise auch das Ganglion sphenopalatinum beeinträchtigen können;
- Maxilla, Palatinum, Ethmoid, Vomer und Ganglion sphenopalatinum unter Verwendung von myofaszialen Techniken;

Chronische Dysfunktionen der SSB können auch durch mangelnde Okklusion infolge einer kieferorthopädischen Behandlung (Brücke, Zahnprothese oder Zahnregulierung) entstehen oder durch schlecht angepasste Brillen verursacht werden. Wenn es nach der Behandlung zu Rückfällen kommt, sollten immer auch externe Ursachen in Betracht gezogen werden. Dazu kann man zum Beispiel die SSB mit offenen und geschlossenen Augen bzw. mit und ohne Zahnkontakt austesten.
Eine Zahnprothese oder Zahnspange kann außerdem die Maxilla blockieren oder ihre Bewegung behindern und damit auch die Pumpbewegung der SSB verlangsamen oder blockieren. Diese Strukturen sollten immer untersucht und gegebenenfalls behandelt werden, da sie häufig an den Dysfunktionen der Hypophyse beteiligt sind.

- Kraniale Suturen und intrakraniale Membranen, Ausgleich von Tentorium und Falx cerebelli sowie Behandlung der Sinus venosi, um die arteriovenöse Versorgung der Drüse zu verbessern (> Kap. 19.1);
- Ausgleich zwischen anteriorem und posteriorem Kranium; ein Ungleichgewicht kann Einfluss auf die intrakranialen Membranen und die SSB haben;
- C0-C1-C2 (sympathische Versorgung der Hypophyse, Verbindung zur Dura mater, Bezug zur A. carotis) mit strukturellen, myofaszialen bzw. faszialen Techniken; Sutura occipitomastoidea, Pars petrosa (A. carotis interna und Sinus venosi) und Temporomandibulargelenk;
- C6-C7-Th1 und die ersten Rippen (Innervation des Ganglion stellatum);
- Elemente der Zentralsehne, die die kraniosakrale Achse beeinträchtigen können;
- Sakrum aufgrund der Verbindung zum Core-Link.

Im weiteren Verlauf werden die Über- und Unterfunktion der Drüse mit spezifischen Techniken behandelt, um eine segmentale Normalisierung des neurovegetativen Systems der Drüse und eine Harmonisierung des kranialen Rhythmus und der Flüssigkeitsfluktuation zu erreichen. Die Normalisierung des neurovegetativen Systems und der Flüssigkeiten ist ein wesentliches Element bei der Behandlung von Über- und Unterfunktionen der Hypophyse.

- Ganglion cervicale superius und inferius mit den entsprechenden Techniken zur Stimulation bzw.

Inhibition, je nachdem ob eine Über- oder eine Unterfunktion vorliegt (> Kap. 26). C0-C1-C2 sind vorher zu behandeln.
- Normalisierung der Flüssigkeiten je nach Rhythmus und Amplitude des PRM mit dem Ziel, eine normale Frequenz von 8 Zyklen pro Minute herzustellen. Die Techniken zur Stimulation des Infundibulums und der V-Spread können ebenfalls zur Stimulation bei Unterfunktion der Drüse verwendet werden. Diese Techniken sollten nach der Korrektur eventuell vorhandener knöcherner oder membranöser Dysfunktionen vorgenommen werden.

Nahrungsergänzungsmittel und Empfehlungen

- Vitamin C unterstützt die Funktion der Hypophyse und der Nebennieren.
- **Zink** und **Kupfer** als Spurenelemente begünstigen die Reifung und unterstützen die Hypothalamus-Hypophysen-Gonaden-Achse.

Nach Bedarf

- Stimulierende Pflanzen: Mariendistel und Ginseng;
- Beruhigende Pflanzen: Melisse, Mönchspfeffer (*Vitex agnus-castus*) oder Hopfen;
- Homöopathische Zubereitung **Hypophysinum**:
  - in der Potenz C4: zur Stimulation der Hypophyse,
  - in der Potenz C7: zum Ausgleich der Hypophyse,
  - in der Potenz C9: zur Inhibition der Hypophyse;
- Licht hat einen positiven Einfluss auf die Hypophyse. Sonnenbäder, vor allem am Morgen, haben einen tonisierenden und revitalisierenden Effekt.

Die Hypophysenfunktion kann auch durch Faulheit und mangelndes Interesse verlangsamt werden (Martel 2007). Nach Dr. Dupont kann das Gleichgewicht der Hypophyse sowohl durch zu viel als auch durch zu wenig Willenskraft gestört werden. Unbeständigkeit und Faulheit scheinen die Hypophyse zu verlangsamen und zu affektiver Instabilität und psychischer Müdigkeit zu führen. Diese Patienten brauchen Stress, um funktionieren zu können. Im Gegensatz dazu kann zu viel Willenskraft und Autorität die Hypophysenfunktion beschleunigen. Indem man diese Verhaltensweisen korrigiert, kann man auch das Gleichgewicht wiederherstellen.

KAPITEL

4 Epiphyse

Die Epiphyse (Zirbeldrüse) wurde von Descartes als „der Sitz der Seele" betrachtet, für die Hindus steht sie für das „dritte Auge". Phylogenetisch wird die Zirbeldrüse mit dem Parietalorgan assoziiert, das bei niederen Wirbeltieren zu einem fotosensiblen Scheitel- oder Parietalauge ausgebildet sein kann. Diese Drüse unterstützt alle anderen Drüsen bei der Regenerierung, da sie durch die Ausschüttung von Serotonin und Melatonin den Schlaf fördert. Sie hat somit eine wesentliche Bedeutung für das Gleichgewicht des Hormon- und Nervensystems.

Anmerkungen zur Anatomie

Die Epiphyse ist eine ovale 8 x 5 mm große Drüse mit einem Gewicht von 0,2 g.

Sie sitzt auf dem Thalamus an der Hinterwand des 3. Ventrikels im Bereich der Einmündung des Aquaeductus mesencephali (Sylvii) oberhalb der Vierhügelplatte und bildet gewissermaßen eine Ausstülpung an der Hinterwand des III. Ventrikels (➤ Abb. 4-1).

Der Plexus pinealis ist die am dichtesten innervierte Zone des Körpers. Er erhält Nervenimpulse aus dem Bulbus olfactorius und den Sehzentren. Die Epiphyse nimmt postganglionäre sympathische Fasern aus dem Ganglion cervicale superius auf, das sich vom Unterrand von C1 bis C3 erstreckt. Das ist eine wichtige Verbindung und die Beeinträchtigung dieser sympathischen Fasern kann zur Degenerierung der Drüse führen (Dupont 1997).

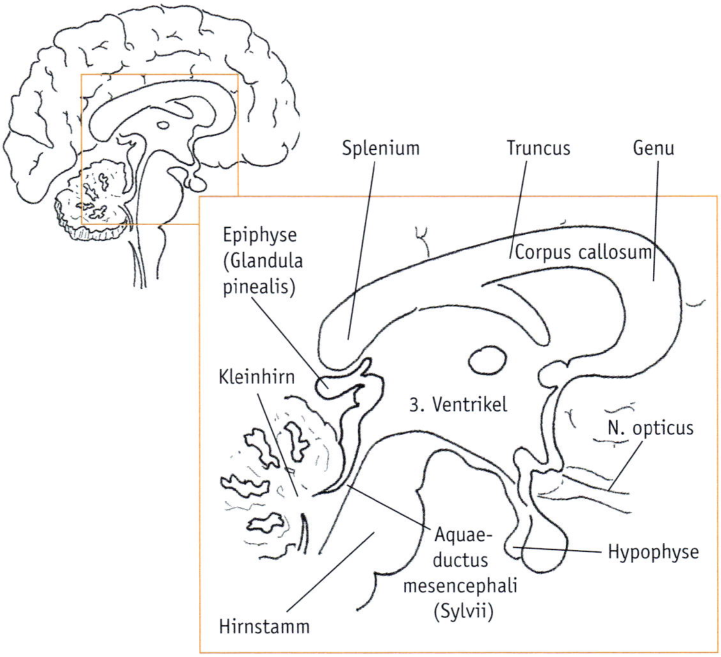

Abb. 4-1 Sagittalschnitt durch das Gehirn, Detailansicht der Epiphysenregion.

Funktion

- Die Epiphyse schüttet Serotonin aus, einen wichtigen chemischen Botenstoff des zentralen Nervensystems, und wandelt es mithilfe eines Enzyms in Melatonin um. Die Melatoninausschüttung nimmt mit zunehmender Dunkelheit zu und erreicht zwischen 2 und 5 Uhr morgens ihren Höhepunkt. In diesem Zeitraum begünstigt dieser Botenstoff die Regenerierung der anderen Drüsen. Die Epiphyse dient somit als zyklischer Taktgeber für andere Drüsen. Melatonin wird durch Sonnenlicht blockiert. Licht, das durch die Augen eintritt, stimuliert die Nervenzellen der Netzhaut, die die Impulse an den Hypothalamus und von dort aus an das Ganglion cervicale superius und schließlich an die Epiphyse weiterleiten und die Ausschüttung von Melatonin blockieren (Tortora 1999). **Die Stimulation des Ganglion cervicale superius inhibiert die Funktion der Epiphyse.**
- Die Epiphyse fördert den Schlaf, sie löst Müdigkeit und Gähnen aus und senkt die Körpertemperatur. Die Melatoninsekretion bestimmt nicht nur den Schlafrhythmus, sondern auch die Art und die Qualität des Schlafs (Pierpaoli 1995).
- Melatonin wird zunehmend auch als Anti-Aging-Hormon betrachtet (Champagne 1999). In den USA wird es oft bei Verjüngungskuren eingesetzt!
- Es ist auch für den Jetlag nach Transkontinentalreisen verantwortlich, da es seinen Sekretionsrhythmus über Zeitzonengrenzen hinweg beibehält. Deshalb ist es wichtig, sich nach der Ankunft einige Stunden der Sonne auszusetzen, damit sich die Drüse so schnell wie möglich an den neuen Tagesrhythmus anpassen kann.
- Die Epiphyse ist eine innere Uhr, die sich an der Sonne orientiert. Sie beeinflusst die Hypophyse und den Hypothalamus und inhibiert die Hormonausschüttung dieser Drüsen während der Nachtstunden (Dupont 1997).
- Da Schilddrüse, Nebennieren und Geschlechtsdrüsen unter dem Einfluss der Hypophyse stehen, werden auch sie durch die Hormone der Epiphyse gehemmt.
- Die Epiphyse inhibiert vor der Pubertät die Reifung der Gonaden (Fritsch 2007). Sie beeinflusst wahrscheinlich auch die saisonalen Schwankungen der Geschlechtsdrüsen, da sie selbst von den sich saisonal verändernden Lichtverhältnissen beeinflusst wird. Das Sexualverlangen steigt oft mit der zunehmenden Helligkeit im Frühling (Champagne 1999).
- Die Epiphyse hat eine positive Wirkung auf den Thymus. Es wird angenommen, dass sie die Involution der Thymusdrüse und damit auch der Abnahme der Immunabwehr verhindert (Champagne 1999).
- Störungen der Epiphyse können einige Formen der Depression erklären, insbesondere die sogenannte Winterdepression (Tortora 1999, Champagne 1999, Gilson 2003), die auch Bezüge zur Bulimie und zur Schlafsucht aufweist (Dupont 1997). So konnte bei depressiven Personen ein abnorm niedriger Melatoninspiegel nachgewiesen werden (Yen und Robert 1991).
- Die Epiphyse schützt uns vor ionisierender Strahlung (Radioaktivität, elektromagnetische Felder). Umgekehrt kann eine zu geringe Distanz zu einem Computerbildschirm die Drüse beeinträchtigen (Gilson 2003, Collins 2005).
- Die Epiphyse bringt über Träume den Intellekt mit dem inneren Bewusstsein in Einklang und trägt somit zur psychologischen und spirituellen Entwicklung bei. Die Intuition soll nach Dupont (1997) von der Epiphyse ausgelöst werden.
- Die Epiphyse kann im Alter atrophieren, was den geringeren Schlafbedarf bei älteren Menschen erklären würde (Champagne 1999).

Anzeichen einer Epiphysenüberfunktion

- Somnolenz;
- Rückgang der Körpertemperatur.

Anzeichen einer Epiphysenunterfunktion

- Schlafstörungen (können auch bei Depression und während der Menopause auftreten), Schlaflosigkeit;
- Depression, saisonal-affektive Störung (SAD, Winterdepression), vermehrter Verzehr stark zuckerhaltiger, die Serotoninproduktion beschleunigender Lebensmittel (Champagne 1999);

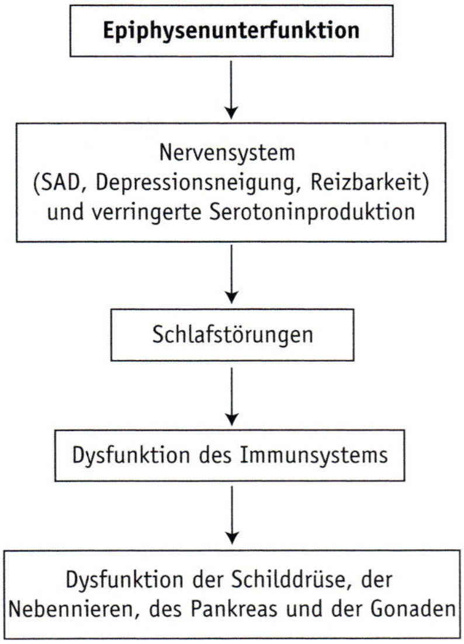

Abb. 4-2 Auswirkungen einer Epiphysenunterfunktion auf das Nervensystem und die anderen Drüsen des Körpers.

- Dysfunktion der Schilddrüse, der Nebennieren und der Bauchspeicheldrüse, Beeinträchtigung der Immunabwehr und der Sexualfunktion;
- Schlaflosigkeit durch zu hohen Cortisolspiegel am Abend; umgekehrt führt zu wenig Schlaf zur Erhöhung des Cortisolspiegels am Ende des Tages (Spiegel, Leproult und Cauter 1999);
- Abnahme der Libido (Champagne 1999);
- Umkehr des Schlafrhythmus: Schläfrigkeit während des Tages und Schlafschwierigkeiten während der Nacht;
- Aggressivität, Nervosität, Reizbarkeit;
- Schwierigkeiten, sich zu entspannen, sich auf sich selbst zu konzentrieren, zu meditieren;
- Verfrühte Alterung, Osteoporose und Herzerkrankungen.

Die Auswirkungen auf das Nervensystem sind in ➢ Abb. 4-2 dargestellt.

Osteopathischer Ansatz

Diagnose und Befundung

Bei der globalen osteopathischen Untersuchung stellt der Therapeut vor allem Spannungen im Kranium und in der oberen Halswirbelsäule sowie geringe Mobilität der kraniosakralen Achse und oftmals eine Kompression fest. Die Dysfunktion der Drüse kann durch die Symptome und die kinesiologischen Tests bestätigt werden. Anzumerken ist zudem, dass Östrogenmangel bei der Frau und Testosteronmangel beim Mann zu Schlaflosigkeit und sogar zu Depressionen führen kann.

Eine Kompression der SSB sowie Dysfunktionen im Bereich C0-C1-C2-C3 können zu einem erhöhten Sympathikustonus führen (Caporossi 1987). Vor jeder spezifischen Arbeit an der Epiphyse sollten also unbedingt diese Bereiche untersucht bzw. behandelt werden. Eine Dysfunktion der Epiphyse ist oftmals Ausdruck des allgemeinen Zustands des Nervensystems. Eine Sympathikotonie führt unweigerlich zu Schlafschwierigkeiten, da es an parasympathischem Einfluss mangelt. Deshalb muss bei diesen Patienten das autonome Nervensystem insgesamt normalisiert und reguliert werden.

Die **Nebennieren** sind ebenfalls in die Untersuchung einzubeziehen, da eine Überfunktion zu einem erhöhten Cortisolwert am Ende des Tages führt und die Ursache für Einschlafschwierigkeiten sein kann. Der Organismus reagiert auf Stress mit der Ausschüttung von Cortisol, wobei der Cortisolspiegel generell morgens höher ist als am Ende des Tages.

Bei einer Überfunktion der Epiphyse oder bei Schlafsucht sollte die Funktion des sympathischen Nervensystems, insbesondere die Innervation der Epiphyse (C0-C1-C2-C3), sowie die Nebennieren, die in diesem Fall meist eine Unterfunktion aufweisen, überprüft werden.

Eine Schilddrüsenunterfunktion kann ebenfalls Teil dieses Symptombilds sein. Die **Schilddrüse** sollte also ebenfalls untersucht und gegebenenfalls behandelt werden.

Behandlung

Da die meisten Patienten an einer Unterfunktion der Epiphyse (Schlaflosigkeit) leiden, richtet sich der hier vorgeschlagene Ansatz auf diesen Aspekt.

Wenn im Rahmen der Untersuchung auch Störungen der Nebennieren bzw. der Schilddrüse festgestellt wurden, sollten sie in die Behandlung eingebunden werden (➢ Kap. 5 und ➢ Kap. 10).

- SSB und intrakaniale Membranen, Korrektur einer vorhandenen Kompression bzw. der

festgestellten Dysfunktionen und einer Sakrumdysfunktion;
- Expansion der Schädelbasis und Arbeit an der hinteren Schädelgrube;
- Behandlung der venösen Sinus aufgrund ihres allgemeinen Einflusses auf die Homöostase;
- Technik zur Normalisierung der Epiphyse (➤ Kap. 20.1);
- Korrektur von C0-C1-C2-C3 und Normalisierung bzw. Inhibition des Ganglion cervicale superius;
- CV4 aufgrund seiner Wirkung auf den Parasympathikus;
- Dura-Ausgleichstechnik, Sakrum-C0 und Normalisierung des kraniosakralen Rhythmus;
- Wenn die longitudinale Fluktuation zu schnell ist, kann eine bilaterale Rotationtechnik der Ossa temporalia zur Normalisierung des sympathischen Nervensystems beitragen (➤ Kap. 26.7). Hier ist anzumerken, dass das primäre Problem manchmal in der Beckenregion liegt, wie dies auch bei einer primären Störung der Ovarien der Fall ist. Der Rhythmus des Sakrums muss nach der Korrektur auch normalisiert werden.

All diese Behandlungsempfehlungen dienen der „Beruhigung des Systems", daher sind funktionelle und myofasziale Techniken zu bevorzugen. **Nach der Ausführung von strukturellen Techniken sollten die Ganglien inhibiert werden, um eine lokale Sympathikusentladung im Bereich der Drüse zu vermeiden.**

Bei Überfunktion der Epiphyse bzw. bei Schlafsucht sollten die Frequenz und die Amplitude der Fluktuation an der SSB und am Sakrum angeregt werden, um das sympathische System zu stimulieren. Dabei wird ein normaler Tonus des neurovegetativen Systems angestrebt. In diesem Fall kann eine bilaterale Rotationstechnik der Temporalia zur Beschleunigung des Rhythmus verwendet werden (➤ Kap. 26.7).

Nahrungsergänzungsmittel und Empfehlungen

Empfehlungen

- Sich vermehrt dem Tageslicht aussetzen, vor allem im Winter. Menschen, die unter saisonal-affektiven Störungen (SAD) leiden, fühlen sich oft besser, wenn sie näher am Äquator sind (Champagne 1999). Ein kurzer Urlaub in der Sonne im Winter kann eine sehr angenehme Behandlung für all jene sein, die es sich leisten können.
- Tageslichttherapie mit Lampen von 10.000 Lux über mindestens 30 Minuten führen bei 60 bis 65 % der Personen, die an saisonal-affektiven Störungen leiden, zu guten Ergebnissen (Iskandar 2007).
- Morgensport betreiben und ein Multivitaminpräparat einnehmen;
- Am Abend weniger Licht verwenden und fluoreszierendes Licht oder das Licht von Fernsehern oder Computerbildschirmen vermeiden; beruhigende Aktivitäten für den Abend planen; Mineralstoffe und beruhigende Kräuter am Abend einnehmen (Collins 2005);
- Schwere Mahlzeiten am Abend vermeiden und vermehrt Lebensmittel mit viel Tryptophan zu sich nehmen: Bananen, Datteln, Feigen, Nussbutter, Thunfisch, Truthahn, Vollkornkräcker (Balch und Balch 2000);
- Alkohol vermeiden, in zu großen Mengen stört Alkohol den Schlafzyklus (Balch und Balch 2000);
- Kaffee, Tabak und Schokolade aufgrund ihrer stimulierenden Wirkung meiden;
- Pflanzen, die die Nebennieren normalisieren, verwenden, um den Cortisolspiegel am Abend zu senken und den Geist zu beruhigen;
- Stressmanagement betreiben und vor dem Schlafengehen eine gewisse Routine entwickeln:
  - Erst schlafen gehen, wenn man wirklich müde ist;
  - Nicht im Bett bleiben, wenn man nicht schlafen kann, gegebenenfalls das Zimmer wechseln;
  - Das Schlafzimmer nur für Aktivitäten verwenden, die den Schlaf begünstigen, kein Fernseher, keine intellektuelle Betätigung;
  - Während des Tages kein Mittagsschläfchen halten;
  - Morgens immer um die gleiche Zeit aufstehen;
  - Spät abends keinen Sport betreiben;
  - Vor dem Schlafengehen ein Bad nehmen, eventuell mit beruhigenden Ölen (Kamille, Lavendel, Orangenblüten);

– Meditations- oder Atemtechniken zur Stressbewältigung lernen oder die Hände auf die Stirn legen, um den Geist zu beruhigen.

Nahrungsergänzungsmittel

Vorsicht! Östrogen- oder Serotoninmangel kann zu Schlaflosigkeit und auch zu Depressionen führen. Auch eine Nebennierenüberfunktion kann Einschlafschwierigkeiten hervorrufen, da der Cortisolspiegel abends zu hoch ist (siehe Angaben zu Nahrungsergänzungsmitteln in den Kapiteln über die einzelnen Drüsen).

Die Einnahme von 2,5 bis 5 mg Melatonin eine Stunde vor dem Schlafengehen ist für die Wiederherstellung des Schlafrhythmus gut geeignet. Man sollte mit kleinen Dosen beginnen und diese nur erhöhen, wenn 2,5 mg nicht ausreichend erscheinen. Melatonin sollte nicht über längere Zeiträume eingenommen werden, da dies die körpereigene Melatoninproduktion durch die Epiphyse möglicherweise stört (Balch und Balch 2000).

Nach Bedarf

- 5-HTP (Tryptophan) begünstigt die Produktion von Serotonin und unterstützt die Normalisierung der Epiphyse.
- Eine Gabe von 400 mg Calcium vor dem Schlafengehen begünstigt den Schlaf.
- Eine Einnahme von 200 bis 400 mg Magnesiumcitrat eignet sich für Personen, die nicht einschlafen können, weil ihr Muskeltonus zu hoch ist oder sie an Bruxismus leiden.
- Homöopathische Epiphysenpräparate:
  - in der Potenz C4: zur Stimulation der Epiphyse,
  - in der Potenz C7: zum Ausgleich der Sekretion,
  - in der Potenz C9: zur Dämpfung der Epiphyse;
- Echte Katzenminze, Lavendel, Baldrian, Kamille, Helmkraut (Scutellaria) und Passionsblume sind Pflanzen mit beruhigender Wirkung, die den Schlaf unterstützen. Mischungen aus verschiedenen Pflanzen werden als Tee oder als Kapseln von verschiedenen Firmen angeboten.
- Epiphysenkonzentrate von Rindern werden in Tablettenform von einigen Naturheilproduktenherstellern angeboten.
- Vitamin B3 und B6 normalisieren das Nervensystem und helfen bei Depression, da sie die Produktion von Serotonin, der Vorläufersubstanz von Melatonin, fördern.
- Die Unfähigkeit zu schlafen, entspricht nach Martel einer tiefen Angst vor dem Sich-Gehen-Lassen, dem Loslassen, die bis zu unbewusster Angst vor dem Tod reichen kann. Manche Menschen kompensieren dies, indem sie ihren Geist mit einer Vielzahl von Ideen und Gedanken beschäftigen, die typisch für ängstliche Menschen sind.
- Die Epiphyse kann aus Mangel an Spiritualität und Entspannung atrophieren. Meditation und Kontemplation stimulieren diese Drüsen und begünstigen damit ihre Gesundheit (Dupont 1997).

KAPITEL

5 Schilddrüse und Nebenschilddrüse

Die Schilddrüse reguliert den Energiehaushalt des Körpers. Sie ist für den Grundumsatz verantwortlich und erhöht den Stoffwechsel je nach Bedarf des Organismus. Bei Stress oder Anstrengung mobilisiert sie die Energiereserven, um eine effiziente Adaptationsreaktion zu gewährleisten. Die Schilddrüse ist eine der Hauptdrüsen des Körpers, da sie auf die Hormonausschüttung anderer Drüsen einwirkt und insbesondere das hormonelle Gleichgewicht der Ovarien und Hoden reguliert. Dabei bestimmt sie Rhythmus und Akkorde im Zusammenspiel der Hormone und damit auch im Stoffwechsel.

Anmerkungen zur Anatomie

Die Schilddrüse hat die Form eines Schmetterlings. Sie besteht aus einem linken und einem rechten Lappen, die den Ringknorpel und die Luftröhre überlagern und durch einen Isthmus miteinander verbunden sind. Die seitlichen Lappen können bis zu dem über der Drüse liegenden Schildknorpel reichen (Fritsch, Kühnel und Burjat 2007). Die Schilddrüse liegt somit unter dem Schildknorpel und ist oberhalb der Fossa jugularis zwischen den beiden Mm. sternocleidomastoidei (SCM) tastbar (> Abb. 5-1).

Unmittelbar hinter der Schilddrüse liegen vier kleine Drüsen, die Nebenschilddrüsen, die in die Hinterwand der Schilddrüse eingelassen sind. Sie haben eine längliche Form, sind 6 mm lang, 4 mm breit und 2 mm dick (> Abb. 5-2).

Die Schilddrüse wird von einer fibrösen Kapsel umschlossen und befindet sich in dem u. a. von Roques und Gabarel beschriebenen **viszerofaszialen Eingeweideschlauch des Halses**, der von der mittleren Halsfaszie umhüllt wird. Der Eingeweideschlauch steht kranial über ein tiefes, peripharyngeales Blatt mit der Pars basilaris des Os occipitale in Verbindung und bildet kaudal über das tiefe Blatt und die Lamina thyreopericardiaca ein Kontinuum zum Mediastinum. Das Perikard setzt sich wiederum an seiner Unterseite durch die Ligamenta phrenopericardiacae fort, die am Diaphragma ansetzen (> Abb. 5-3). Seitlich und in der Tiefe verbindet sich der Eingeweideschlauch des Halses mit der tiefen Halsfaszie, mit der er letztlich verschmilzt.

Die verschiedenen Faszienschichten des Halses können von der Oberfläche in die Tiefe wie folgt beschrieben werden (> Abb. 5-4):

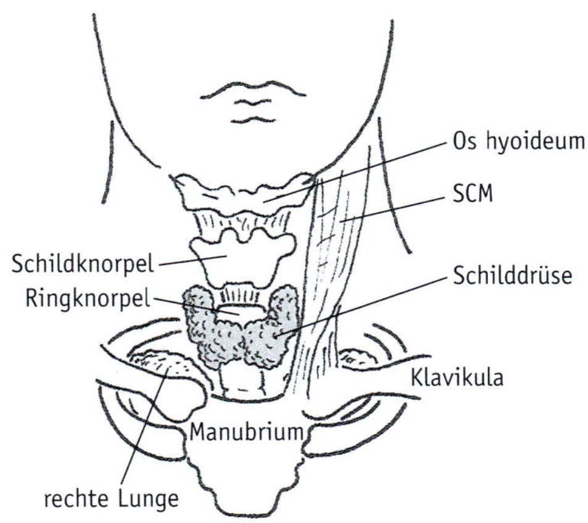

Abb. 5-1 Die Schilddrüse.

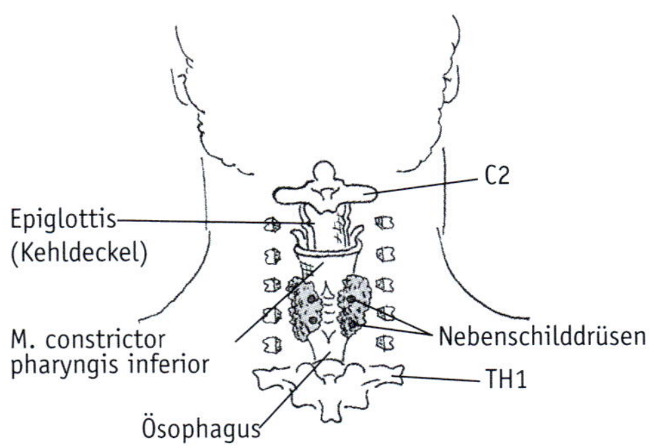

Abb. 5-2 Die Nebenschilddrüsen auf der Rückseite der Schilddrüse.

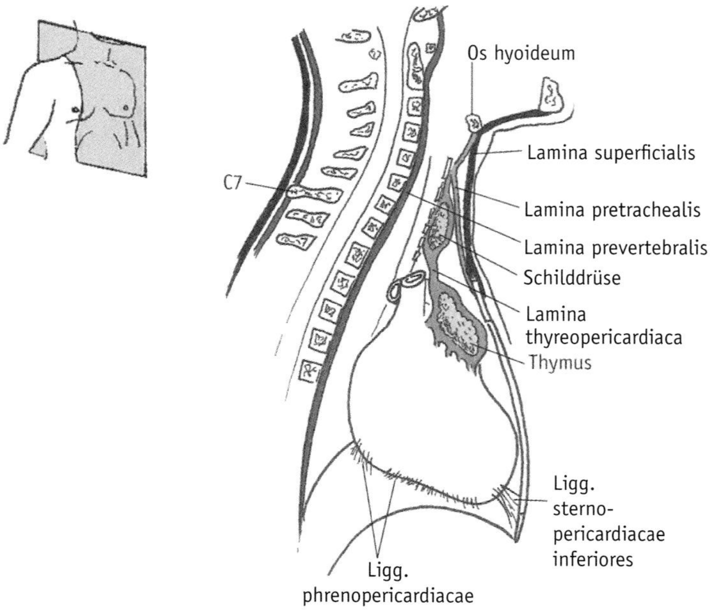

Abb. 5-3 Der Eingeweideschlauch des Halses.

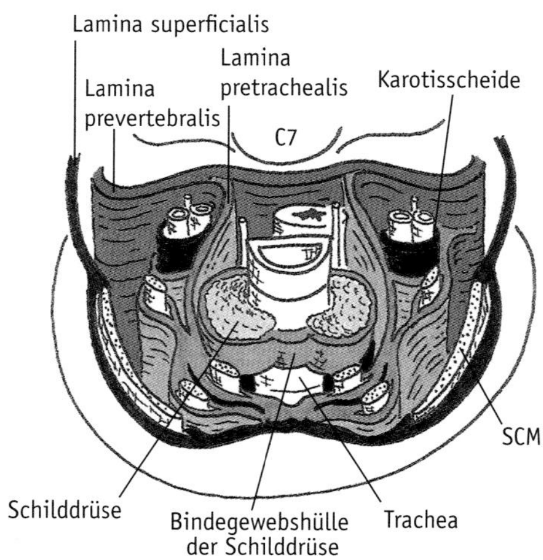

Abb. 5-4 Transversalschnitt durch die Faszienstrukturen des Halses.

- Im vorderen und seitlichen Bereich liegt das Platysma und darunter die **oberflächliche Halsfaszie (Lamina superficialis)**, die den M. sternocleidomastoideus und den M. trapezius umscheidet (Paoletti 1998). Sie umhüllt den gesamten Hals als zusammenhängende Binde und verbindet sich posterior an der Linea nuchae mit dem Okziput. Anterior reicht sie von der Mandibula bis zum Manubrium sterni, zur Klavikula und zum Hinterrand der Spina scapulae. Im inferomedialen Anteil wird sie von der V. jugularis externa durchbohrt (Bouchet und Cuilleret 1991).
- Die **mittlere Halsfaszie (Lamina pretrachealis)** reicht vom Os hyoideum zum Manubrium sterni, zur Klavikula und zum Oberrand der Skapula. Seitlich umschließt sie den M. omohyoideus. Auf Höhe des Zungenbeins verbindet sie sich mit der oberflächlichen Halsfaszie (Kahle 1982). Weiter kaudal teilt sich die mittlere Halsfaszie in ein oberflächliches Blatt für den M. sternocleidomastoideus und den M. omohyoideus und in ein tiefes Blatt für den M. thyrohyoideus und den M. sternothyroideus auf (Bouchet und Cuilleret, 1991). Sie ist an der Bildung der Vorderwand der Bindegewebskapsel der Schilddrüse, der Membrana peripharyngea und der Scheide des Gefäßnervenstrangs beteiligt (Paoletti 1998). Unterhalb der Schilddrüse verbindet sie sich mit dem Eingeweideschlauch des Halses und bildet mit diesem die Lamina thyreopericardiaca, welche den Thymus umhüllt und sich mit den Ligamenta sternopericardiaca superiora vereinigt (Gabarel 1985).
- Posterior ist die Schilddrüse an Trachea, Pharynx und Ösophagus befestigt. A. carotis communis, V. jugularis interna und N. vagus werden von der

Karotisscheide (Vagina carotis) umgeben, die über Bindegewebsbrücken mit den sagittal verlaufenden Trennstrukturen des Eingeweideschlauchs und seitlich mit der **tiefen Halsfaszie (Lamina prevertebralis)** verbunden sind. Letztere umgibt die Wirbelsäule und die tiefe Halsmuskulatur sowie die Mm. scaleni und verbindet sich mit der oberflächlichen Halsfaszie. Kranial setzt sie am Processus basilaris des Okziputs an und kaudal setzt sie sich in der Fascia endothoracica fort. Gemeinsam mit dem Eingeweideschlauch des Halses ist sie an der Ausbildung der Ligamenta vertebropericardiaca und gemeinsam mit der mittleren Halsfaszie an der Ausbildung des Ligamentum vertebropleurale beteiligt (Gabarel 1985). Sie stützt auch den prävertebralen Anteil des sympathischen Nervensystems (Paoletti 1998, Gabarel und Roques 1985).

In seinem Buch *Guide pratique d'ostéopathie en gynécologie* beschreibt Ageron-Marque, wie bei der thorakalen Einatmung durch die Verringerung der HWS-Lordose die tiefe Halsfaszie nach kranial und posterior anspannt wird, sich die Schultern öffnen und die oberflächliche Halsfaszie dabei nach lateral gezogen wird. Gleichzeitig senkt sich das Diaphragma und nimmt die Ligamenta thyreopericardiaca mit. Dadurch wird die Schilddrüse einerseits nach kaudal bewegt und andererseits durch die Faszienstrukturen komprimiert, sodass die Flüssigkeiten (Blut und Lymphe) aus der Drüse gedrückt werden. Die thorakale Ausatmung führt zur Entspannung der genannten Strukturen, die Schilddrüse bewegt sich nach kranial und kann mechanisch mit Flüssigkeit gefüllt werden (➢ Kap. 21)

Die oben beschriebene Bewegung ist auch auf der PRM-Ebene vorhanden und kann beim Ecoute-Test der Drüse palpiert werden. Ihr Rhythmus beträgt ungefähr 8 Zyklen pro Minute.

Gefäße und Nerven

Arterien

- Die A. thyroidea superior ist ein Ast der A. carotis externa und tritt am Oberrand der Schilddrüse in das Organ ein. Sie teilt sich in einen anterioren, einen posterioren und einen lateralen Ast.
- Die A. thyroidea inferior ist ein Ast des Truncus thyrocervicalis, der aus der A. subclavia entspringt. Sie verläuft von der Arterie weg und dringt von hinten in die Schilddrüse ein (Fritsch, Kühnel und Burjat 2007).

Die Bindegewebskapsel der Schilddrüse hat eine direkte Verbindung zu den Mm. sternothyroideus, omohyoideus, thyrohyoideus, sternocleidomastoideus und scaleni. Die Vagina carotis verläuft ebenfalls zwischen diesen Muskelebenen. Die myofaszialen Strukturen sichern somit auch die gute Blutversorgung der Schilddrüse.

Die Mobilität des Zungenbeins ist ebenfalls von Bedeutung, da die Mm. digastricus und stylohyoideus, unter denen die A. carotis externa verläuft, an diesem Knochen ansetzen.

Venen

- Die Vv. thyroideae superior und media leiten das venöse Blut in die V. jugularis interna.
- Die Vv. thyroideae inferiores entleeren sich hauptsächlich in den linken Truncus brachiocephalicus venosus.
- Die Nachgiebigkeit der Pleurakuppel, die Mobilität der ersten Rippe und der Klavikula, das strukturelle, fasziale und posturale Gleichgewicht der oberen Thoraxapertur und des Schultergürtels sind für die venöse Drainage der Schilddrüse wesentliche Elemente.

Nerven

- Sympathische Innervation: Ganglion cervicale superius, medius und inferius für die Vasomotorik. Wichtige Segmente sind C1-C2-C3, C5-C6, C7-Th1 und die ersten Rippen.
- Parasympathische Innervation: N. laryngeus superior und inferior (recurrens) aus dem N. vagus. Wichtige Strukturen sind die Sutura occipitomastoidea und der Verlauf des N. vagus.

Funktion

Die Schilddrüse produziert, gesteuert von der Hypophyse und dem dort ausgeschütteten TSH zwei Arten von Hormonen: Iodothyronine, die in Form jodhaltiger Amine aufgebaut sind, und Thyreocalcitonin (Calcitonin). Das Prohormon Thyroxin (T4) und das aktive Hormon Triiodthyronin (T3) sind die klassischen Schilddrüsenhormone, die heute im Labor gemessen werden, da sie die hormonelle Aktivität der Schilddrüse am besten widerspiegeln.

Referenzwerte:

- TSH: 0,30–4,80 mU / l, ab einem Wert von 2 liegt ein funktionelles Problem vor;
- T4: 60–140 nmol / l;
- fT4: 10–20 pmol / l;
- T3: 1–2 nmol / l.

T3 ist zwei- bis viermal aktiver als T4. Die Umwandlung von T4 zu T3 erfolgt hauptsächlich in der Leber und den Nieren. Die Hormone werden aus dem im Körper verfügbaren und über die Ernährung zugeführten bzw. in der Schilddrüse gespeicherten Jod hergestellt. **Diese Hormone werden vermehrt am Morgen ausgeschüttet.**

Hauptfunktionen der Schilddrüse:

- Sie **erhöht die Körpertemperatur** durch die Anregung des Stoffwechsels.
- Sie fördert gemeinsam mit dem Wachstumshormon das Wachstum der Knochen, der Zähne und des Nervensystems.
- Sie erhöht die Vitalfunktionen der Muskeln, des Herzes und des Verdauungstrakts, indem sie die Verdauungskapazitäten und den Transit verbessert.
- Sie fördert die Funktion der **Leber**, indem sie die Ausscheidung von Toxinen und verbrauchten Hormonen unterstützt, und die Funktion der Nieren, indem sie die Filtration verbessert.
- Sie harmonisiert die Ausschüttung der Sexualhormone.

Calcitonin ist ein Schilddrüsenhormon, das die Mineralisierung des Körpers reguliert, indem es **das im Blut zirkulierende Calcium reduziert und seine Speicherung fördert**. Das Hormon wirkt den Hormonen der Nebenschilddrüse entgegen, indem es die Phase des Knochenabbaus verringert und die Phase des Knochenaufbaus erhöht. Es ist somit wichtig im Kampf gegen Demineralisierung und Zahnfleischrückgang.

Auf psychologischer Ebene gilt die Schilddrüse als Zentrum der Sprache und des mündlichen Ausdrucks, da sie mit dem Hals in Verbindung steht. Die Schilddrüse gilt als die Drüse des Selbstausdrucks und der Vermittlung von Emotionen und Gefühlen. Da die Schilddrüse die Körpertemperatur steuert, ist sie auch ein „Thermostat", das die Gefühle an die äußere Realität anpasst (Martel 2007). Die Schilddrüse lenkt den Stoffwechselrhythmus, umgekehrt kann ein zu schneller oder zu langsamer Stoffwechsel die Schilddrüsenfunktion beeinflussen.

Dysfunktionen der Schilddrüse

In der klinischen Praxis begegnet man oft Patienten, die unter funktionellen Störungen der Schilddrüse leiden, vor allem nach einer Schwangerschaft oder nach einer längeren Stressphase.

Stress kann, unabhängig von seiner Ursache, die Schilddrüse beeinflussen, indem er die Produktion von T3 reduziert und die Produktion von Reverse T3 (rT3), dessen Stoffwechselwirkung geringer ist, erhöht. Wird T3 in den Zielorganen durch rT3 ersetzt, entsteht eine Schilddrüsendysfunktion, das **Denis-Wilson-Syndrom**. Dabei handelt es sich um eine Umwandlungsstörung, die sich durch eine verringerte Körpertemperatur sowie eine Vielzahl von Symptomen, die der „Schilddrüsenunterfunktion" ähneln, auszeichnet. Die heute üblichen Blutanalysen unterscheiden nicht zwischen T3 und rT3, was bedeutet, dass solche Schilddrüsenprobleme nicht diagnostiziert werden. Oft können nur die verringerte Körpertemperatur und die Symptome einer Unterfunktion zur Diagnose herangezogen werden.

Einige Therapeuten behandeln dieses Problem durch die Gabe von T3 in der Form einer Creme (topische Anwendung), bis sich die Körpertemperatur als Spiegel des Grundumsatzes normalisiert hat. In Kanada sind diese Cremes nur auf Rezept und in Spezialapotheken erhältlich. Allerdings kann dieses Problem auch auf natürliche Weise umgangen werden. Es müssen die somatischen Dysfunktionen behandelt werden und entsprechende Ratschläge bzw. Nahrungsergänzungsmittel gegeben werden.

Neben den primären und sekundären (Hypophysentumor) Hypothyreosen beeinflusst Stress wie folgt das hormonelle Gleichgewicht:

1. Stressfaktoren führen langfristig zur Belastung bzw. Erschöpfung der Nebennieren.
2. Die Hypophyse produziert TSH.

3. Die Schilddrüse wird aktiviert.
4. Zeitlich begrenzte Erschöpfung der Schilddrüse oder langfristig Entwicklung eines Denis-Wilson-Syndroms.

Mögliche Ursachen für Schilddrüsendysfunktionen bzw. für die Produktion von rT3 (➢ Abb. 5-5)

- **Stress** und starke Emotionen, mangelnder Selbstausdruck, Gefühl seine Worte hinunterschlucken zu müssen, Konflikt mit dem Zeitbegriff, sich gezwungen fühlen, schneller oder langsamer zu agieren (Martel 2007);
- Chronische Erkrankungen;
- Schwermetallbelastung, vor allem durch Quecksilber;
- Mineralstoffmangel, vor allem der Mangel an Selen und daneben ein Mangel an Jod, Eisen, Zink und Kupfer, die alle Quecksilberantagonisten sind;
- **Selenmangel** ist meist ein Hinweis auf eine verringerte Umwandlung von T4 in T3 und damit ein Zeichen für eine Schilddrüsendysfunktion, da das zur Umwandlung erforderliche Enzym von Selen abhängig ist (G. Tamari, Anamol Laboratories);
- Ein **niedriger Progesteronspiegel** kann langfristig zur Schilddrüsenunterfunktion führen (Gilson 2006). Progesteron fördert die Nutzung des Schilddrüsenhormons in der Zelle (Champagne 1999). Umgekehrt führt auch die Schilddrüsenunterfunktion zu Dysfunktionen der Geschlechtsdrüsen;
- Niedriger Cortisolspiegel: **Erschöpfung der Nebennieren**;
- Insulinresistenz: **Unterfunktion der Bauchspeicheldrüse**;
- Unzureichende Proteinzufuhr und zu hohe Kohlenhydratzufuhr: **Hypoglykämie, die zur Überfunktion der Bauchspeicheldrüse führt**;

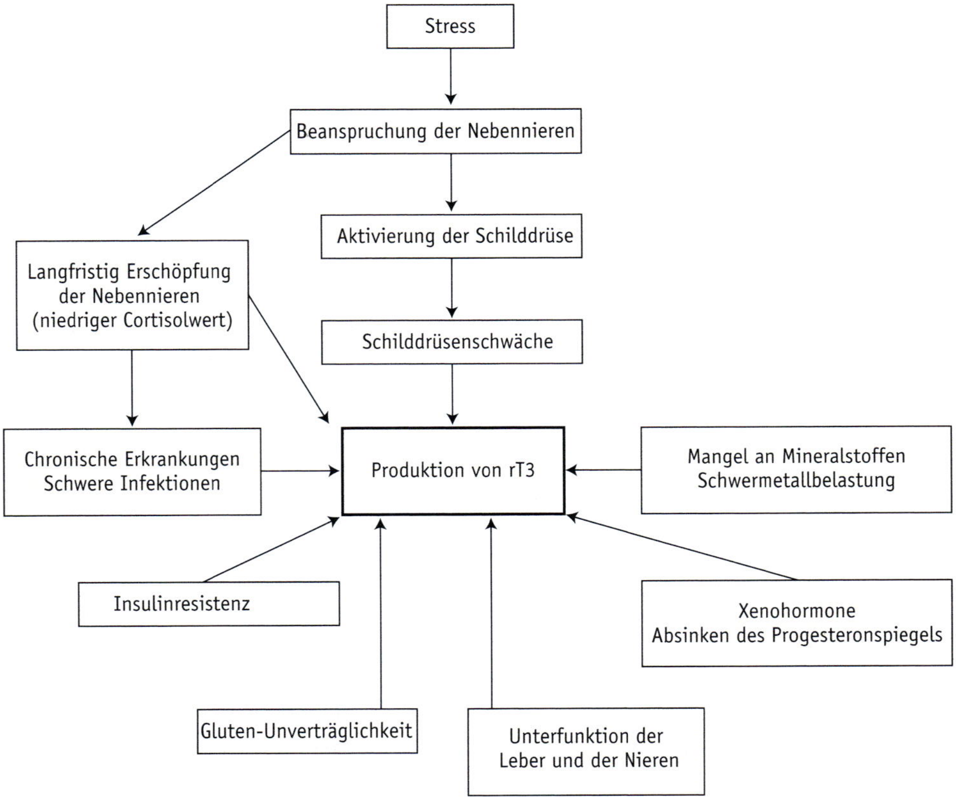

Abb. 5-5 Entstehung einer Schilddrüsendysfunktion.

- **In ihrer Funktion geschwächte Leber und Nieren**;
- (Organische, Umwelt-)Schadstoffe;
- **Gluten-Allergie**;
- Eine schwere Infektion, wie etwa eine Lungenentzündung.

Die Schilddrüse reagiert sehr sensibel auf Xenohormone (syn.: endokrine Disruptoren – hormonähnliche Moleküle aus der Nahrung oder der Umweltverschmutzung).

- Mangel an Selen, Kupfer und Zink begünstigt die Quecksilberbelastung, die wiederum die Funktion der Schilddrüse beeinträchtigt. Diese Form der Schwermetallbelastung und des Mineralstoffmangels kann im Labor über eine Haaranalyse ermittelt werden.

Aus osteopathischer Sicht

Dysfunktionen der Schilddrüse oder der Nebenschilddrüsen können durch Mobilitätseinschränkungen der die Drüse umgebenden knöchernen, muskulären und faszialen Strukturen entstehen. Strukturelle Dysfunktionen (C0-C1-C2-C3, C5-C6, C7-Th1 und die obersten Rippen) beeinflussen nicht nur die Mobilität der Schilddrüse und der Nebenschilddrüsen, sondern auch die Innervation und folglich die Funktion. Viszerofasziale Spannungen beeinträchtigen zudem die kraniokaudale Bewegung der Drüse und damit die mit der thorakalen Atembewegung gekoppelte Gefäßpumpe.

Anzeichen einer Schilddrüsenüberfunktion

Die in Klammern genannten Begriffe verweisen auf differenzialdiagnostische Aspekte.

- Thermophobie, Schwitzen, feuchte Hände;
- Hoher Ruhepuls;
- Inneres Zittern, manchmal Zittern der Hände, Palpitationen, Tachykardie, Kurzatmigkeit;
- Nervosität, Reizbarkeit, ständige Produktion mehr oder weniger kohärenter Ideen;
- Schwierigkeiten bei der Gewichtszunahme: beschleunigter Stoffwechsel führt zum Verbrauch der Körperreserven und tendenziell zum Gewichtsverlust (*schlechte Verdauung, Parasiten*);
- Appetitzunahme;
- Schlaflosigkeit;
- Heftige und manchmal explosionsartige Reaktionen;
- Schwierigkeiten, unter Druck zu arbeiten;
- Neigung zu Diarrhö (*Mangel an basischen Mineralstoffen und an Vitamin B, Sympathikotonie*);
- Neigung zu starken Menstruationsblutungen;
- Exophthalmus.

Wenn es sich um eine geringe Überfunktion der Schilddrüse handelt, klagen die Patienten im Allgemeinen nur wenig über ihre Symptome, da sie meist schlank sind und sehr produktiv. Sie fühlen sich nur selten müde und brauchen wenig Schlaf, um zu funktionieren. Oft ist es das Umfeld, das leidet, ohne dass sich die betroffene Person dessen bewusst ist. In unserer Gesellschaft ist es oft schwierig, Patienten davon zu überzeugen, dass sie zurückschalten sollten, da Effizienz und Produktivität sehr positiv besetzte Begriffe sind.

Anzeichen einer Schilddrüsenunterfunktion

Die in Klammern genannten Begriffe verweisen auf Aspekte der funktionellen Differenzialdiagnose, die wichtigsten Symptome sind fett gedruckt.

Die Lebensfunktionen sind geschwächt und verlangsamt. Dieses Phänomen verstärkt sich unter Stress und zeigt sich durch körperliche Erschöpfung. Die Bewegungen, die Sprechweise und der Herzschlag können verlangsamt sein. Weitere Symptome sind:

- **Kälteempfindlichkeit**, **Rückgang der Körpertemperatur um 0,5 °C**, langsamere Atmung, schwächerer Puls (*allgemeine Drüsenschwäche*);
- Selenmangel;
- **Haarausfall**, Nagelbruch;
- Reizbarkeit, Ängstlichkeit + +, Depression (Gefühl der Energielosigkeit), keine klaren Gedanken fassen können;

- Konzentrationsschwierigkeiten;
- Trockene Haut mit Flüssigkeitseinlagerungen, verringerte Lymphzirkulation, aufgequollene Gewebe;
- Raue Stimme und Wasser in den Ohren, was langfristig zu leichter Schwerhörigkeit führt;
- Gefühl, einen „Kloß" im Hals zu haben;
- **Müdigkeit**, die im Laufe des Tages zunimmt, die Person schläft während des Tages ein (*allgemeiner hormoneller Stress*).
- Verringerung der physischen Kraft, die Muskelkontraktionen sind weniger effizient, sodass körperliche Anstrengung schwierig wird; manchmal Ansammlung von Fett;
- **Verlangsamte Verdauung**, **Blähbauch nach dem Essen**, auch wenn man wenig gegessen hat (*Leber- bzw. Enzymproblem*).
- Hypoglykämie bzw. Abnahme des Appetits (*Bauchspeicheldrüse*);
- Obstipation (*Mangel an Ballaststoffen, an essenziellen Fettsäuren, Sympathikusdominanz*);
- Kopfschmerzen, vor allem am Morgen, mit Abnahme im Laufe des Tages (*Hypoglykämie*);
- Benommenheit (*Leberintoxikation, Hypoglykämie, Nebennierenschwäche, allgemeine Schwächung des Hormonsystems*);
- Deregulierung der Ovarien, Zunahme eines prämenstruellen Syndroms (PMS) und gynäkologischer Probleme wie Uterusfibrome und Endometriose;
- Demineralisierung der Knochen. Manche Frauen entwickeln nach einer Schwangerschaft eine Osteoporose, dahinter verbirgt sich oftmals eine Schilddrüsendysfunktion;
- Wenn bei der Blutuntersuchung der TSH-Wert über 2 liegt, sollte man bereits an eine Verlangsamung der Schilddrüsenfunktion denken. Man sollte auch immer die T3- und T4-Werte überprüfen, die oftmals im Grenzbereich liegen und damit bereits viele Symptome erklären können. Die Schilddrüsenschwäche ist in der Blutuntersuchung nicht immer erkennbar. Eine Basaltemperatur, die unter dem Referenzwert (≥ 0,5 °C) liegt, und das Vorhandensein von mehreren der oben angeführten Symptome können Hinweise auf eine Schilddrüsenunterfunktion sein.

Funktion der Nebenschilddrüse

Das Nebenschilddrüsenhormon Parathormon (PTH) ist ein Gegenspieler von Calcitonin:

- Es erhöht die Anzahl und die Aktivität der Osteoklasten, also der Zellen, die das Knochengewebe zerstören. Damit wird der Abbau der Knochenstruktur beschleunigt und es gelangt mehr Calcium und Phosphat in den Blutkreislauf (Tortora 1999).
- Es reduziert den Phosphatgehalt und erhöht den Calcium- (Ca) und Magnesiumgehalt (Mg) im Blut, indem die Ausscheidung über den Harn vermindert wird. Wenn der Calciumspiegel im Blut sinkt, steigt der PTH-Wert an. Die Hypophyse greift in diesen Prozess nicht ein.
- Es begünstigt die Bildung des Hormons Calcitriol (die aktive Form von Vitamin D), das die Resorption von Calcium, Phosphor und Magnesium im Darm erhöht.
- Es begünstigt die Nutzung von Calcium in den Zellen der Gewebe.

5

Anzeichen einer Nebenschilddrüsenüberfunktion

- **Demineralisierung** mit Knochenschmerzen;
- **Knochenzysten** an Ober- und Unterkiefer in Zahnnähe;
- Dekalzifikation des Alveolarknochens der Zähne.

Das von den Knochen zusätzlich freigesetzte Calcium lagert sich im Körper ab: in den Sehnen führt es zu Periarthritis, in den Nieren zur Steinbildung, in der Haut verursacht es Juckreiz.

Anzeichen einer Nebenschilddrüsenunterfunktion

- Tendenz zu Tetanie und Spasmophilie;
- Tendenz zu Sympathikotonie, Ängstlichkeit;
- Tetaniekrisen, denen üblicherweise ein Erstickungsgefühl und ein Engegefühl in der Brust vorausgeht, gefolgt von Krämpfen, Kribbeln und unwillkürlichen Muskelkontraktionen;
- Trockene Haut, Mykosen, Ekzeme, brüchige Nägel, Rillen in den Nägeln, Haarausfall;

- Angstverhalten erschöpft die Nebenschilddrüsen, da über den Harn zu viele Spurenelemente ausgeschieden werden (Dupont 1997);
- Schwierigkeiten, die eigenen Emotionen und Verhaltensweisen gegenüber dem, was uns passiert, zu steuern, wodurch es zu Angst und Furcht vor dem Umfeld kommt; Unfähigkeit, sich zu entspannen und loszulassen (Martel 2007).

Osteopathischer Ansatz

Diagnose und Befundung

- Während der osteopathischen Untersuchung richtet sich die Aufmerksamkeit des Therapeuten verstärkt auf den kraniozervikalen Bereich bzw. auf die obere Brustwirbelsäule, da sich dort die meisten Dysfunktionen befinden.
- Die Anamnese, der kinesiologische Test (➤ Kap. 17) sowie die Palpation der Bewegung und des PRM der Schilddrüse bestätigen, ob eine funktionelle Störung der Drüse vorliegt. Die Unterscheidung zwischen einem Schilddrüsen- und einem Nebenschilddrüsenproblem erfolgt über die Anamnese und den kinesiologischen Test.
- Wenn die Schilddrüse beim Listening-Test mobil ist, sollte auch die thorakale Einatmungs- und Ausatmungsbewegung symmetrisch und von gleicher Amplitude sein. Während der thorakalen Einatmung bewegt sich die Schilddrüse nach kaudal und zieht sich zusammen, während der Ausatmung bewegt sie sich nach kranial und dehnt sich aus. Der Listening-Test an den anterioren Halsfaszien und dem Eingeweideschlauch gegenüber der Halswirbelsäule kann eine Mobilitätseinschränkung der Schilddrüsenloge bestätigen und dem Therapeuten anzeigen, ob er die Faszienstrukturen oberhalb oder unterhalb der Schilddrüse zu behandeln hat. Im Anschluss daran wird die lokale viszerofasziale Dysfunktion untersucht und behandelt, um die Mobilität und den Rhythmus wiederherzustellen (➤ Kap. 21). Anzumerken ist zudem, dass die Dysfunktion der Drüse nicht immer bilateral ist und dass auch nur ein Lappen in seiner Mobilität und / oder Funktion eingeschränkt sein kann.
- Der Motilitätstest der Drüse zeigt bei Unterfunktion einen verlangsamten Rhythmus. Normalerweise sollte der Rhythmus ungefähr 4 Sekunden in der Inspirationsphase und ungefähr 4 Sekunden in der Exspirationsphase betragen, was einem PRM von 7 bis 8 Zyklen pro Minute entspricht.
- Inhibitionstests helfen festzustellen, welche Drüse primär die Schilddrüse beeinflusst bzw. welches Schlüsselelement zu behandeln ist, um die Drüse zu normalisieren. Wenn z. B. die Inhibition des Uterus die Bewegung der Schilddrüse verbessert, sollten neben den strukturellen Elementen und den anderen Drüsen auch alle Elemente der Zentralsehne (➤ Kap. 11) untersucht werden, um das primäre Problem zu finden.
- Der Übergang C0-C1 ist aufgrund seiner zahlreichen myofaszialen, membranösen und nervösen Verbindungen fast immer betroffen. Bei gutartigen oder bösartigen Tumoren der Schilddrüse oder bei viszerofaszialen Dysfunktionen der Drüse liegen die Dysfunktionen häufiger im Bereich C5-C6.
- Fast immer stellt man auch Dysfunktionen am zervikothorakalen Übergang bis einschließlich Th3 bzw. die Beteiligung der oberen Brustwirbel sowie der obersten Rippen und der linken Klavikula fest. Hier besteht vermutlich ein Zusammenhang mit der Drainage der V. thyroidea inferior in den linken Truncus brachiocephalicus venosus.
- Der kinesiologische Test sollte am Ende der Behandlung nochmals wiederholt werden. Wenn die Dysfunktion weiterbesteht, sollte man dem Patienten die entsprechenden Nahrungsergänzungsmittel empfehlen, um die Wirkung der Behandlung zu verstärken.

Behandlung

Die faszialen und strukturellen Spannungen des zervikothorakalen Übergangs müssen unbedingt gelöst werden, um die Gefäßpumpe für die Drüse zu verbessern.

Insbesondere folgende Strukturen sollten, sofern sie eine Dysfunktion aufweisen, korrigiert werden:

- C0-C1-C2-C3 aufgrund der Verbindung zum Ganglion cervicale superius und der faszialen Verbindung zur Schilddrüse;
- C5-C6 aufgrund der faszialen Verbindung zur Schilddrüse und des Einflusses auf das Ganglion cervicale medium;
- C7-Th1 (Ganglion stellatum), Th1-Th2 und die Gelenke der obersten Rippen.

Da die obere Brustwirbelsäule bei Schilddrüsenüber- oder -unterfunktionen meist eine Dysfunktion aufweist, ist die Korrektur der BWS ein entscheidendes Element für die Normalisierung der Drüse. Dabei sollte insbesondere eine strukturelle Technik in Betracht gezogen werden. Häufig ist der kinesiologische Test nach der Korrektur der oberen Brustwirbel negativ.
In einigen Fällen konnte die Blutuntersuchung bei einer diagnostizierten Schilddrüsenunterfunktion die Effizienz der osteopathischen Behandlung bestätigen. Dies gelang allerdings nur bei erst kürzlich aufgetretenen Pathologien.

- Die Klavikula aufgrund ihres Einflusses auf die Vena brachiocephalica und auf den venösen Rückfluss aus der Schilddrüse;
- Die fasziale Verbindung nach kranial und lateral: Fascia pharyngobasilaris, Mundbodenmuskulatur, M. digastricus und Platysma, Mm. supra- und infrahyoidalis, mittlere Halsfaszie, anterior-posteriorer Ausgleich der Halsfaszie;
- Die fasziale Verbindung nach kaudal: Lig. thyreopericardiacum und Diaphragma aufgrund ihres Einflusses auf die Bewegung der Schilddrüse und auf die Drainage (Pumpwirkung);
- Perikard, Manubrium / Sternum, Ansätze der Schilddrüsenfaszien;
- Ösophagus, Verbindung zur Schilddrüse;
- Os hyoideum und Mandibula. Upledger vergleicht das Zungenbein mit einem Schwimmer, der über seine faszialen Verbindungen mit dem kraniosakralen System, der oberen Thoraxapertur, den oberen Extremitäten, der Zungenwurzel, dem Kehldeckel und dem Kehlkopf verankert ist. Die oberflächliche und mittlere Halsfaszie, die Fascia peripharyngea, die Ligg. stylohyoideum, thyreohyoideum medianum et laterale und hypoepiglotticum haben Ansätze am Zungenbein;
- Techniken zur neurovegetativen Stimulation nach der Korrektur der entsprechenden Segmente (C0-C1-C2-C3, C5-C6, C7-Th1-Th2), bei Unterfunktion der Drüse;
- Techniken zur neurovegetativen Inhibition nach der Korrektur der entsprechenden Segmente (C0-C1-C2-C3, C5-C6, C7-Th1-Th2), bei Überfunktion der Drüse;
- Technik zur Stimulation der Hypophyse, falls erforderlich.

Globaler Ansatz:

- Kranium-Sakrum, Core-Link. Korrektur der SSB, da über die Hypophyse und die Fascia pharyngobasilaris eine Verbindung zur Schilddrüse besteht;
- Diaphragma und Zentralsehne und insbesondere der Uterus, der entweder durch die Schilddrüsendysfunktion beeinträchtigt wird oder selbst Ursache einer Dysfunktion ist;
- Leber, Nieren, für den Stoffwechsel von T3 und T4;
- Behandlung der anderen Drüsen je nach Bedarf;
- Bei Unterfunktion der Nebenschilddrüse muss das sympathische System (oft Sympathikotonie) lokal und global mit der bilateralen Rotationstechnik der Ossa temporalia zur Verlangsamung, mit Inhibitionstechniken auf den betroffenen Wirbelsäulensegmenten und durch die Normalisierung der LCS-Fluktuation behandelt werden;
- Am Ende der Behandlung, nachdem alle Korrekturen durchgeführt sind, sollte der Listening-Test nochmals wiederholt werden. Wenn sich der Rhythmus noch nicht normalisiert hat (ungefähr 8 Zyklen pro Minute), kann mit lokalen Techniken zur Normalisierung der Motilität versucht werden, den normalen Rhythmus wiederherzustellen.

Nahrungsergänzungsmittel und Empfehlungen

Wenn die Blutwerte des Patienten bereits einen erhöhten TSH-Wert und niedrigere T3- und T4-Werte anzeigen und die osteopathische Behandlung einschließlich Nahrungsergänzungsmitteln nicht zum gewünschten Ergebnis geführt hat, sollte man dem Patienten empfehlen sich medikamentös behandeln zu lassen.

Bei Patienten, deren Symptome nicht zu schwerwiegend sind, reichen üblicherweise drei Monate, bevor erneut ein Bluttest gemacht werden sollte. Wenn die Blutwerte allerdings bereits eine Unterfunktion anzeigen, wird der Patient wahrscheinlich früher oder später Hormonpräparate einnehmen müssen.

Daher sollte bereits ab dem Auftreten der ersten Symptome oder sobald bei der Palpation eine Verlangsamung der Drüse und der für ihr Gleichgewicht verantwortlichen Strukturen erkennbar ist, präventiv eingegriffen werden. Zur Optimierung der Schilddrüsenfunktion wird folgende Vorgangsweise empfohlen:

- Regelmäßiger Konsum von Fisch und Austern (Jod);
- Aufenthalt am Meer, um jodreiche Luft einzuatmen;
- Mangel an Spurenelementen und Nährstoffen wie v. a. **Jod** und **Selen**, aber auch Eisen, Zink, Kupfer und Chrom vermeiden; diese Mineralstoffe begünstigen die Umwandlung von T4 zu T3;
- Algen, insbesondere der Blasentang (Fucus vesiculosus) oder der Finger- oder Zuckertang (Lamina digitata / saccharina, oft auch englisch **Kelp** genannt), stärken die Schilddrüse;
- Bei Spasmophilie kann bis zum Verschwinden der Symptome ein Magnesiumpräparat eingenommen werden. Zu viel Magnesium verursacht Durchfall und hilft dem Patienten die richtige Dosis zu finden. Die Einnahme von Nebenschilddrüsenextrakten hat sich bei Spasmophilie ebenfalls bewährt.

Nach Bedarf

Calcium- und Magnesiumsupplemente sind bei Schilddrüsen- und Nebenschilddrüsendysfunktionen sehr zu empfehlen.

Mariendistel stärkt indirekt die Schilddrüse (Balch und Balch 2000), da sie zur Regenerierung der Leber, in der die Umwandlung von T4 zu T3 stattfindet, beiträgt.

Melisse wirkt ausgleichend und beruhigend auf die Schilddrüse und beeinflusst geistige Überaktivität.

Ein Drüsenkomplex oder Schilddrüsenextrakte unterstützen die Funktion der Drüse.

- Vitamin-B-Komplex: 100 mg / Tag;
- Essenzielle Fettsäuren;
- Homöopathische Präparate auf Basis von Drüsenextrakten (Thyroideum Parathyroideum):
  - in der Potenz C4: zur Stimulation der Funktion,
  - in der Potenz C7: zum Ausgleich der Drüse,
  - in der Potenz C9: zur Dämpfung der Drüse;
- Nahrungsmittelunverträglichkeiten vermeiden, Zöliakie-Patienten haben ein 10-fach höheres Risiko, eine Autoimmunthyreoiditis zu entwickeln (Collins 2005).
- Bei Schilddrüsenungleichgewicht sollte der Patient lernen, bezüglich Zeitmanagement, Medien und Umwelt eine gewisse Gelassenheit zu erreichen. Stressmanagement-Techniken können dabei helfen, Kreativität und freien Ausdruck fördern.
- Bei Nebenschilddrüsenungleichgewicht sollte der Patient lernen, sich nicht von unnützen Gedanken zerstreuen zu lassen, die Sorgen und damit Stress verursachen.

KAPITEL

6 Thymus

Der Thymus kann durch intensive Stresssituationen atrophieren und dabei innerhalb von 24 Stunden um die Hälfte schrumpfen. Auf energetischer Ebene scheint er das Organ zu sein, das als erstes von einem emotionalen Schock betroffen wird. Seine Aktivität wird auch durch die Umwelt, die Ernährung, die sozialen Beziehungen und die Einstellung des Menschen beeinflusst (Diamond 1989).

Die Aktivität des Thymus spiegelt nach Dr. Diamond unsere Lebensenergie wider und reguliert die Energiezirkulation in den Meridianen: „Alle Krankheiten beginnen mit einer Abnahme der Lebensenergie".

Anmerkungen zur Anatomie

Die Thymusdrüse ist ein lymphatisches Organ. Sie liegt im oberen Mediastinum hinter dem Sternum, zwischen den beiden Lungenflügeln, oberhalb des Perikards, vor der linken V. brachiocephalica und der V. cava superior. Der Thymus besteht aus zwei ovalen Lappen, die durch Bindegewebe sehr eng zusammengehalten werden. Kranial reicht er nahezu bis zum Unterrand der Schilddrüse (Basmajian und Slonecker 1989). Er wird von einer Verlängerung der Fascia thyroidea umhüllt, die sich dann in der Lamina thyreopericardiaca fortsetzt und die fasziale Kontinuität zum Perikard und zum Diaphragma herstellt (➤ Abb. 5-5). Somit hat der Thymus eine direkte Beziehung zum Herz (➤ Abb. 6-1, ➤ Abb. 6-2).

Die Thymusdrüse erreicht ihre maximale Größe in der Pubertät und verliert in der Folge an Volumen, da sie nicht mehr am Wachstum beteiligt ist. Das Drüsengewebe wird mehr und mehr durch lymphoides Fettgewebe und Bindegewebe ersetzt. Bei Erwachsenen, die nie großem Stress ausgesetzt waren und keine Krankheiten hatten, an denen die Nebennierenrinde beteiligt war, kann sie ihre maximale Größe beibehalten. Die Regenerierung des Thymus, der durch eine Kortikoidtherapie völlig entleert werden kann, kann mehrere Wochen in Anspruch nehmen! (Basmajian und Slonecker 1989).

Funktion

Die Thymusdrüse ist während der kindlichen Entwicklung maßgeblich an der Produktion von Immunzellen beteiligt und scheint auch einen Einfluss auf das Wachstum des Babys zu haben. Verschiedene Beobachtungen bei Tieren lassen vermuten, dass die anderen lymphatischen Organe (Milz, Lymphknoten, Mandeln) während der prä- und postnatalen Phase zu einem großen Teil durch Zellen aus dem Thymus besiedelt werden.

Die aus dem Knochenmark stammenden Lymphozyten wandern in den Thymus, wo sie zu T-Lymphozyten heranreifen und in der Folge die Lymphknoten und die Milz besiedeln. Die vom Thymus produzierten Hormone zirkulieren in der Blutbahn und üben das ganze Leben lang Einfluss auf die T-Lymphozyten aus. Der Thymus scheint auch eine stimulierende Wirkung auf die roten und weißen Blutkörperchen zu behalten (Tortora 1999). Aus diesem Grund betrachtet Diamond den Thymus als eine echte endokrine Drüse – eine Meinung, die (jenseits der Pubertät) nicht von allen Autoren geteilt wird.

Zudem scheint der Thymus auch die Vervielfältigung der Gene zu begünstigen und im Kampf gegen Krebserkrankungen nützlich zu sein (Diamond 1989). Bisher sind die Funktionen des Thymus noch nicht umfassend erforscht (Kahle 1989).

Die Hauptaufgabe der Lymphozyten besteht in der gezielten Abwehr von Fremdstoffen, insbesondere von Infektionserregern.

Aus psychologischer und energetischer Sicht ist der Thymus nach Angaben von Martel (2007) eine Schnittstelle zwischen der Liebe und unserer

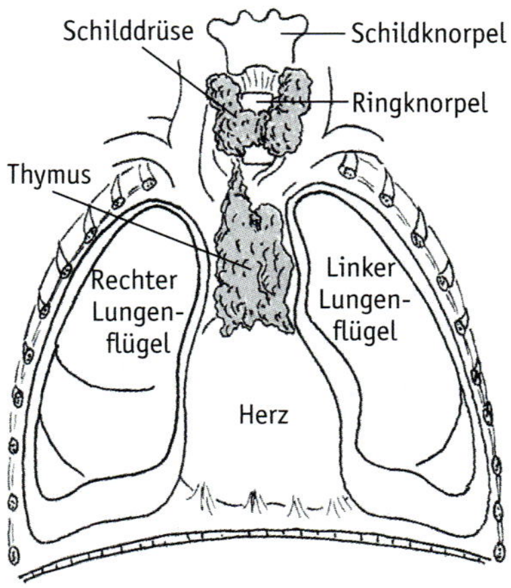

Abb. 6-1 Der Thymus.

Einstellung zur Liebe. Zusätzlich scheint er ein Yin-Yang-Zentrum zu sein, das sowohl männliche als auch weibliche Aspekte enthält. Wenn dieses Zentrum aus dem Gleichgewicht gerät, bedeutet dies mangelnde Selbstakzeptanz, Unbehagen gegenüber der Liebe oder einfach einen Mangel an Liebe. Groll und Verbitterung scheinen zu Dysfunktionen des Thymus zu führen (Martel 2007). Menschen, die Autoimmunerkrankungen entwickeln, neigen dazu, sich von den Sorgen anderer überschütten zu lassen. Sie überlasten sich dadurch bis zu dem Punkt, wo sie sich selbst angreifen. An Zyklothymie leidende Personen erschöpfen den Thymus immer mehr und ihr Hals schnürt sich immer mehr zu. Ein ausgeglichener Thymus kann die Lymphozyten kontrollieren, sodass sie im Einklang mit dem inneren Selbst agieren (Dupont 1997).

6

Anzeichen einer Thymusüberfunktion

- Autoimmunerkrankungen, die die Gelenke, die Nieren, das Herz, die Blutzellen oder jedes andere Körpergewebe angreifen können (Dupont 1997);
- Asthma, Urtikaria, Ekzeme, Rhinitis;
- Rheumatoide Arthritis, Lupus und möglicherweise Diabetes.

Anzeichen einer Thymusunterfunktion

- Schwächung der Immunabwehr, auch wenn die Thymusdrüse nicht allein für die pathologischen Prozesse verantwortlich ist. Die Immunschwäche tritt oft auch nach einer langen Stressperiode während der Erschöpfungsphase ein;

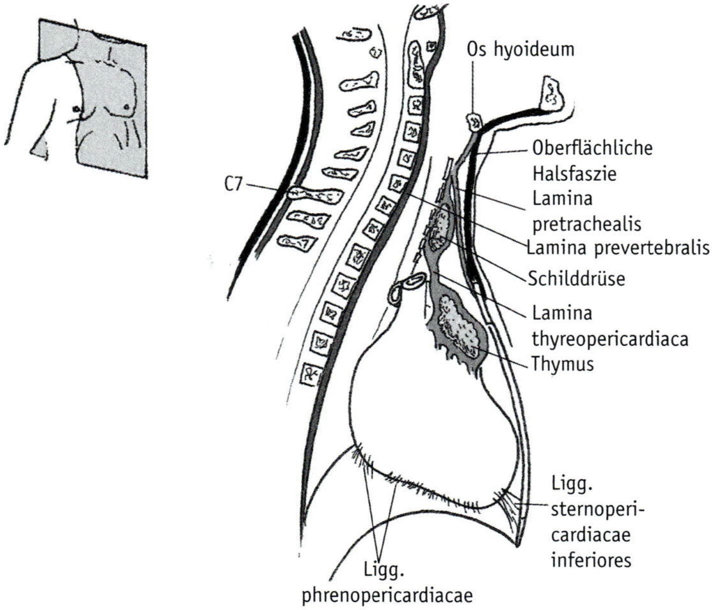

Abb. 6-2 Der Thymus und die Kontinuität seiner Haltestrukturen, Sagittalschnitt.

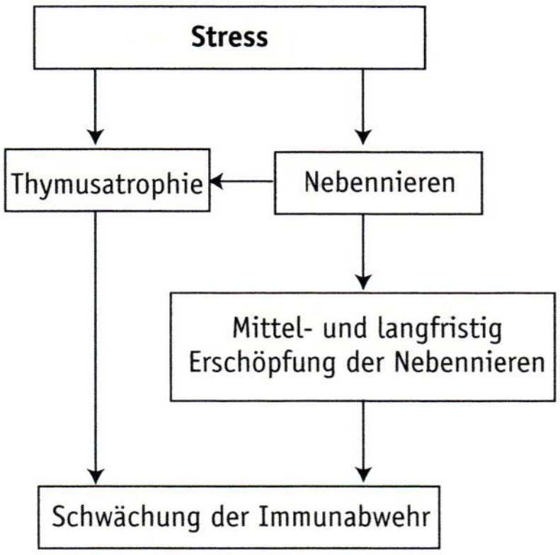

Abb. 6-3 Die Auswirkungen von Stress auf den Thymus.

- Anfälligkeit für ansteckende virale, bakterielle oder mykologische Erkrankungen;
- Müdigkeit, häufige Infekte mit langsamer Genesung, chronischer Durchfall, Kandidose, rezidivierende vaginale Infektionen, allergische Reaktionen;
- Funktionsasymmetrie zwischen den beiden Gehirnhälften, wodurch es zu unangepassten Stressreaktionen mit Dominanz einer Hemisphäre gegenüber der anderen kommt.

Ein gesunder Erwachsener hat etwa ein- bis zweimal Schnupfen pro Jahr (Balch und Balch 2000).

Die Auswirkungen von Stress auf den Thymus sind in ➤ Abb. 6-3 dargestellt.

Osteopathischer Ansatz

Diagnose und Befundung

Die Anamnese und der kinesiologische Test können den Verdacht auf eine Dysfunktion des Thymus bestätigen. Bei der Untersuchung lenkt der Therapeut seine Aufmerksamkeit besonders zur oberen Thoraxapertur und zum Mediastinum; die anderen Elemente der Zentralsehne sollten jedoch ebenfalls untersucht werden. Im Bereich der Körperhaltung ist oft ein Einrollen des oberen Brustkorbs und Steifigkeit im Sternum festzustellen. Während des Listening-Tests sollte sich die Drüse in der Inspirationsphase des PRM nach kaudal absenken und zusammenziehen, in der Exspirationsphase dann nach kranial ansteigen und expandieren, eine mit der Motilität der Schilddrüse vergleichbare Bewegung, die durch die thorakale Bewegung verstärkt wird. Der normale Rhythmus beträgt 4 Sekunden für die Inspirationsphase und 4 Sekunden für die Exspirationsphase des PRM.

Behandlung

Zur Optimierung der Ergebnisse sollten, bevor man mit spezifischen Techniken am Thymus beginnt, C0-C1-C2 und das Sternum korrigiert werden. Eventuell vorhandene Spannungen der Zentralsehne müssen gelöst werden. Oberhalb des Thymus sind der Eingeweideschlauch des Halses und die mittlere Halsfaszie einschließlich der Schilddrüse zu beachten, unterhalb des Thymus die superioren und inferioren Haltestrukturen des Perikards, des Herzes und des Diaphragmas. Ein sehr steifes Sternum kann mit einer Recoil-Technik behandelt werden, die auch den Thymus, die Thymusloge und die Haltestrukturen stimuliert.

- Ausgleichstechnik für Sternum und Thorax zur Normalisierung der Funktion;
- Viszerofasziale Techniken in der Thymusregion, in der sich häufig somato-emotionale Dysfunktionen festsetzen;
- Obere Thoraxapertur und mittlere Brustwirbelsäule – bei Unterfunktion sollte die Drüse mit Stimulationstechniken behandelt werden, bei Überfunktion ist eine Ausgleichstechnik für die Drüsenregion zu bevorzugen;
- Normalisierung des Bewegungsrhythmus der Drüse und schrittweise Beschleunigung bzw. Verlangsamung, je nach Ergebnis des lokalen Listening-Tests;
- Behandlung der kraniosakralen Achse und der Dura mater um zentrale Aspekte und die Haltung zu beeinflussen;
- CV4, um die Selbstregulierungskräfte des Körpers zu mobilisieren;
- Haltungskorrektur und Beratung des Patienten, um zu verhindern, dass die Schultern nach vorne gezogen werden, da diese Haltung die Funktion des Thymus behindert (Diamond 1989);
- Bei Immunschwäche sollten immer auch die Nebennieren überprüft werden, vor allem nach längeren Stressphasen.

Nahrungsergänzungsmittel und Empfehlungen

Siehe auch *Nahrungsergänzungsmittel und Empfehlungen* bei Immunschwäche (➤ Kap. 8).

- Milchprodukte und fermentierte Produkte wie alkoholische Getränke, Wurstwaren und Käse sind zu vermeiden, da ihr Histamingehalt die Immunität beeinträchtigt (Balch und Balch 2000).
- Homöopathische Präparate auf Basis von Drüsenextrakten:
  - in der Potenz C4: zur Stimulation des Thymus,
  - in der Potenz C9: zur Dämpfung des Thymus.
- Kermesbeere (*Phytolacca*), Sonnenhut (*Echinacea*) und Johanniskraut stimulieren den Thymus (Balch und Balch 2000).
- Schwarzkümmel, echter Alant und Johannisbeere verlangsamen den Thymus.
- Perkussionen am Sternum, drei- bis viermal pro Tag, stimulieren die Funktion der Drüse und entspannen sie. Spasmen entstehen vor allem unter Stress.
- Zyklothyme Personen erschöpfen aufgrund der heftigen Emotionen, die mit ihren Gemütsschwankungen einhergehen, langsam den Thymus und ihr Hals schnürt sich mehr und mehr zu. Stress reduziert und bremst die Aktivität des Thymus. Stressmanagement betreiben. Häufig Gesundheitspausen einlegen: revitalisierende Musik oder natürliche Töne (Geräusch von Wasser, Vogelgesang usw.) hören, um das Ungleichgewicht zwischen den beiden Gehirnhemisphären zu reduzieren (Diamond 1989). Positives Denken entwickeln.

KAPITEL 7 Leber

Die Leber ist eine für den Hormonstoffwechsel besonders wichtige Drüse. Sie produziert Hormone, ist an der Aktivierung und am Abbau von Hormonen beteiligt und synthetisiert Transportproteine, die Hormone zu den Zielzellen im Körper bringen.

Auf mechanischer und faszialer Ebene bildet die Leber aufgrund ihrer Lage einen Angelpunkt zwischen Brust- und Bauchraum und ist ein Schlüsselelement für das Gleichgewicht zwischen Brusthöhle, Bauchhöhle und Becken.

Die Leber wurde bereits in zahlreichen Büchern zum Thema Viszeralosteopathie beschrieben, dennoch soll aufgrund ihrer wichtigen Rolle für das endokrine System auch hier zumindest kurz auf dieses Organ eingegangen werden.

Anmerkungen zur Anatomie

- Die Leber ist die größte Drüse des Körpers. Sie ist über ihre Haltestrukturen am Diaphragma aufgehängt und wird durch den Brustkorb, unter dem sich der größte Anteil der Leber verbirgt, geschützt. Der Unterrand der Leber folgt rechts dem Rippenbogen und zieht schräg durch die mittlere Oberbauchregion nach links Richtung Perikard. Der linke Leberlappen endet ungefähr in der Mitte des linken Brustkorbs.
- Die Leber wird rechts kranial durch den 5. Interkostalraum und links kranial durch den 6. Interkostalraum begrenzt, posterior kranial durch die VIII. Rippe, posterior kaudal durch Th12 bzw. die XI. Rippe sowie anterior kaudal durch den Rippenbogen.
- Sie hat Verbindungen zu Pleura, Diaphragma (Lunge und Herz), Magen, Ösophagus, Pars superior des Duodenums, Flexura coli dextra, rechter Nebenniere und rechter Niere. Über ihre Befestigungsstrukturen am Diaphragma, das Lig. falciforme und das Lig. teres hepatis, hat die Leber Kontakt zum Nabel und zum Lig. vesicoumbilicale (Lig. umbilicale medianum; ➤ Abb. 7-1) und ist damit Teil der in ➤ Kap. 11 beschriebenen Zentralsehne.

Gefäße und Nerven

Arterien

Die aus dem Truncus coeliacus stammende A. hepatica communis durchquert das Omentum minus und teilt sich in der Leber in mehrere Äste auf. Sie versorgt die Leber mit sauerstoffreichem Blut. Das Omentum minus ist eine Region, in der häufig

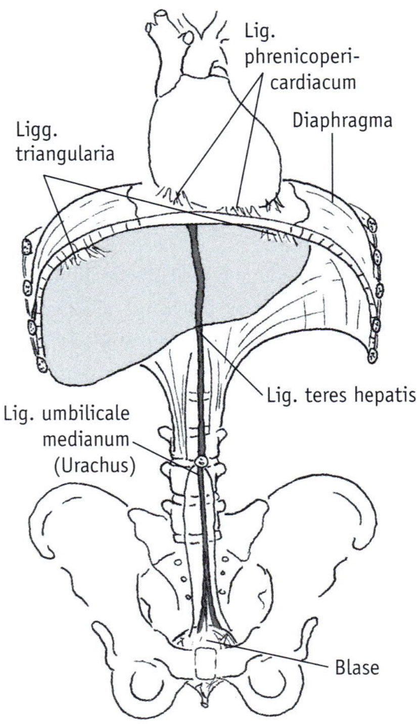

Abb. 7-1 Die Leber und ihre Haltestrukturen: integrative Bestandteile der Zentralsehne.

Dysfunktionen auftreten, die dann auch die Funktion der Leber beinträchtigen können.

Venen

Die V. porta, die aus der V. lienalis und der V. mesenterica superior gebildet wird, sorgt für den Abfluss des venösen Bluts aus dem Magen-Darm-Trakt, der Milz, der Bauchspeicheldrüse und der Gallenblase. Sie zieht durch das Omentum minus und tritt am Hilus in das Leberparenchym ein. Dort teilt sie sich in eine rechte und eine linke Vene auf, die ihrerseits jeweils mehrere Äste bilden.

Die Vv. hepaticae münden in die V. cava inferior.

Nerven

- Parasympathische Versorgung: N. vagus, vor allem der Truncus vagalis posterior;
- Sympathische Versorgung: Th5 bis Th9 (N. splanchnicus major);
- N. phrenicus: entsendet Äste in die Leberkapsel. Er innerviert auch das Diaphragma, das für die Mobilität der Leber verantwortlich ist.

Funktion

- Die Leber übernimmt zahlreiche Aufgaben bei der Steuerung des Glucose-, Fett- und Proteinstoffwechsels.
- Sie ist eine endokrine Drüse, da sie die Gallensalze synthetisiert, die für die Emulgierung der Nahrungsfette im Darm notwendig sind. Bei schlechter Fettaufnahme muss der Körper seinen Energiebedarf über Kohlenhydrate decken. Die Leber schüttet IGF, einen insulinähnlichen Wachstumsfaktor aus, der für die Zellerneuerung verantwortlich ist (Dupont 1997).
- Sie ist an der Synthese der Blutgerinnungsfaktoren, der Verdauungsenzyme, des Cholesterins (Bildung der Gallensalze) und der Lipoproteine (Transport der Fettsäuren) beteiligt.
- Sie spielt eine wichtige Rolle beim Glucosestoffwechsel. Zucker werden in Form von Glykogen in der Leber gespeichert und je nach Bedarf in Glucose umgewandelt.
- Die Leber unterstützt den Hormonstoffwechsel bei Mann und Frau, indem sie die Hormone katabolisiert. Sie stellt auch die Transportproteine her, mit deren Hilfe die Hormone im Plasma befördert werden (Champagne 1999, Gilson 2006). Die in diesem Zusammenhang wichtigsten Transportproteine sind **SHBG** für Östrogen und Testosteron, **CBG** für Cortisol und Progesteron und **TBG** für die Schilddrüsenhormone. Die Produktion von SHBG wird über das Gleichgewicht von Östrogen und Testosteron reguliert. Östrogen stimuliert die Produktion von SHBG in der Leber, Testosteron hemmt seine Produktion (Gilson 2006) (➤ Abb. 7-2).
- Sie aktiviert Vitamin D, speichert Vitamine und Spurenelemente und gibt sie je nach Bedarf ins Blut ab.
- Sie ist eine Reinigungsstation und filtert und reinigt das Blut von Giftstoffen wie Nahrungsmitteltoxinen, aber auch Umweltgiften, Pestiziden, Herbiziden, Fungiziden, verkehrsbedingten Umweltschadstoffen, Lösungsmitteln, Hormonen im Fleisch oder im Wasser, Medikamenten, Farbstoffen und Zusatzstoffen. Mit chemischen Substanzen kombinierte Nahrungsmittel erschweren die Arbeit der Leber, die für den Abbau und die Entgiftung dieser Substanzen, aber für

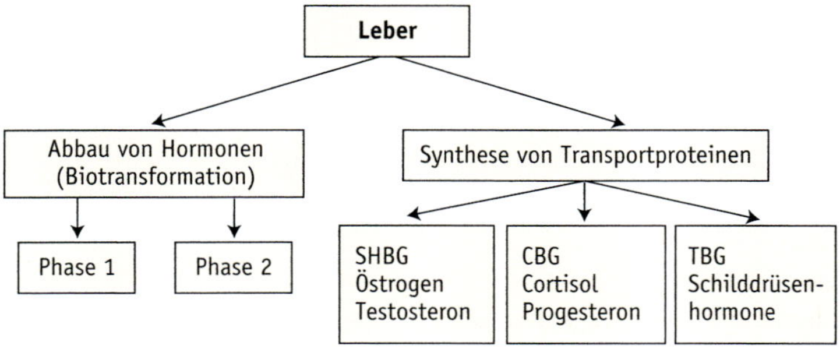

Abb. 7-2 Die Rolle der Leber im Hormonstoffwechsel.

die Assimilation der guten Nahrungsmittelbestandteile zuständig ist.
- Die Entgiftung durch die Leber erfolgt über die enzymgesteuerte, aus zwei Phasen bestehende Biotransformation:
  - Phase 1: Die Stoffe werden durch Oxidation, Reduktion oder Hydrolyse in hydrophile Substanzen umgewandelt und können über die Nieren oder die Galle ausgeschieden werden ODER sie werden in Zwischenprodukte umgewandelt, die in der Phase 2 des Entgiftungsprozesses ausgeschieden werden.
  - Phase 2: Die Stoffe werden mithilfe verschiedener Leberenzyme mittels Konjugation eliminiert und über die Galle oder die Nieren ausgeschieden;

Der Körper kann also Giftstoffe eliminieren, indem er sie entweder direkt neutralisiert oder durch einen Enzymprozess umwandelt, um sie dann über den Urin, den Stuhl und in geringerem Umfang über die Haut und die Lungen auszuscheiden.

Dysfunktionen der Leber

Wenn zwischen den oben geschilderten Phasen der Biotransformation ein Ungleichgewicht entsteht (z. B. Phase 1 zu schnell oder Phase 2 langsam und ineffizient; ➤ Abb. 7-3), können sich Toxine in der Leber ansammeln und unkonjugierte Zwischenprodukte in den Blutkreislauf gelangen. Dadurch entstehen Muskel- und Gelenkschmerzen, Entzündungen, Müdigkeit und Konzentrationsschwierigkeiten.

Diese Symptome treten vor allem bei Personen auf, die, ohne es zu wissen, unter einer Nahrungsmittelunverträglichkeit oder einer Dysbiose leiden, durch die der Verdauungs- und Assimilationsprozess im Darm gestört ist. Die Darmschleimhaut wird langfristig porös und durchlässig (Leaky-Gut-Syndrom) und die Leber wird mit Toxinen und nicht abgebauten Stoffen überlastet (➤ Abb. 7-3).

Aus psychologischer Sicht repräsentiert die Leber nach Martel (2007) den Glauben und das Vertrauen in die eigenen Fähigkeiten und spiegelt damit die innere Haltung wider. In der TCM wird die Leber mit Wut, Frustration und Feindseligkeit assoziiert.

Anzeichen einer Leberüberfunktion

- Übermaß an Fett, Stoffwechselabfallprodukten und Säuren im Blut (erhöhte Harnsäurewerte, metabolisches Syndrom);
- Zu viel Harnsäure kann die Ursache von Gicht sein;
- Ein zu hoher Blutzuckerspiegel kann die Entstehung degenerativer Erkrankungen begünstigen.

7

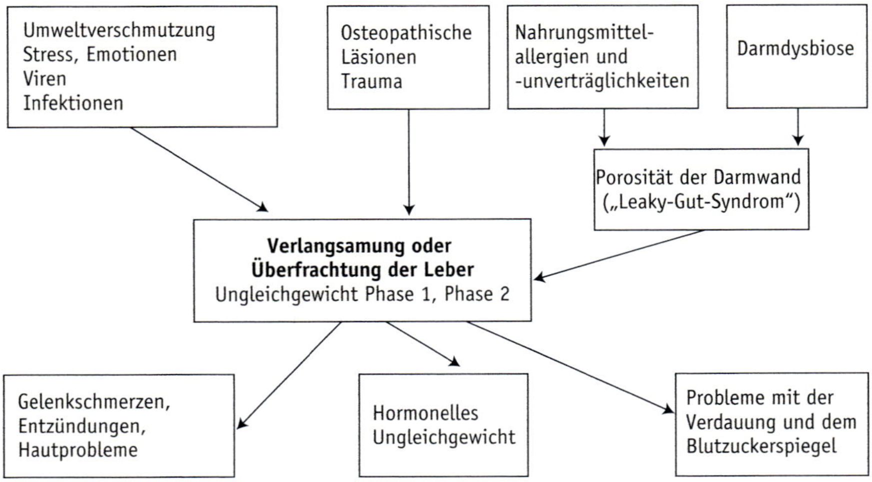

Abb. 7-3 Ursachen und Auswirkungen einer Leberdysfunktion.

Anzeichen einer Leberunterfunktion

Die in Klammern genannten Begriffe verweisen auf differenzialdiagnostische Aspekte.

- Durch die Gallenblase verursachte Schmerzen in der Leberregion oder Schweregefühl im Oberbauch;
- Schmerzen um die rechte Skapula, den rechten M. trapezius, die rechte Schulter, rechtsbetonte Kopfschmerzen;
- Hypoglykämien mit Schwindel, Heißhunger und Kribbeln zwischen den Mahlzeiten;
- Hautprobleme: braune Flecken, Hautausschläge – die Haut wird feiner und trockener – Brennen in den Füßen, Juckreiz auf der Haut und in den Füßen (*Mangel an essenziellen Fettsäuren, trockene Haut bei Schilddrüsenunterfunktion, Mykose*);
- Verschwommenes Sehen (*Augenmüdigkeit*);
- Benommenheit (*Bluthochdruck, Nebennierenschwäche*);
- Schwierigkeiten bei der Fettverdauung;
- Morgens metallischer oder bitterer Geschmack im Mund (*Reaktion auf Medikamente oder Zinkmangel*), Mundgeruch;
- Schmerzhafter und schwieriger Stuhlgang, Brennen im Analbereich (*Stauung im Darm, Nahrungsmittelallergien*);
- Heller Stuhl (*Gallen- bzw. Bauchspeicheldrüsendysfunktion*);
- Juckreiz im Analbereich (*Nahrungsmittelunverträglichkeit, Parasiten*);
- Chronische Gallenblasenkoliken;
- Haarausfall (*Schilddrüse*);
- **Alpträume, Aufwachen zwischen 1 Uhr und 3 Uhr morgens** bzw. zwischen 23 Uhr und 1 Uhr bei Gallenblaseninsuffizienz (*Nahrungsmittelunverträglichkeit*).

Bei Kindern, die älter als acht Monate sind und unter Schlafstörungen leiden oder nachts nicht durchschlafen, stelle ich in meiner Praxis immer wieder eine feste und angespannte Leber fest. Die osteopathischen Tests zeigen eine verringerte Mobilität und Motilität der Leber. Das Zäkum ist spastisch und druckdolent. Häufig ist eine Nahrungsmittelunverträglichkeit und insbesondere eine Milchprodukteunverträglichkeit die Ursache für die Beschwerden. Durch osteopathische Behandlungen und den Verzicht auf Milchprodukte kann das Problem oft sehr schnell geregelt werden. Andernfalls sollten andere Allergien oder Nahrungsmittelunverträglichkeiten in Betracht gezogen werden. Bei kindlichen Schlafstörungen dürfen natürlich auch das Verhalten und psychologische Aspekte nicht unberücksichtigt bleiben, die es mit den Eltern zu besprechen gilt.

- Kälteempfindlichkeit und manchmal lymphatische Störungen, weil die Aufspaltung und Assimilation der Nährstoffe gestört ist;
- Tendenz zur Wasseransammlung aufgrund verringerter Albuminproduktion, Tendenz zur Ödembildung;
- Rückgang der SHBG-Synthese. Pathologien, die mit einem verringerten SHBG-Wert zusammenhängen, sind Ovarialzysten, Diabetes und Hypoglykämien (Gilson 2006);
- Frustrationen, Hass, Feindseligkeit, Aggressivität und nicht geäußerte Eifersucht erzeugen nach Martel (2007) ein Ungleichgewicht der Leberfunktion. Wut, Feindseligkeit, Verdruss und Ärger („da kommt einem die Galle hoch") bringen die Leber und die Nebennieren aus dem Gleichgewicht, während Neid eher Probleme in der Leber, der Milz und der Bauchspeicheldrüse erzeugt (Dupont 1997).

Osteopathischer Ansatz

Diagnose und Befundung

- Anhand der Symptome und der kinesiologischen Testung können Leberdysfunktionen teilweise diagnostiziert werden. Es dominieren Probleme im Thorax, die von myofaszialen Spannungen in der HWS und um die rechte Skapula sowie von Schmerzen in der rechten Schulter begleitet werden. Oft neigt sich der Körper des Patienten nach rechts, in Richtung Leber.
- Die Palpation der Leber lässt eine verringerte Mobilität erkennen (➤ Kap. 23). In der thorakalen Einatmungsphase (Listening, Induktion) kippt die Leber nach anterior, neigt sich nach

7

rechts und rotiert nach links. Während der thorakalen Ausatmung bewegt sich die Leber in die entgegengesetzte Richtung.

- Das Parenchym kann sich – je nach Aktivität, Reizbarkeit und Toxinbelastung – „expandiert" oder „retrahiert" (➤ Kap. 23.1), also hart oder weich anfühlen. Bei asthenischen und energielosen Patienten ist die Leber oft energielos und zusammengezogen. Je mehr Gifte sich in der Leber angesammelt haben, umso starrer fühlt sie sich an. Je mehr fette Speisen eine Person zu sich nimmt, umso mehr ist die Leber gestaut. Beim Listening des PRM dehnt sich das normale Parenchym in der Inspirationsphase aus, während es sich in der Exspirationsphase zusammenzieht, der dabei wahrnehmbare Rhythmus beträgt 7 bis 8 Zyklen pro Minute.
- Der Darm ist oft spastisch und gestaut, insbesondere im Bereich des Dünndarms. Bei Nahrungsmittelunverträglichkeiten oder Azidose ist das Zäkum oft schmerzhaft und verspannt. Spannungen und Spasmen im Sigmoid sind ein Anzeichen für Parasitenbefall oder für Probleme der Darmflora.
- Th5 bis Th9 und die entsprechenden Rippen sind auf der rechten Körperhälfte in Dysfunktion (N. splanchnicus major, Faszienansätze).
- Häufig liegt eine Kompression zwischen der oberen HWS und dem Kranium, begleitet von Dysfunktionen in der rechten Sutura occipitomastoidea und der SSB, vor.
- Das Sakrum befindet sich oft in Torsion um eine rechtsgeneigte Achse. Ursache hierfür sind viszerale Spannungen in der rechten Körperhälfte (im Bereich Zäkum, Colon ascendens oder Fascia renalis), die die Leber beeinflussen.

Behandlung

- Diaphragma, Solarplexus, Omentum minus für die arterielle und venöse Versorgung und das nervöse Gleichgewicht;
- Spezifischer Ansatz zur Verbesserung der Mobilität und der Vitalität der Leber:
  - Behandlung der Diaphragmaansätze mit Recoil-Techniken und spezifische Techniken an den Ligamenten;
  - Viszerofasziale Techniken;
  - Behandlung der Verbindungen zu den benachbarten Strukturen;
  - Spezifische Arbeit am linken Leberlappen, der oft durch Traumata und Autounfälle verletzt wird und häufig auch gemeinsam mit dem Perikard an emotionalen Problemen beteiligt ist;
  - Spezifische Techniken am Parenchym;
  - Normalisierung von Rhythmus und Bewegung der Leber.

Es empfiehlt sich, das Duodenum und den Dünndarm von Spannungen zu befreien, bevor man spezifische Techniken an der Leber ausführt. Dadurch wird die Drainage der Leber erleichtert.

- Th5 bis Th9 und die dazugehörenden Rippen, um die Innervation der Leber durch den N. splanchnicus major zu verbessern. Da die Leber eine sehr große Drüse ist, sollte man zunächst viszeral arbeiten und dann die noch verbleibenden strukturellen Dysfunktionen korrigieren;
- C0-C1-C2, Sutura occipitomastoidea und Foramen jugulare rechts, SSB (N. vagus und Zentralsehne);
- C4-C5 aufgrund der Verbindung zum N. phrenicus und zum Diaphragma;
- Behandlung aller SSB-Dysfunktionen. Es konnte nachgewiesen werden, dass die viszerale Behandlung der Leber die Mobilität der Frontalregion verbessert (Turcotte, Diplomarbeit 1998);
- Sakrum als Teil der kraniosakralen Achse und für das Gleichgewicht der Dura mater und des Parasympathikus.

Nahrungsergänzungsmittel und Empfehlungen

- Konsum von schlechten Fetten, Käse und Zucker verringern. Zufuhr von guten Fetten, Obst und Gemüse erhöhen;
- Sport betreiben, um die Stoffwechselabfallprodukte zu verbrennen und sie über den Schweiß auszuscheiden;
- So viel wie möglich gute Fette, frisches Obst und Gemüse, biologische Getreide essen. Die Anpassung der Ernährung an die Blutgruppe ist eine gute Möglichkeit zur Prävention und Behandlung von Verdauungsstörungen und entzündlichen

Erkrankungen (D'Adamo 2003). In schwerwiegenden Fällen kann ein Allergietest erforderlich sein, um den Ursachen von Störungen und Entzündungen auf den Grund zu gehen;
- Apfelessig und Zitronensaft können, den Leberstoffwechsel ankurbeln.
- Eier sind für die Leber nicht schädlich, da sie Lecithin enthalten.
- Alkohol in großen Mengen zerstört die Leberzellen und kann zu Steatose sowie letztlich zu Leberzirrhose führen.
- Der in Lebensmitteln wie dem schwarzen Rettich enthaltene Schwefel unterstützt die Entgiftung der Leber. Vorsicht ist bei einer energielosen Leber geboten, da eine Kur das Organ zusätzlich erschöpft.
- Artischocken fördern die Verdauung und die Ausscheidung und tragen zur Normalisierung des Cholesterinspiegels bei.
- Mariendistel belebt die Leber. Ich verwende sie häufig bei meinen Patienten, da sie bei allen Leberproblemen verwendet werden kann. Sie steigert die Vitalität der Leber und fördert die beiden Phasen der Biotransformation.
- Tees aus Pflanzen wie Zitronengras oder Boldo aktivieren die Leber.

Nach Bedarf

- Kletten (*Arctium*) behandeln die Leber und reduzieren Akne und Ekzeme, die die Folge einer Leberdysfunktion sein können.
- Fenchel reduziert Blähungen und Bauchkrämpfe und wird häufig von Schwangeren verwendet.
- Löwenzahn wird als Tonikum zur Reinigung des Organismus eingesetzt.
- Rosmarin ist ein Lebertonikum.
- Leberextrakte können zur Verbesserung der Funktion einer müden Leber beitragen.
- Homöopathische Präparate auf Basis von Drüsenextrakten:
  - in der Potenz C4: zur Stimulation der Leber,
  - in der Potenz C7: zum Ausgleich des Organs,
  - in der Potenz C9: zur Inhibition der Aktivität;
- Schreiben ist eine der besten Möglichkeiten, um verdrängte Emotionen zu verarbeiten. Die Leber gilt als Sitz von verdrängter Wut, Feindseligkeit und Aggression.

KAPITEL

8 Milz

Die Milz erfüllt wichtige immunologische Funktionen. Zudem beeinflusst sie auf energetischer, vaskulärer und viszeraler Ebene die Bauchspeicheldrüse.

Anmerkungen zur Anatomie

Die Milz ist mit einer Länge von 12 cm das größte lymphatische Organ des Körpers. Sie hat eine ovale Form und liegt im linken Oberbauch zwischen dem Magenfundus und dem Diaphragma auf Höhe der IX. bis XI. Rippe. Ihre Hauptachse folgt der X. Rippe. Die Milz wird von einer Kapsel und von Peritoneum umhüllt. Sie hat direkte Verbindung zum Magen (Lig. gastrolienale), zur linken Niere und Nebenniere (Lig. lienorenale) und kaudal zum Colon descendens (Lig. gastrocolicum bzw. colicolienale). Über den im mittleren Anteil liegenden Hilus und das Gefäß-Nerven-Bündel hat die Milz Kontakt zum Pankreasschwanz. Zwischen den Rippen und der Milz liegt das Diaphragma, das die Brust- von der Bauchhöhle trennt und engen Bezug zur Milz hat (➢ Abb. 8-1).

Gefäße und Nerven

Arterien

Die A. splenica ist einer der Hauptäste des Truncus coeliacus. Sie zieht am Oberrand des Pankreas nach lateral und gibt mehrere Pankreasarterien sowie die A. gastroepiploica sinistra ab, dann dringt sie im mittleren Abschnitt der Milz über den Hilus in das Organ ein. Nach Chauffour (2002) ist diese Arterie häufiger von Fixierungen und Restriktionen betroffen als die Milz selbst. Die A. splenica muss daher in ihrem gesamten Verlauf untersucht und, falls erforderlich, behandelt werden, um die Funktion der Milz zu optimieren.

Venen

Die V. splenica erhält Zuflüsse aus den Vv. gastricae breves, der V. gastroepiploica sinistra, der V. pancreatica und der V. mesenterica inferior und mündet in die Vena portae.

Nerven

- Sympathische und parasympathische Innervation aus dem Ganglion coeliacum;
- Segmentale Innervation über das Metamer von Th8;
- Man unterscheidet:
  - N. phrenicus sinister für die sensible Innervation;
  - N. vagus für die parasympathische Innervation.

Funktion

Die Milz ist die Filteranlage des Blutsystems. Sie scheidet geschädigte Blutzellen aus und phagozytiert sie. Als Bestandteil des Immunsystems ist sie für die Differenzierung und Vermehrung der Lymphozyten verantwortlich. Allerdings kann die Milz die Lymphe nicht filtern, da sie über keine Lymphgefäße verfügt.

Die Milz ist auch ein wichtiges Speicherorgan für Blut, Lymphozyten, rote Blutkörperchen, Phagozyten und Granulozyten. Im Falle einer Blutung wird über die Stimulation durch das sympathische Nervensystem Blut aus der Milz freigesetzt. Zudem ist Serotonin nicht nur im Nervensystem, sondern auch in der Milz, im Verdauungsapparat und in den Blutplättchen vorhanden (Costat et al. 1998).

Die traditionelle chinesische Medizin räumt der Milz eine vorrangige Rolle bei der energetischen Regulation des Organismus ein.

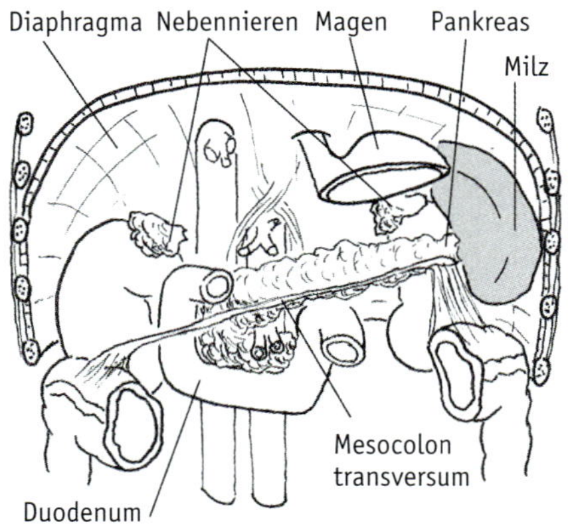

Abb. 8-1 Die Milz.

Anzeichen einer Milzüber- oder -unterfunktion

Die Milz sollte bei einem globalen Immunitätsproblem gemeinsam mit dem Thymus, den Tonsillen und dem lymphatischen System in Betracht gezogen werden (zu den spezifischen Symptomen einer Über- oder Unterfunktion des Immunsystems siehe ➤ Kap. 6). Die Auswirkungen des Pfeiffer'schen Drüsenfiebers zeigen sich oft in der verminderten Mobilität der Milz. Eine Unterfunktion der Leber beeinträchtigt automatisch die Milz, da die Leber als erstes Organ auf Immunprobleme reagieren und Kupfer freisetzen sollte. Die Milz kann auch gegenüber dem Pankreas eine Dysfunktion aufweisen, was auch durch die TCM bestätigt wird, da diese beiden Organe energetisch und vaskulär miteinander in Bezug stehen. Stress führt zur Kontraktion der Milz. Nostalgie, Traurigkeit, Sorgen, Bedauern, Reue, negative Gedanken und das Gefühl, versagt zu haben, werden mit der Milz in Verbindung gebracht (Martel 2007).

8

Osteopathischer Ansatz

Diagnose und Befundung

Milzprobleme können durch die Anamnese und den kinesiologischen Test diagnostiziert werden. Zudem besteht im linken Brustkorb über der Milz eine markante Steifigkeit. Beim myofaszialen Listening-Test wird die Hand in diese Region gelenkt. Die Unterfunktion der Milz äußert sich durch eine verminderte Mobilität und einen verlangsamten Rhythmus der Drüse. Die Leber ist meist mitbetroffen, da sie energetisch mit der Milz verbunden ist. Die Bauchspeicheldrüse, der Magen, die linke Niere und Nebenniere sowie die linke Kolonflexur sollten ebenfalls untersucht werden, da sie oft an der Funktions- und Mobilitätsstörung der Milz beteiligt sind.

Bei der thorakalen Einatmung sollte sich die Milz nach kaudal absenken und eine Außenrotation um ihre Hauptachse ausführen, bei der Ausatmung dann in umgekehrter Richtung zurückkehren. Wenn das Organ gesund ist, ergibt der Motilitätstest eine Expansions- und Retraktionsbewegung im Rhythmus von 7 bis 8 Zyklen pro Minute. Das Milzparenchym kann vergrößert, gestaut oder reduziert und energielos sein. Eine Beeinträchtigung der Mobilität und/oder der Motilität bewirkt je nach Rhythmus eine Über- oder Unterfunktion. Die A. splenica ist für die Funktion der Milz von besonderer Bedeutung und sollte systematisch untersucht werden. Sie muss über ihren gesamten Verlauf bis zur Milz ausgetestet werden. Die Milz wird durch den Brustkorb oder durch Zugang unter dem Rippenbogen palpiert (➤ Kap. 22). Die Milz sollte kaudal nicht unter den Rippenbogen hinausreichen, tut sie es dennoch, ist an eine Splenomegalie zu denken.

Behandlung

- Th9–Th10 und die untersten Rippen, v. a. auf der linken Seite; strukturelle und myofasziale Korrektur dieser Rippen;
- Milz mit Nachbarorganen und -strukturen, Normalisierung und viszerofaszialer Ausgleich **mit besonderer Berücksichtigung des Oberrands der Bauchspeicheldrüse und der Region um den Truncus coeliacus aufgrund des Verlaufs der A. splenica**; Arbeit am Parenchym sowie an Mobilität und Rhythmus der Milz;
- Pumptechnik für die Milz;
- Region des Plexus solaris für den Truncus coeliacus und das Ganglion coeliacum;
- Sutura occipitomastoidea und obere Halswirbel für den N. vagus;
- Schilddrüse und Nebennieren – eine Dysfunktion dieser Drüsen kann die Ursache für eine Schwäche des Immunsystems sein und sie sollten immer mituntersucht werden.

Nahrungsergänzungsmittel und Empfehlungen

Das nachstehend angeführte Programm hilft ein geschwächtes Immunsystem zu stärken, das durch Stress, Krankheit, Fehlernährung, schlechte Lebensgewohnheiten, Chemotherapie oder durch eine Kombination dieser Faktoren beeinträchtigt wurde.

- Essenzielle Fettsäuren sind für das gute Funktionieren des Immunsystems notwendig.
- Coenzym Q10 (100 mg / Tag) unterstützt die Immunfunktion, versorgt die Gewebe mit Sauerstoff und schützt das Herz.
- Antioxidativer Komplex zum Schutz gegen freie Radikale, Umweltstress und Schadstoffe. Die Vitamine A, C und E sowie Selen sind Antioxidantien. Vitamin C kann bis zu einer Dosis von 1.500 mg / Tag eingenommen werden.
- Pycnogenol und Grapefruitkernextrakt sind ebenfalls Antioxidantien, die das Immunsystem stärken.
- Acidophilus-Bakterien, die nicht aus Milchprodukten stammen, können die Gesundheit des Magen-Darm-Trakts unterstützen.
- Milzextrakte oder Drüsenkomplexe sind zur Behandlung der Folgewirkungen einer Mononukleose sehr effizient einsetzbar.
- Mangan und Kupfer sind Spurenelemente, die das Immunsystem von Kindern effizient stärken.
- Kupfer, Gold und Silber sind Spurenelemente, die bei Erschöpfung und Müdigkeit nach einer Krankheit verschrieben werden sollten. Dosierung: 1 Dosis / Tag über 10 Tage.
- Mariendistel unterstützt die Leber, die durch die Entgiftung des Bluts eine wichtige Rolle in der Immunabwehr spielt und deshalb optimal funktionieren sollte.
- Tragant, Echinacea und die Kanadische Orangenwurzel (*Hydrastis canadensis*), ein natürliches Antibiotikum, stärken die Immunabwehr.
- Vermeiden von fettreichen Speisen, industriell verarbeiteten Lebensmitteln und raffiniertem Zucker; Überernährung vermeiden;
- Grüne Getränke bevorzugen: Spirulina, Chlorophyll;
- Vermeiden von Alkohol, Koffein und Zigaretten, die zur Schwächung des Immunsystems beitragen;
- Bevorzugt frisches Obst, Gemüse, Nüsse und Vollwertgetreide zu sich nehmen;
- Regelmäßig Sport betreiben und meditieren;
- Positives Denken fördern und ausreichend schlafen.

KAPITEL

9 Pankreas

Die Bauchspeicheldrüse ist an zwei Hauptfunktionen des Körpers beteiligt: an der Regulierung des Blutzuckerspiegels und der Verdauung. Ihr Gleichgewicht hat einen wesentlichen Einfluss auf die Nebennieren und unter bestimmten Bedingungen auf die Funktion der Ovarien und Hoden.

Auch wenn genetische Faktoren ebenfalls eine Rolle für den Stoffwechsel und die Blutzuckerregulation spielen, darf die Tatsache, dass der Zuckerkonsum rasant angestiegen ist, nicht unterschätzt werden. Ein Durchschnittsamerikaner nimmt pro Jahr 120-mal mehr Zucker zu sich als ein Steinzeitmensch. Daher ist es auch nicht verwunderlich, dass Erkrankungen des Zuckerstoffwechsels stark im Zunehmen sind. 15,7 % der Amerikaner leiden an Diabetes, 2.200 neue Diabetesfälle werden täglich diagnostiziert und mehr als 5 Millionen Menschen leiden an nicht diagnostiziertem Diabetes (American Diabetes Association). 25 % der nicht unter Diabetes leidenden Bevölkerung sind von Insulinresistenz betroffen. Damit sind auch Osteopathen mit diesem Problem konfrontiert und müssen sich mit der Prävention und der Früherkennung der Insulinresistenz befassen.

Anmerkungen zur Anatomie

Das Pankreas ist eine länglich geformte Drüse von ungefähr 12,5 cm Länge und 2,5 cm Breite (Tortora und Grabowski 1999). Es besteht aus dem Pankreaskopf, der sich in die Krümmung des Duodenums einschmiegt, dem Pankreaskörper, der direkten Kontakt zum Colon transversum hat und sich direkt hinter der Curvatura major des Magens befindet, sowie dem Pankreasschwanz, der über das Gefäß-Nerven-Bündel mit der Milz Kontakt hat. Im Bereich der Pars descendens des Duodenums (Sphincter Oddii) steht die Bauchspeicheldrüse über den Ductus pancreaticus mit dem Ductus choledochus in Verbindung. Der Ductus pancreaticus mündet vom Pankreaskopf kommend im rechten Winkel ins Duodenum ein, während der Ductus choledochus parallel einmündet. Die Hauptachse des Pankreas verläuft vom Duodenum leicht schräg nach kranial und lateral zur Milz und folgt den Ansätzen des Mesocolon transversum am Duodenum und an der Bauchspeicheldrüse. Zu den Organen, mit denen das Pankreas Verbindungen hat, gehören neben dem Duodenum der Magen, das Colon transversum, die Radix mesenterii, die Flexura coli sinistra, die Milz sowie die linke Niere und Nebenniere (➤ Abb. 9-1).

Gefäße und Nerven

Arterien

- Die A. hepatica communis gibt die A. gastroduodenalis und die A. gastroepiploica ab, die die Aa. pancreaticoduodenales anterior superior, posterior superior sowie anterior inferior und posterior inferior bilden. Diese Arterien sind für die Blutversorgung des Pankreaskopfs zuständig. Aus der klinischen Praxis weiß man, dass Dysfunktionen im Bereich des Kopfs mehr mit dem Verdauungssystem und mit einem Mangel an Pankreasenzymen verbunden sind. Zudem scheint es zwischen der Leber und dem Pankreas eine embryologische Verbindung zu geben (Langman 1972), was den Zusammenhang bei der Verdauung und den Dysfunktionen erklären würde.
- Die A. splenica liefert über die A. pancreatica dorsalis superior und die A. pancreatica magna, die mit der A. pancreatica inferior anastomieren, das Blut für den Pankreaskörper. Die Blutversorgung des Pankreasschwanzes erfolgt über die A. caudae pancreatis.
- Der Pankreaskörper hat einen engen Bezug zur Leber und zum Duodenum, während der Schwanz mehr von der Milz abhängt.

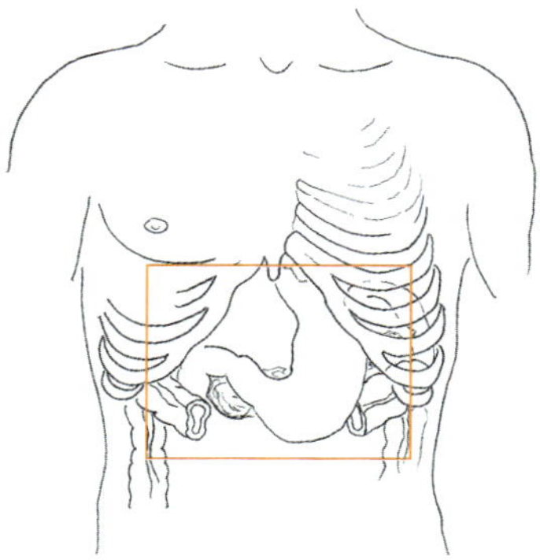

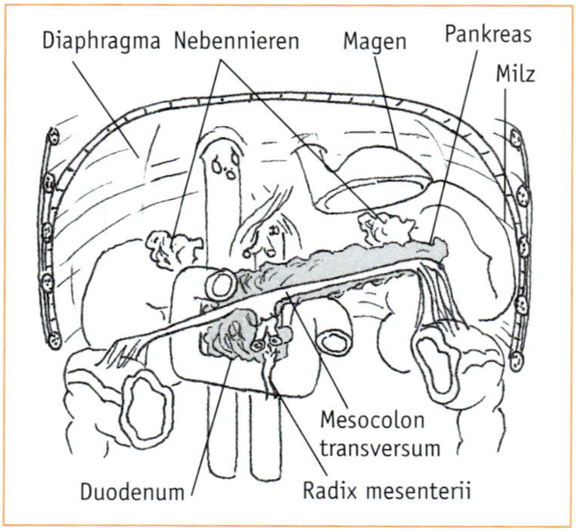

Abb. 9-1 Das Pankreas und seine Lagebeziehungen.

Venen

Die V. splenica, die gemeinsam mit der V. mesenterica superior die V. portae bildet, sorgt für den venösen Abfluss aller Pankreasvenen.

Die Region um den Plexus solaris (und damit um den Truncus coeliacus) sowie Bauchspeicheldrüse, Magen, Milz, Colon transversum, Duodenum und Leber sind über ihre Mobilität und ihre viszerofasziale Beweglichkeit an der Blutversorgung bzw. venösen Drainage des Pankreas beteiligt.

Nerven

- Sympathische Versorgung: Th5 bis Th9;
- Parasympathische Versorgung: N. vagus dexter und sinister.

Diese Nervenfasern verlaufen über das Ganglion coeliacum und das Ganglion mesentericum superius.

Mechanisch gesehen hat das Pankreas über den N. vagus eine Verbindung zum Diaphragma, zu Th11-Th12-L1-L2 sowie zu C3-C4-C5 (Curtil und Métra 2002).

Funktion

- Die Bauchspeicheldrüse hat sowohl endokrine als auch exokrine Funktionen.
- Die endokrine Drüse sorgt für die Ausschüttung von Insulin und Glukagon und kontrolliert damit den Blutzuckerspiegel und die Fettreserven.
- **Insulin senkt den Blutzuckerspiegel** und fördert den Eintritt von Zucker in die Zelle. Es begünstigt zudem die Umwandlung von Zuckerüberschluss in Glykogen, das in Form von Fett gespeichert wird.
- **Glukagon erhöht über die Leber den Blutzuckerspiegel** und verhindert damit einen zu starken Abfall des Zuckergehalts im Blut. Es unterstützt zudem die Herstellung von Glucose aus Proteinen und Fetten und fördert den Gewichtsverlust.
- Die exokrine Drüse erzeugt das Pankreassekret, das Enzyme für die Aufspaltung von Proteinen, Zuckern und Fetten enthält und über den Ductus pancreaticus ins Duodenum ausgeschüttet wird.

Dysfunktionen des Pankreas

Im Folgenden wird etwas genauer auf den Zuckermetabolismus und die mit dem Pankreas verbundenen Verdauungsprozesse eingegangen. Da immer mehr Patienten mit diesen Problemen konfrontiert sind, ist es notwendig, dass sich Osteopathen mit der Physiologie und mit den Mechanismen, die hinter diesen Störungen stehen, vertraut machen.

Blutzuckerspiegel

Erhöhter (psychologischer, traumatischer, infektiöser, allergischer, …) Stress scheint das Auftreten von Hypoglykämien zu begünstigen. In einer Stresssituation wird über die Aktivierung der Nebennieren und der Leber automatisch Glucose ins Blut freigesetzt. Dadurch erhöht sich der Blutzuckerspiegel. Das Pankreas reagiert und schüttet Insulin aus, um den Blutzuckerspiegel zu senken und den Zucker in die Zellen zu transportieren.

Der zu umfangreiche Konsum von raffiniertem Zucker, von Kohlenhydraten und gesättigten Fettsäuren (Gilson 2006) führt zu verschiedenen Problemen, die mit der Fähigkeit des Körpers zu tun haben, große Mengen dieser Substanzen zu verstoffwechseln und in Energie umzuwandeln. **Die Insulinausschüttung wird somit ebenfalls durch den Verzehr von zu viel Fett und Glucose beeinflusst.**

Genetische Faktoren begünstigen bei manchen Menschen die Entwicklung einer Insulinresistenz, aber längerfristig laufen auch Personen, die tagtäglich zu viel Zucker und Fette zu sich nehmen und Stress ausgesetzt sind, Gefahr, eine Insulinresistenz zu entwickeln.

Ein **Mangel an Kupfer und Vitamin D** wird ebenfalls mit Insulinresistenz in Verbindung gebracht (Chiu et al. 2004).

Störungen des Zuckerstoffwechsels können zu psychischen Beschwerden, zu Energiemangel und hormonellen Veränderungen (Schlaflosigkeit, Gemütsveränderungen, Depression) führen. Aus emotionaler Sicht repräsentiert die Bauchspeicheldrüse die Fähigkeit, Liebe auszudrücken und zu integrieren und mit gegensätzlichen Gefühlen wie der Wut besser umzugehen. Da Zucker mit Liebe, Zärtlichkeit und Zuneigung verbunden ist, kann die Hypoglykämie für Personen stehen, die mehr geben als sie empfangen. Sie kann auch auftreten, wenn innere Spannungen zu groß werden. Diabetes wird oft mit innerer, manchmal unbewusster Traurigkeit verbunden. Widerstand gegen ein nicht erwünschtes Ereignis kann auch die Ursache von Diabetes sein, ebenso wie ein Gefühl der Verachtung oder des Abscheus gegenüber dem Ereignis (Martel 2007).

Die Störung des Zuckerstoffwechsel läuft in folgenden Stadien ab:

- **Stadium 1: Euglykämie:** der Blutzuckerspiegel ist stabil;
- **Stadium 2: Hypoglykämie**;
- **Stadium 3: Insulinresistenz** der Zellen, was zu anormal hoher Insulinausschüttung führt (Gilson und Roeske 2006);
- **Stadium 4: Hyperglykämie:** das Pankreas ist erschöpft und produziert weniger Insulin;
- **Stadium 5: Diabetes**.

Anzeichen für eine Insulinresistenz (nach Gilson):

- Dyslipidämie: erhöhte Triglyzeridwerte und Abnahme des HDL-Cholesterins;
- Abdominale Adipositas;
- Bluthochdruck;
- Zunahme von **Entzündungen**: Insulin ist der Hauptreiz zur Umwandlung von (entzündungshemmender) DGLA in (entzündungsfördernde) Arachidonsäure – Vermeidung von Insulinspitzen hilft die Entzündungsanfälligkeit zu reduzieren!
- Hohe Cortisol-, DHEA-, Testosteron- und Estradiolspiegel, niedrige Progesteronspiegel bei der Frau. Dieser Umstand sollte im Zusammenhang mit dem hormonellen Gleichgewicht der Frau berücksichtigt werden.
- Hohe Cortisol- und Estradiolspiegel, niedrige DHEA- und Testosteronspiegel beim Mann. Die Patienten sind leicht zu überzeugen, wenn man ihnen erklärt, dass sie Gefahr laufen, ihre Energie und ihre Libido einzubüßen, wenn sie zu viel Fett und Zucker zu sich nehmen.
- Diabetes, Erhöhung des Blutzuckerspiegels.

Faktoren, die zur Insulinresistenz beitragen:

- Vermehrter Konsum von Fetten;
- Vermehrter Verzehr von raffiniertem Zucker und von Nahrungsmitteln mit einem hohen glykämischen Index;
- Verminderter Verzehr von Ballaststoffen, Proteinen und essenziellen Fettsäuren;
- Abnahme von Zink, Calcium, Magnesium und Chrom;
- Rauchen;
- Stress, Bewegungsmangel.

Zusammenfassend kann gesagt werden, dass die Bauchspeicheldrüse, die Leber und die Nebennieren am Zuckerstoffwechsel beteiligt sind. Das Pankreas reguliert den Blutzuckergehalt durch die Produktion von Insulin, das den Blutzuckerspiegel senkt bzw. verhindert, dass er zu sehr ansteigt. Das Pankreas liefert zudem Glukagon, das ein zu starkes Absinken des

Blutzuckerspiegels verhindert. Eine Schwächung der Bauchspeicheldrüse führt zu einem starken Abfall des Blutzuckerspiegels. Da der Körper diesen Abfall als Stresssituation interpretiert, schüttet er Adrenalin und Cortisol aus. Die Leber wird über die Nebennieren aktiviert und wandelt Glykogen in Glucose um. Leber und Nebennieren erschöpfen sich, wenn die Nachfrage kontinuierlich hoch ist. Anzumerken ist noch, dass eine Dysfunktion des Pankreas auch zu einem primären Schilddrüsenproblem führen kann.

Besteht die Störung des Blutzuckerstoffwechsels über einen längeren Zeitraum, führt sie zur Schwächung der Bauchspeicheldrüse sowie zu einer schwachen und überlasteten Leber, Nebennierenschwäche und Dysfunktionen der Ovarien bzw. Hoden. Die dabei auftretenden Symptome sind zahlreich und komplex. Zudem spielen auch osteopathische Dysfunktionen dieser Organe und der mit ihnen in Verbindung stehenden Strukturen sowie Arterien eine Rolle bei Pankreasdysfunktionen (➤ Abb. 9-2).

Unter konstantem Stress zehren sich Pankreas und Nebennieren schließlich auf.

Verdauung

Eine Bauchspeicheldrüseninsuffizienz kann durch den Mangel an Enzymen zu Assimilationsstörungen von Fetten, Zuckern und Proteinen führen und die Durchlässigkeit der Darmwand erhöhen. Damit gelangen Proteine und teilweise unverdaute Nahrungsmittelbestandteile über die Darmbarriere ins Blut und führen zu allergischen Reaktionen auf Nahrungsmittel oder, auf systemischer Ebene, zu Hautproblemen, Kopfschmerzen, immer wiederkehrenden Infekten oder psychiatrischen Problemen (Bland 1984). Durch unvollständig verdaute Nahrungsmittelproteine werden Leber und Nieren überlastet. Die Reaktion der Leber verstärkt die Oxidationsprozesse im Körper, es entstehen mehr freie Radikale, die überall im Körper abgelagert werden und Ursache von Entzündungen und Degenerationsprozessen werden können.

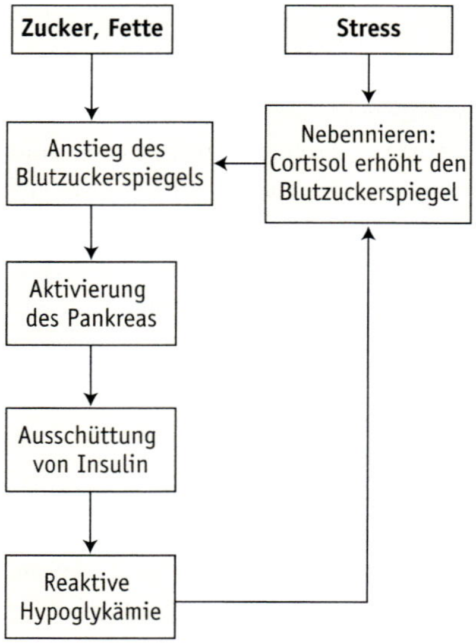

Abb. 9-2 Der Teufelskreis der Erschöpfung von Pankreas und Nebenniere.

Anzeichen einer Pankreasüberfunktion

- **Hypoglykämie** durch zu viel Insulin oder weil das von der Leber freigesetzte Glykogen nicht richtig in Glucose umgewandelt werden kann. Als Folge entsteht eine von den Nebennieren ausgehende Sympathikotonie: schlechte Verdauung, Nervosität, schneller Puls, Unwohlsein und Kribbeln in den Extremitäten und um die Lippen, kalter Schweiß;
- Symptome, die mit der Bauchspeicheldrüse verbunden sind: Sehstörungen, **Müdigkeit, die durch Nahrungsaufnahme gemildert wird, Leistungsabfall zwischen den Mahlzeiten (11 Uhr und 16 Uhr), großes Verlangen nach Süßem oder nach Kaffee am Nachmittag, Kopfschmerzen zwischen den Mahlzeiten oder am Morgen, Heißhunger auf Süßes, Reizbarkeit am Morgen oder vor den Mahlzeiten, Hunger der nervös macht oder Nervosität, die zum Essen veranlasst, Schwächegefühl, wenn man nicht rechtzeitig isst, niedriger Blutdruck beim Aufstehen, Aufwachen nach einigen Stunden Schlaf, Schwierigkeiten wieder einzuschlafen**;
- All diese Zeichen sind nicht notwendigerweise bei Hypoglykämie vorhanden und hängen auch mit Stress und der Stimulation des Pankreas und der Nebennieren durch die Hypophyse zusammen;
- **Eventuell Östrogendominanz, möglicherweise mit androgenen Zeichen wie Akne und Haarwuchs**;

- Nach einem gewissen Zeitraum, Anzeichen für eine Nebennierenschwäche: allgemeine Müdigkeit, Schwierigkeiten morgens „in die Gänge zu kommen", Steifigkeit, Schwitzen, Hitzewallungen. Für weitere Details siehe ➤ Kap. 10.

Anzeichen einer Pankreasunterfunktion

Die folgenden Anzeichen können mit dem Blutzuckerspiegel bzw. mit der Verdauung in Zusammenhang stehen:

- Bei Hyperglykämie produziert die Bauchspeicheldrüse nicht ausreichend Insulin oder es besteht eine Insulinresistenz. Dadurch werden **Zucker und Fette nicht gut assimiliert und der Blutzuckerspiegel steigt: häufiger Harndrang, starker Durst, ungewöhnlicher Appetit, Müdigkeit, Tendenz zur Depression, verminderte Resistenz gegenüber Infekten**. Dieser Zustand führt längerfristig zur Schädigung der Gefäße. Wenn diese Störung nicht behandelt wird, entsteht letztlich Diabetes. Eine Ernährungsumstellung ist bei diesen Patienten unerlässlich.
- Blähungen nach dem Essen, aufgeblähter Bauch, Hautprobleme, häufige Kopfschmerzen sind Symptome, die bei unzureichender Enzymaktivität des Pankreas auftreten können;
- Nahrungsmittelallergien;
- Probleme bei der Fettverbrennung, wenn Insulinresistenz besteht; **Gewichtszunahme**;
- Hoher Cortisolspiegel am Abend, Tendenz zu Schlaflosigkeit und häufigem Aufwachen während der Nacht.

Osteopathischer Ansatz

Diagnose und Befundung

- Die Anamnese und die kinesiologischen Tests sowie die Palpation bestätigen die Dysfunktion des Pankreas bezüglich der Verdauung und / oder des Blutzuckerspiegels.
- Allgemein führen primäre Dysfunktionen der Bauchspeicheldrüse zu einer leicht nach links geneigten Haltung. Der Patient klagt häufig über **Schmerzen in der Halswirbelsäule, dem linken Schulterblatt und der linken Schulter**. Die Untersuchung ergibt häufig Spannungen im zervikothorakalen Übergangsbereich und der linken Schulter. Wie oft behandelt man eine Tendinitis oder Kapsulitis, die letztlich ihren Ursprung in einer Bauchspeicheldrüsendysfunktion hat? Bei entsprechender Behandlung des Pankreas und den richtigen Nahrungsergänzungsmitteln kann das Problem oft schnell gelöst werden. Man kann also sagen, dass Schmerzen in der linken Schulter auf das Pankreas und den gynäkologischen Bereich verweisen, Schmerzen in der rechten Schulter auf die Leber.
- Beim Gewebe-Listening wird die Hand über dem Plexus solaris in Richtung Bauchspeicheldrüse in die Tiefe zwischen Duodenum und Magen gezogen.
- Beim Motilitätstest der Bauchspeicheldrüse beträgt der normale Rhythmus 8 bis 10 Zyklen pro Minute, d. h. 4 Sekunden für die Inspirationsphase und 4 Sekunden für die Exspirationsphase. Während des Motilitätstests spürt man eine Expansions- und Retraktionsbewegung im Rhythmus des PRM. Bei der thorakalen Atmung (Mobilität) macht das Pankreas während der Einatmung eine anteriore Kippbewegung um die lange Achse des Organs und senkt sich nach kaudal und medial ab und bewegt sich während der thorakalen Ausatmung in umgekehrter Richtung zurück. Es kommt somit zu einer Verdrehung der Bauchspeicheldrüse um ihre Längsachse. Die Einatmungsbewegung kann durch die linke Kolonflexur, die Milz, die linke Niere und Nebenniere gehemmt werden, während die Ausatmungsbewegung mehr durch das Duodenum limitiert wird. Das Diaphragma, der Magen, das Colon transversum und die Radix mesenterii sollten bei der Verlangsamung der Organbewegung ebenfalls in Betracht gezogen werden. Mithilfe des Inhibitionstests lässt sich die Ursache der Verlangsamung leicht bestimmen.
- In der Praxis findet man bei Enzym- und Verdauungsproblematiken eher Dysfunktionen im Bereich des Pankreaskopfs bzw. Pankreaskörpers, während Probleme mit dem Blutzuckerspiegel sich mehr durch Dysfunktionen im Pankreaskörper bzw. Pankreasschwanz äußern (siehe

Abschnitt zur arteriellen Versorgung des Pankreas). Bei nicht medikamentös behandeltem Prädiabetes oder Diabetes scheint die gesamte Drüse in ihrer Mobilität eingeschränkt bzw. immobil zu sein.

- Beim Motilitätstest zeigt ein beschleunigter Rhythmus eine Überfunktion der Drüse und somit eine Tendenz zur Hypoglykämie oder zur Insulinresistenz an. Eine langsamere Bewegung oder keine Bewegung kann entweder ein Hinweis auf einen (Prä-)Diabetes oder auf eine Pankreasunterfunktion sein. Wenn die Motilität der Drüse stark verlangsamt ist, muss mit größter Vorsicht vorgegangen und sofort ein Bluttest veranlasst werden. In der Praxis palpiert man nur sehr selten eine beschleunigte Motilität, die ein Hinweis auf Diabetes ist, da diese nur am Beginn der Pathologie zu spüren ist. Man kann auch einen Inhibitionstest gegenüber der Schilddrüse und der Nebennieren durchführen, um zu wissen, welchen Einfluss diese Drüsen auf die Wiederherstellung der normalen Pankreasbewegung haben (➤ Kap. 24).
- Th5 bis Th9 und die dazugehörenden Rippen sind oft in Dysfunktion.
- Die Leber ist oft verlangsamt, das Duodenum und der Sphincter Oddii sind oft angespannt, die Milz ist manchmal fest und / oder gegenüber der Bauchspeicheldrüse wenig mobil.
- Die Nebennieren befinden sich meist in Überfunktion oder, wenn der Erschöpfungszustand bereits eingetreten ist, in Unterfunktion. Zudem kann man auch Spasmen und Schmerzen in der Region der Nebennieren finden und eine verringerte Mobilität in den entsprechenden Wirbeln.
- Bei Stress und Tendenz zur Hypoglykämie stellt man an der SSB einen beschleunigten Rhythmus fest. Chronizität begünstigt Kompressionen.

Behandlung

- Immer zuerst die Leber korrigieren;
- Das Diaphragma sowie Th11-Th12-L1-L2 sowie C3-C4-C5 normalisieren;
- Die Mobilität des Pankreas wiederherstellen und die Drüse von den benachbarten Strukturen lösen: Duodenum (immer zuerst und gemeinsam mit dem Sphincter Oddii), Colon transversum, Radix mesenterii, Magen, Milz, linke Niere und Nebenniere;
- Den Rhythmus des Pankreas normalisieren. Persönlich finde ich diese Vorgangsweise effizienter als die Stimulation oder Inhibition des Sympathikus durch neurovegetative Techniken. Ein hypomobiles Pankreas sollte mit kleinen Vibrationen behandelt werden, um die Drüse langsam anzukurbeln;
- Die Brustwirbel und Rippen – insbesondere Th5 bis Th9 – normalisieren, den Solarplexus, die Sutura occipitomastoidea, das Foramen jugulare und die Schädelbasis, **C0-C1-C2 für die Nervenversorgung**;
- Behandlung der Nebennieren, da immer und abhängig vom Ungleichgewicht der Nebennieren ein Bezug zum Blutzuckerspiegel besteht;
- Normalisierung aller Dysfunktionen der SSB und des Sakrums. Man sollte sicherstellen, dass der Rhythmus normal ist, um das Gleichgewicht des Nervensystems ganz allgemein zu unterstützen.

Nahrungsergänzungsmittel und Empfehlungen

Empfehlungen

- **Raffinierten Zucker und Kohlenhydrate vermeiden** (dazu gehören Lebensmittel wie Weißbrot, Bagels, Produkte aus angereichertem Mehl, Kekse, Kräcker, Muffins, Kartoffelchips, Softdrinks, Obstsäfte, Getränke mit Fruchtgeschmack, Alkohol, …);
- **Kleinere Mahlzeiten mit ballaststoffreichen Proteinen, Gemüsen sowie proteinhaltige Zwischenmahlzeiten**. Eine kleine „Jause“ vor dem Schlafengehen begünstigt den Schlaf und verhindert das Absinken des Blutzuckerspiegels und seine Auswirkungen auf die Nebennieren;
- Aufputschmittel wie Kaffee und Softdrinks vermeiden;
- Fette Lebensmittel und große Mahlzeiten vermeiden;
- Etwas Bewegung und Sport nach den Mahlzeiten erleichtert die Glucose- und Fettverbrennung.
- Einigen Studien zufolge kann mit regelmäßiger Bewegung und ballaststoffreicher Ernährung,

wenig Zucker und Fett das metabolische Syndrom rückgängig gemacht werden.
- Unverträglichkeiten gegenüber Milchprodukten sind bei Pankreasstörungen häufig (Gilson 2006).
- Trotz individueller Unterschiede scheint eine Ernährung nach der Blutgruppe (D'Adamo 2003) insgesamt die Wahrscheinlichkeit von Nahrungsmittelunverträglichkeiten und Allergien zu mindern.
- Es konnte ein Zusammenhang zwischen einer unterschwelligen Zöliakie und Diabetes herstellt werden. Ursache hierfür scheint ein Autoimmunprozess zu sein. Manche Menschen können ihren Diabetes sogar damit korrigieren, dass sie auf glutenhaltige Nahrungsmittel verzichten (Collins 2005).
- Vitamin-B-reiche Nahrungsmittel (Bierhefe) und die Spurenelemente, die für das gute Funktionieren der Bauchspeicheldrüse notwendig sind (Zink, Chrom, Nickel, Kobalt), zu sich nehmen;
- Meditation und Entspannungstechniken zur Stressreduktion.

Nahrungsergänzungsmittel

- Spurenelemente wie **Zink, Nickel und Kobalt** regulieren das Pankreas.
- **Chrom** ist für den Insulinstoffwechsel lebenswichtig (330–600 mg / Tag).
  ODER
- L-Carnitin, L-Cystein und L-Glutamin sind Aminosäuren, die den Heißhunger auf Zucker reduzieren und dazu beitragen, den Blutzuckerspiegel zu stabilisieren.

Nach Bedarf

- Calcium und Magnesium unterstützen den Zuckerstoffwechsel.
- Leber- und Bauchspeicheldrüsenextrakte in natürlichen Nahrungsergänzungsmitteln können bei einem Defizit dieser Organe sehr vorteilhaft sein.
- Homöopathische Präparate auf Basis von Drüsenextrakten der Bauchspeicheldrüse:
  - in der Potenz C4: zur Stimulation des Pankreas,
  - in der Potenz C7: zum Ausgleich des Organs,
  - in der Potenz C9: zur Dämpfung der Aktivität;
- Eukalyptus- und Nussbaumblätter haben eine blutzuckersenkende Wirkung.
- Glutathion und Pankreatin sind für den Zuckerstoffwechsel wichtig.
- Die Insulinproduktion wird durch die Nebennieren stark beeinflusst, deshalb ist es wichtig, die Nebennieren zu unterstützen.
- Die Einnahme von Verdauungsenzymen bei träger Verdauung, die auf eine Pankreasschwäche und eine Erschöpfung der Leber zurückzuführen ist, erwies sich als sehr effizient. Die Verdauungsenzyme helfen auch bei Blähungen nach dem Essen, Blähbauch, Hautproblemen, häufigen Kopfschmerzen und Depressionen (Bland 1984). Zudem wird empfohlen, die Leber mit Ergänzungsmitteln zu unterstützen und Probiotika zu verabreichen, um die Darmflora zu verbessern. Es sollten zunächst Enzyme pflanzlichen Ursprungs verwendet und nur wenn deren Wirkung nicht ausreicht auf Enzyme tierischen Ursprungs zurückgegriffen werden.

KAPITEL

10 Nebennieren

Die Nebennieren sind die wichtigsten Drüsen für die Anpassung an Stress. Sie sind an der Kampf- oder Fluchtreaktion bei Stress oder Aggression beteiligt, helfen den psychischen und physischen Tonus aufrechtzuerhalten, der unsere natürlichen Abwehrreaktionen bei Stress unterstützt, und begünstigen die Libido. Die kleinen Drüsen erfüllen somit lebenswichtige Funktionen. Wenn die Nebennieren kein Cortisol produzieren, tritt der Tod nach einigen Tagen, spätestens nach einer Woche ein (Tortora 1999).

Wie in ➢ Kap. 2 über den Stress und seine Auswirkungen auf die Drüsen bereits erwähnt, ist „Stress" ein sehr weit gefasster Begriff und kann unterschiedlichste Ursachen haben – psychologisch, sozial, umweltbezogen, viral, infektiös, dysbiotisch, durch Nahrungsmittel (einschließlich Nahrungsmittelunverträglichkeiten und Allergien) oder aber durch strukturelle osteopathische Dysfunktionen, die das Kompensationssystem des Betroffenen schwächen.

Anmerkungen zur Anatomie

Die Nebennieren sind Drüsen, die den Nieren wie kleine Kappen aufliegen. Die rechte Nebenniere ist dreieckig, die linke halbmondförmig, beide sind je 4,5 cm lang und 3 cm breit (➢ Abb. 10-1).

Sie sitzen in der Nebennierenloge, einem Teilbereich der Nierenloge, die durch die Fascia renalis (Gerota-Faszie) gebildet wird. Diese Faszie umschließt die von einer feinen Bindegewebskapsel umgebene Niere mit ihrer Fettkapsel (Capsula adiposa) und die Nebenniere. Sie ist nach oben mit dem Diaphragma und nach unten, über fasziale Strukturen, mit der Niere verbunden. **Bei einer Nierenptose sinkt die Nebenniere nicht mit ab,** da sie durch ihre Faszien, ihre Gefäße und Nerven gut verankert ist (➢ Abb. 10-2 und ➢ Abb. 10-3).

Die Nebennieren haben Verbindung zur anterolateralen Seite der Wirbelkörper von Th11 und Th12, zur XI. und XII. Rippe, den Zwerchfellschenkeln und der Niere sowie rechts mit der Leber und links mit dem Magen und der Bauchspeicheldrüse (➢ Abb. 10-2 und ➢ Abb. 10-3). Abhängig von der Größe, können die Nebennieren bei manchen Personen und insbesondere bei Männern auch bis Th10 bzw. L1 reichen (Wilson 2006). Die Drüsen liegen sehr nahe an der Aorta, der V. cava, dem Plexus coeliacus und dem Plexus aorticorenalis. Durch die Nähe zu den Gefäßen können hormonelle Botschaften schnell in die Blutbahn gelangen.

Die Nebenniere besteht aus zwei endokrinen Drüsen, der **Nebennierenrinde**, in der die Steroidhormone

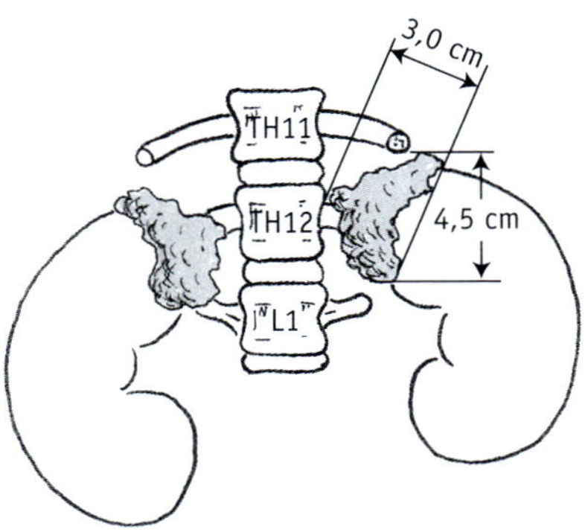

Abb. 10-1 Die Nebennieren.

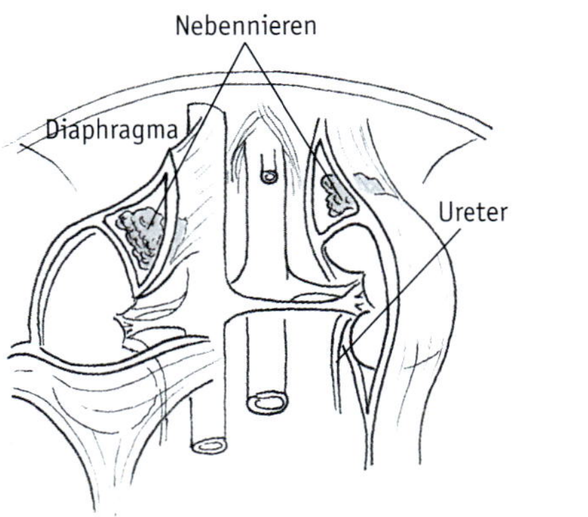

Abb. 10-2 Die Nebennierenloge.

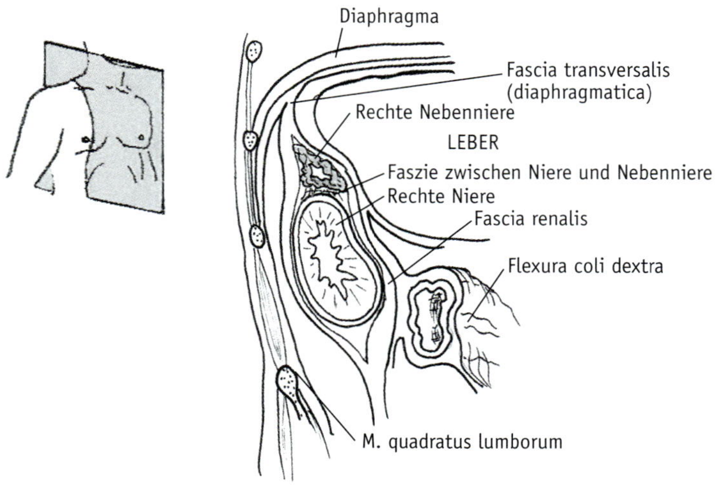

Abb. 10-3 Nebennierenloge, Sagittalschnitt.

(Mineralokortikoide, Glukokortikoide, Geschlechtshormone) synthetisiert werden, und dem **Nebennierenmark**, das Noradrenalin und Adrenalin freisetzt.

Gefäße und Nerven

Die Blut- und Lymphgefäße münden über einen Hilus auf der Rückseite in die Drüse ein.

Arterien und Venen

- Arteria suprarenalis superior: Ast der A. phrenica inferior;
- Arteria suprarenalis media: direkter Abgang aus der Aorta abdominalis;
- Arteria suprarenalis inferior: Ast der Arteria renalis;
- Die Vv. suprarenales superior, media und inferior münden rechts in die Vena cava inferior und links in die Vena renalis sinistra.

Nerven

- Der Plexus suprarenalis aus dem Plexus coeliacus besteht aus sympathischen Fasern der Nn. splanchnici und aus parasympathischen Fasern aus dem Truncus vagalis posterior.
- Ein weiteres Nervengeflecht aus dem Ganglion aorticorenale wird aus sympathischen Fasern des N. splanchnicus minor (**Th10-Th11-Th12**) und parasympathischen Fasern aus dem **N. vagus** gebildet.

Funktion

Die Nebennieren sezernieren verschiedene Hormone, die direkt mit der Stressreaktion des Körpers verbunden sind (➤ Abb. 10-4 und ➤ Abb. 10-5).

- Das Nebennierenmark:
  - Synthetisiert **Adrenalin und Noradrenalin**, Hormone, die als „Verstärker" des sympathischen Nervensystems dienen (sie sind für mehr als 50 % der Stimulationsfunktion des sympathischen Nervensystems verantwortlich). Das Nebennierenmark wird direkt von präganglionären sympathischen Fasern innerviert und seine Zellen haben embryologisch den gleichen Ursprung wie alle anderen postganglionären sympathischen Zellen (Tortora 1999). Diese Zellen werden also unmittelbar durch das autonome Nervensystem gesteuert und können somit schnell auf Stress reagieren.
  - Reagiert in Notsituationen mit einer Erweiterung der Bronchien und der Blutgefäße in den Muskeln, einer Beschleunigung des Herzrhythmus und der Einleitung von physiologischen Veränderungen, die den Körper bei der Flucht- oder Kampfreaktion in Stresssituationen unterstützen.

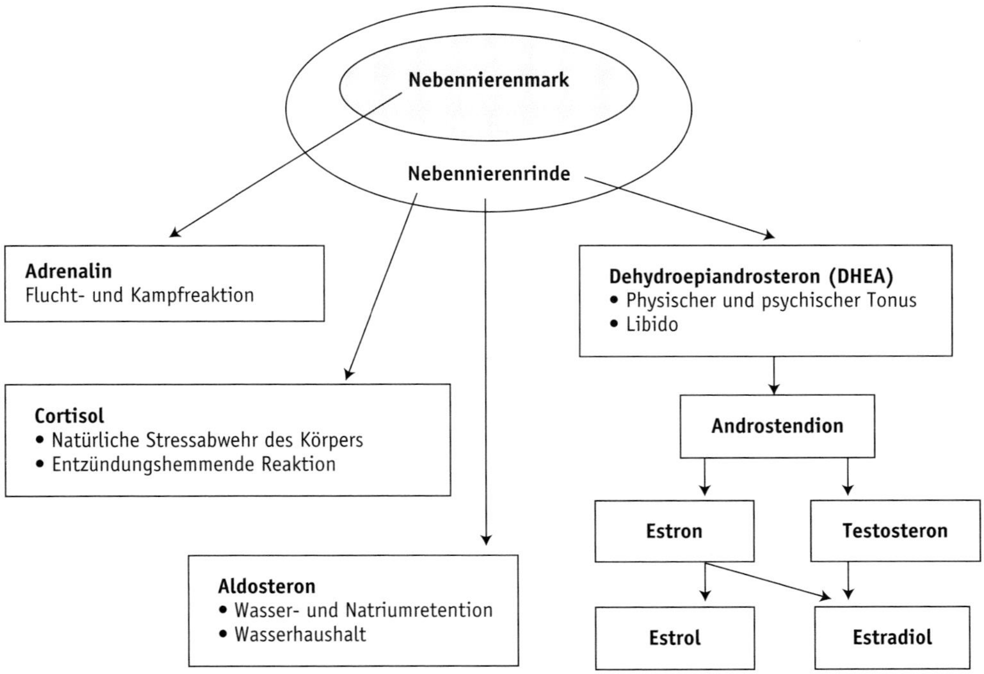

Abb. 10-4 Übersicht über die Nebennierenhormone.

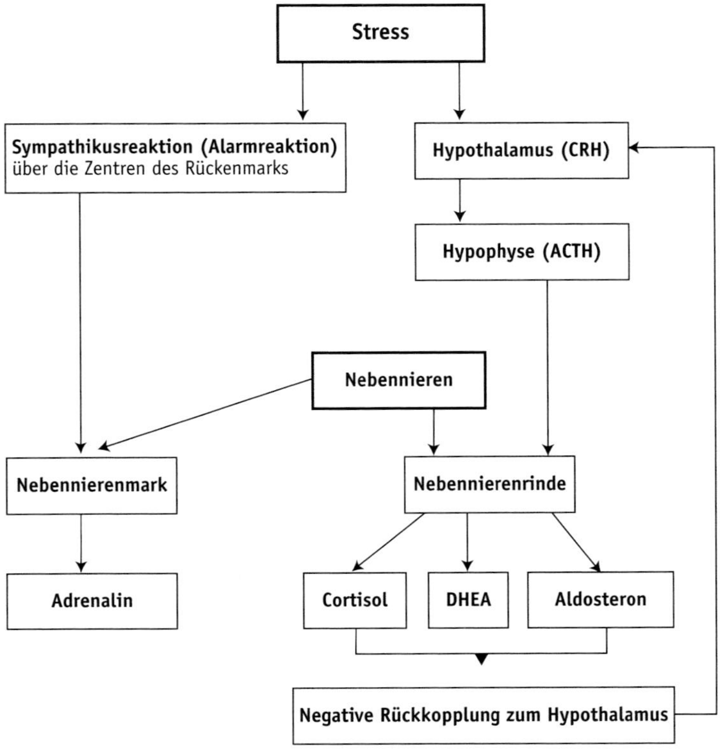

Abb. 10-5 Schematische Darstellung der Wirkung von Stress auf die Ausschüttung der Nebennierenhormone.

- Die Nebennierenrinde:
  - Wird bei der Hormonausschüttung vom Hypothalamus (CRH) und vom Hypophysenvorderlappen (ACTH) gesteuert; ihre Reaktion erfolgt praktisch unmittelbar und wird über eine negative Feedback-Schleife kontrolliert.
  - Schüttet **Glukokortikoide** aus: **Cortisol, Corticosteron und Cortison**. Diese Substanzen erhöhen über die Vermittlung der Leber den Blutzuckerspiegel, wenn dieser plötzlich abfällt. Sie liefern das für den Stoffwechsel notwendige ATP, fördern den Eiweiß- und Aminosäurenkatabolismus und die Lipolyse. Sie verstärken die natürlichen Abwehrkräfte des Körpers und seine Stressresistenz und reduzieren Allergien und Entzündungen. Sie regulieren auch die Stimmung. Die normale Cortisolsekretion beträgt etwa 30 mg / Tag. Der Cortisolspiegel ist morgens am höchsten und nimmt im Tagesverlauf ab.
  - Schüttet **Gonadokortikoide** (Sexualhormone) aus: **Androgene (Testosteron) und DHEA**, deren Aufgabe es ist, die Stützgewebe des Körpers und insbesondere die Muskeln zu erhalten. Sie verlangsamen den Alterungsprozess und vermitteln einen körperlichen und psychischen Grundtonus. Bei der Frau halten sie die Libido aufrecht. DHEA ist eine Vorläufersubstanz von Östrogen und Testosteron. Es verbessert die Stimmung und die Knochendichte (Robinzon und Cutolo 1999). Androgene können in Östrogene umgewandelt werden. Das ist ein wichtiger Faktor während der Menopause, da die Nebennieren damit die Funktion der Ovarien übernehmen können.
  - Schüttet **Mineralokortikoide** aus – zu 95 % **Aldosteron**, das gemeinsam mit den Nieren und über das Renin-Angiotensin-System für die Regulierung des Wasserhaushalts verantwortlich ist. Dieses Hormon macht das Blut basisch.

Es wird angenommen, dass die Nebennierenrinde mit dem Alter atrophiert (Gilson 2006).

Der Hypothalamus reguliert den CRH-Wert je nach Stressintensität.

Die Freisetzung von Cortisol erfolgt synergistisch zur Ausschüttung von Adrenalin und Noradrenalin sowie der Aktivierung des Sympathikus. Die Wirkung der im Blut zirkulierenden Hormone hält zehnmal länger an als die der Nervenstimulation (Caporossi 1989).

Dysfunktionen der Nebennieren

Ein Mangel an Entspannung und Pausen zum Erholen und Nachdenken senkt längerfristig die Reizschwelle der Nebennieren, sodass die Drüsen bereits auf den geringsten Reiz reagieren.

Die erhöhte Adrenalin-Basalsekretion erzeugt eine Sympathikotonie, die folgende Verhaltensweisen auslösen kann:

- Wut und tyrannisches Verhalten;
- Ungeduld, schlechte Laune, Angst;
- Neigung zu Streit mit anderen.

Ursachen für dieses Ungleichgewicht und die daraus entstehenden Verhaltensweisen sind:

- Depression, Angst, Furcht, Aggressivität, Schuldgefühl;
- Berufliche Überbelastung oder körperliche / emotionale Spannungen;
- Sportliche Überbeanspruchung (zu viel Sport);
- Operationen, Traumata;
- Entzündungen, Schmerzen, chronische Müdigkeit;
- Malabsorption, Verdauungsstörungen, Nahrungsmittelallergien, Nährstoffdefizite;
- Dysbiose, wenn die Probleme über längere Zeiträume andauern;
- Hypoglykämie aufgrund von zu viel Kohlenhydraten und Zucker in der Ernährung;
- Kontakt mit industriellen bzw. Umweltgiften;
- Chronische Erkrankungen, wiederkehrende Infektionen von Lunge und Bronchien, Autoimmunerkrankungen;
- Schwere und chronische Allergien.

Aus osteopathischer Sicht

- Somatische Dysfunktionen des Skelettsystems können die Faszien und Viszera, die die Nebennieren umgeben, die Mobilität der Drüsen und damit die Vaskularisation und Innervation beeinträchtigen (Einzelheiten siehe ➢ Kap. 25).
- Bei Nebennierendysfunktionen wird die Wiederherstellung der normalen Funktion durch osteopathische Dysfunktionen erschwert bzw. bleibt unvollständig.

Anzeichen einer Nebennierenüberfunktion

Wenn die Nebennieren zu aktiv sind, kommt es je nach Art der Hormonüberproduktion zu folgenden Krankheitszeichen:

Wenn zu viel Glukokortikoide ausgeschüttet werden:
- Aufgedunsenes Gesicht, rote Bäckchen und erweiterte Äderchen (Couperose);
- Erhöhter Blutzuckerspiegel und damit Gefahr von Diabetes und Bluthochdruck;
- Niedriger Progesteronspiegel;
- Osteoporose (insbesondere im Bereich der Wirbelsäule) aufgrund einer verringerten Calcium- und Kaliumabsorption.

Wenn zu viel Androgene ausgeschüttet werden:
- Vermehrte Produktion von Akne erzeugendem Sekret wie in der Pubertät, in der der Körper aufgrund des Wachstums viel Zink und Kupfer verbraucht – zwei Spurenelemente, die diese hormonellen Exzesse mildern können und die bei zu starkem Stress schnell verbraucht werden;
- Haarwuchs im Gesicht und Tendenz zur Vermännlichung bei der Frau.

Wenn zu viel Aldosteron ausgeschüttet wird:
- Wasser- und Natriumretention, Krämpfe, Kribbeln in den Extremitäten.

Wenn das Nebennierenmark zu sehr stimuliert wird:
- Erhöhte Adrenalinproduktion, die zu Bluthochdruck und zur Beschleunigung des Herzrhythmus führt;
- Probleme mit der Anpassung an Stress, die Person fühlt sich wie elektrisiert. Zu viel Adrenalin führt in weiterer Folge dazu, dass andere Hormone ebenfalls vermehrt ausgeschüttet werden.

Anzeichen einer Nebennierenunterfunktion

Die Nebennieren sind nicht für permanenten Stress gemacht, sondern sollten auf spezifische und punktuelle Anforderungen reagieren. Bei ständiger Stressbelastung ermüden sie (➢ Abb. 10-6). In diesem

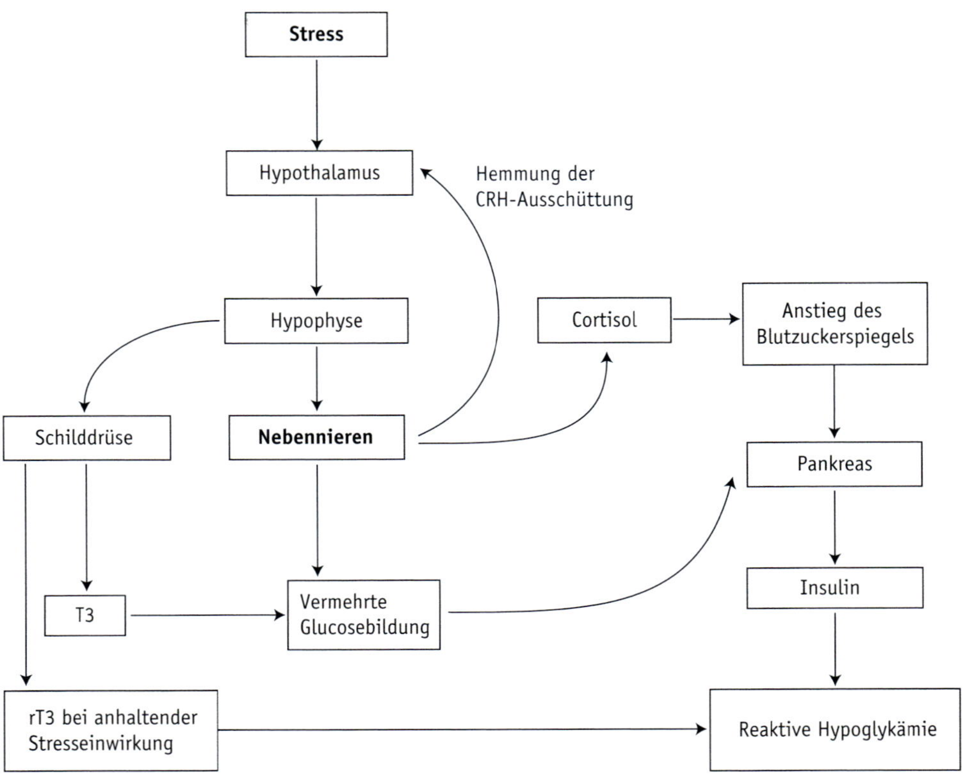

Abb. 10-6 Schematische Darstellung der Auswirkungen von Stress auf die Nebennieren, das Pankreas und die Schilddrüse vor der Erschöpfung der Drüsen.

Stadium der Nebennierenschwäche treten folgende Symptome auf.

Die in Klammern genannten Begriffe verweisen auf differenzialdiagnostische Aspekte.

- Asthenie: diese Form der **physischen und psychischen Müdigkeit** verstärkt sich im Laufe des Tages (allgemeine Ermüdung der Drüsen); Mühe morgens aus dem Bett zu kommen, vermehrter Bedarf an Koffein, Müdigkeit, die durch Schlaf nicht beseitigt werden kann;
- **Leistungsabfall zwischen 15 und 16 Uhr**, leichter Anstieg des Energieniveaus nach dem Abendessen, Schlafstörungen;
- Schwäche, Benommenheit (Leberstauung), **Blutdruckabfall beim Aufstehen** (niedriger Blutdruck, chronische Müdigkeit);
- **Konzentrationsschwierigkeiten**, schlechtes Gedächtnis, Augenblicke der Verwirrtheit, Agitation, Reizbarkeit, Ungeduld;
- Schwierigkeiten, die Tätigkeiten des täglichen Lebens zu erledigen;
- **Reduzierung der Libido**;
- Leichte Depression, weniger Lust auf soziale Kontakte oder auf Aktivitäten (Drüsenschwäche);
- **Tendenz zu Entzündungen und zu wiederkehrenden Infekten**, Dekompensation nach Stress oder nach einer Infektion, Schwierigkeiten sich nach einer Infektion oder einer Viruserkrankung wieder zu erholen;
- Oberbauchbeschwerden, Dyspepsie (zu wenig Magensäure), Hunger nach salzigen Speisen, nach Zucker oder allergieerzeugenden Nahrungsmitteln, um die Ausschüttung von Cortisol zu begünstigen, Bauchschmerzen;
- **Tendenz zu Hypoglykämie** und zu Dehydrierung, manchmal Aufwachen während der Nacht aufgrund des zu geringen Blutzuckerspiegels;
- Dehydrierung und trockene Zunge, vermehrter Harnfluss, Muskelkontraktionen aufgrund des Aldosteronmangels;
- Kopfschmerzen;
- Prämenstruelle Spannungen;
- Schmerzen und Spasmen in den Mm. trapezius und sternocleidomastoideus;
- Muskelschwäche: **schnelle Ermüdung bei Anstrengung**;
- Allergien, Asthma (Nahrungsmittelallergien);
- Zudem ist auch Blässe oder Hyperpigmentierung der Haut zu beobachten (Leberstau);
- Brüchige Nägel mit Rillen (Mineralstoffmangel, Zinkmangel, Leberdysfunktion).

Bei wiederholtem Stress kommt es zur Erschöpfung der Nebennieren (Nebennierenschwäche) und aufgrund des Cortisolmangels zur Entstehung einer Hypoglykämie.
Wenn das Pankreas seine Ressourcen erschöpft hat, führt Stress eher zu Hyperglykämie.
In dieser Phase ist die Funktion der Ovarien und der Hoden vermindert.

Erkrankungen mit Beteiligung der Nebenniere

Nach Dr. Wilson, „Adrenal fatigue".

- Chronisches Müdigkeitssyndrom;
- Fibromyalgie;
- Alkoholismus (durch die entstehende Hypoglykämie);
- Bulimie;
- Hypoglykämie;
- Rheumatoide Arthritis;
- Chronische Infektionen und Beschwerden der Lungen.

Nebennieren und Schilddrüse

Achtzig Prozent der Menschen, die an einer Unterfunktion oder an einer Schwäche der Nebennieren leiden, zeigen auch Symptome einer Schilddrüsenstörung (Wilson 2006). Aus diesem Grund muss auch die Schilddrüse gestärkt werden, um ein optimales Behandlungsergebnis erzielen zu können. Da sich mit Bluttests Schilddrüsendysfunktionen nicht zuverlässig diagnostizieren lassen, sollte man auf jene klinischen Zeichen achten, die auf ein Schilddrüsenproblem hinweisen, und sie mit den Nebennierensymptomen vergleichen. Nachstehend sind einige der von Wilson genannten Krankheitszeichen aufgeführt:

- Die Basaltemperatur liegt bei der Messung am Morgen vor dem Aufstehen unter 36,5 °C.
- Energie und körperliche Leistungsfähigkeit werden trotz täglichem Sport nicht erhöht.

- Die Reaktionszeit ist verlängert (beim Autofahren, beim Sport oder bei der Ausführung anderer Aufgaben).
- Das Gewicht nimmt trotz unveränderter Ernährungsgewohnheiten zu.
- Man kann den ganzen Tag keine klaren Gedanken fassen.
- Menschen mit einer Nebennierenschwäche fühlen sich üblicherweise gegen 10 Uhr und nach dem Abendessen besser. Ausbleibende Verbesserung des Energieniveaus nach dem Abendessen ist ein Zeichen, anhand dessen sich ein Schilddrüsenproblem von einer Nebennierenschwäche unterscheiden lässt.

Osteopathischer Ansatz

Diagnose und Befundung

Bei Nebennierenproblemen liegen oft folgende Dysfunktionen vor:

- Dysfunktionen von Th10-Th11-Th12 und der XI. oder XII. Rippe.
- Muskuläre Spannungen und Spasmen der Zwerchfellschenkel und der Paravertebralmuskulatur auf Höhe der genannten Segmente, bei **Nebennierenüberfunktion** Spasmen im M. trapezius und in der Subokzipitalmuskulatur.
- Kyphose des thorakolumbalen Übergangs aufgrund eines mangelnden Muskeltonus und einem posterioren Haltungsmuster bei **Nebennierenunterfunktion**.
- Plexus solaris ist angespannt und gestaut.
- Beim Listening-Test (➤ Kap. 25) erweist sich die Drüse als hypo- oder hypermobil.
- Der kinesiologische Test und die Anamnese können ebenfalls den Verdacht einer Nebennierendysfunktion bestätigen.

II Während der thorakalen Einatmung bewegt sich die Drüse nach kaudal, macht eine Außenrotation und vertikalisiert sich. Während der Ausatmung bewegt sie sich nach kranial und führt eine Innenrotation durch. **Wenn der Rhythmus des PRM (Motilität) zu schnell ist, spricht man von Überfunktion, wenn er zu langsam ist, von Unterfunktion.**

Dysfunktionen der Nebenniere können auch einseitig sein. Ein Ungleichgewicht auf der linken Seite hängen häufiger mit hormonellen bzw. ovarialen Problemen zusammen, ein Ungleichgewicht auf der rechten Seite eher mit Verdauungsproblemen. II

Neben der osteopathischen Untersuchung können zwei weitere Tests zur Bestätigung der Diagnose beitragen:

- Kontraktion der Iris: leuchtet man mit einer Taschenlappe direkt ins Auge, so verengt sich in einem dunklen Raum normalerweise die Iris. Die Pupille sollte mindestens 2 Minuten verengt bleiben (Myosis). Wenn sich die Pupille erweitert (Mydriasis) oder innerhalb der 2 Minuten zwischen Erweiterung und Verengung wechselt, gilt dies als Hinweis auf eine Nebennierenschwäche (Wilson 2006). Die Verkürzung der Zeitspanne, in der sich die Pupille bei Licht erweitert, lässt Schlüsse über positive Entwicklung der Behandlung zu.
- Blutdruckmessung im Liegen und im Stehen: Der Druck sollte beim Wechsel zum Stehen um 10 bis 20 mmHg ansteigen, anderenfalls kann eine Nebennierenschwäche vermutet werden (Wilson 2006).

Behandlung

- Plexus solaris für das nervale Gleichgewicht;
- Zwerchfell und Zwerchfellschenkel (➤ Kap. 25);
- M. psoas, die „Schiene" für die Gleitbewegung der Niere;
- Normalisierung der Leber und der Nieren vor der Nebennierenbehandlung;
- Normalisierung aller Verbindungen von Niere und Nebenniere, die die Beweglichkeit der Drüsen beeinflussen können;
- Myofasziale Techniken zur spezifischen Stimulation der Drüse und Normalisierungstechniken der Nebennieren im Hinblick auf Bewegung, Rhythmus und Amplitude (➤ Kap. 25);
- Korrektur von Dysfunktionen bei Th10-Th11-Th12 und L1.

II Nach Caporossi (1987) kann eine Wirbeldysfunktion für sich allein gesehen nicht zur Ausschüttung von Cortisol oder Adrenalin führen. Sie ist nur

10

ein Faktor, der die höheren Zentren beeinflusst (Fazilitation). Allerdings kann eine Dysfunktion die sympathische Reizübertragung zur Drüse blockieren und damit Ursache für eine Nebennierenunterfunktion sein.

- Stimulations- und Inhibitionstechniken bei Unter- und Überfunktion der Drüse über die X., XI. und XII. Rippe, nach Korrektur der Rippen selbst;
- Nebennieren-Reflexpunkte nach Chapman (d. h. Punkte der kinesiologischen Tests), kräftige Massage der Nebennierenregion stimuliert die Funktion der Drüse;
- Hypothalamus-Hypophysen-Nebennieren-Achse über die SSB;
- Korrektur der SSB-Kompression, diese führt zu Sympathikotonie aufgrund einer Parasympathikolyse (Caporossi 1987);
- Korrektur eines in Extension blockierten Sakrums, dieses führt zu Sympathikotonie aufgrund einer Parasympathikolyse (➤ Kap. 26);
- Für einen umfassenderen Ausgleich des Nervensystems siehe Behandlung des Sympathikus und Parasympathikus (➤ Kap. 15);
- Untersuchung und Behandlung von Schilddrüse und Bauchspeicheldrüse, die häufig ebenfalls Dysfunktionen aufweisen.

Nahrungsergänzungsmittel und Empfehlungen

- Ein Glas Wasser mit einem viertel oder einem halben Teelöffel Salz morgens nach dem Aufstehen trinken. Während des Tages wiederholt Salzwasser trinken, vor allem nachmittags gegen 14 Uhr. Speisen salzen, um den Verlust an Natrium und den niedrigen Blutdruck, der bei Nebennierenschwäche entsteht, auszugleichen;
- Nahrungsmittel, die Allergien oder Unverträglichkeiten auslösen, aus der Ernährung entfernen: zu vermeiden sind Milchprodukte, die ein hohes Allergiepotenzial haben, sowie Obstsäfte mit zu viel Fructose und Kaffee; Ersatz bieten Reis- oder Sojamilch, Wasser, Gemüsesäfte, Kräutertees und grüner Tee;
- Regelmäßig essen und vor allem zwischen 10 Uhr und 14 Uhr proteinreiche Speisen zu sich nehmen; morgens Obst vermeiden (Wilson 2006); nach dem Aufstehen so bald wie möglich frühstücken, um einen Abfall des Blutzuckerspiegels zu vermeiden; stark zuckerhaltige Nahrungsmittel vermeiden;
- Zu bevorzugende Nahrungsmittel sind weißes Fleisch, Fisch, kaltgepresste Öle, Gemüse und Obst mit geringem Säuregehalt;
- Alkohol vermeiden, da er den Blutzuckerspiegel steigen und sinken lässt (Achterbahn) – bei Nebennierenunterfunktion muss Alkohol unter allen Umständen vermieden werden (Wilson 2006);
- Stimulierende und aufputschende Nahrungsmittel wie starke Gewürze, Alkohol, Kaffee und Tabak sind bei Nebennierenüberfunktion zu vermeiden.

Nährstoffe

- **Vitamin C** ist ein gutes Mittel zur Stärkung der Nebennieren (bei Über- und Unterfunktion). Es findet sich in Zitrusfrüchten, Johannisbeeren, Petersilie, Rüben, Brokkoli, Feldsalat, Kresse, Kohlrüben. In Tablettenform sollte Vitamin C morgens und nachmittags eingenommen werden (1.500 bis 3.000 mg / Tag). Vitamin C ist bei der Wiederherstellung der Nebennierenfunktion ein unerlässliches Hilfsmittel.
- Magnesium ist für die Herstellung von Enzymen und der für die Produktion der Nebennierenhormone erforderlichen Energie wesentlich. Es hat zudem eine krampflindernde Wirkung. Einnahme: 400 mg abends vor dem Einschlafen.
- Vitamin B-Komplex (Vitamin B5 und B6) unterstützt das Nervensystem und ist für die Wiederherstellung der Nebennierenfunktion unerlässlich.
- Essenzielle Fettsäuren unterstützen die Erholung der Nebennieren.

Phytotherapie: verschiedene Pflanzen einzeln oder als Komplex einzunehmen

- **Lakritze** (echtes Süßholz) ist die Basisbehandlung zur Unterstützung der Nebennieren und stärkt, wie auch schwarze Johannisbeere und **sibirischer Ginseng** (Taigawurzel) die Nebennieren.

10

Einnahme in Form von Tees, Tinkturen oder Tabletten: 3-mal pro Tag.

- **Ingwer** und **Ashwaganda** sind adaptogene Pflanzen, die die Drüse sowohl bei Über- als auch bei Unterfunktion unterstützen.
- **Rhodiola rosea** hilft bei der Normalisierung des Cortisolspiegels.
- *Tribulus terrestris* (Erdburzeldorn) ist ein gutes Hilfsmittel bei Testosteronmangel.

Auf dem Markt gibt es verschiedene Produkte, die die Synergie dieser Pflanzen (*Rhodiola rosea, Tribulus terrestris*, Ginseng und Ashwaganda) nutzen und sehr effizient die Über- und Unterfunktion der Nebennieren beeinflussen.

- Hafer, echte Katzenminze, Baldrian und Helmkraut sind Pflanzen mit beruhigender Wirkung.

Ersatzhormone und Drüsenextrakte

- Ergänzungsmittel auf der Basis von Nebennierenextrakten helfen die Nebennieren bei Unterfunktion zu stärken. Als Dosierung sollte eine Einnahme zwei- bis dreimal pro Tag verordnet werden. Wichtig ist, die Dosierung entsprechend dem Alter und dem Schweregrad der Nebennierenstörung einzustellen. Für eine leichte Störung sollte man sich auf Vitamine und pflanzliche Produkte beschränken.
- Progesteron scheint die Funktion der Nebennieren auszugleichen. Mönchspfeffer (*Vitex agnus-castus*) enthält progesteronähnliche Substanzen und kann auch Frauen verabreicht werden, die eine leichte Ovarialstörung aufweisen.
- Homöopathische Präparate auf Basis von Drüsenextrakten aus der Nebenniere
  - in der Potenz C4: zur Stimulation,
  - in der Potenz C9: zum Ausgleich,
  - in der Potenz C15: zur Dämpfung;
- DHEA, das in den USA rezeptfrei gekauft werden kann, verbessert die Stimmung und die Libido. Es schützt die Neuronen, verbessert die Gesundheit von älteren Personen, hilft bei Entzündungen und verbessert das Immunsystem (Gaby 1996).

Ratschläge

- Überbeanspruchung meiden, vor 23:00 Uhr zu Bett gehen und wenn möglich bis 9 Uhr morgens schlafen.
- Der Patient muss sich selbst besser kennenlernen und seine Grenzen akzeptieren. Um die Auswirkungen von Stress besser bekämpfen zu können, sollte er Methoden für Stressmanagement und Entspannung erlernen und seinen Lebensrhythmus überdenken. Personen, die zu Abgespanntheit und Müdigkeit neigen, sollten stimulierende Aktivitäten und Sportarten wählen, die ihnen helfen, den Stoffwechsel zu erhöhen.
- Bei Nebennierenschwäche begünstigen kurze Schlafphasen während des Tages die Erholung der Drüse. Wichtig ist auch, nachts ausreichend zu schlafen.
- Bewegung und Sport sollten schrittweise und regelmäßig eingeführt werden.
- Lachen mindert Stress und begünstigt die Erholung der Nebennieren (Wilson 2006).

KAPITEL

11 Ovarien

Die Eierstöcke sind das Organ der Weiblichkeit und ihres zyklischen Aspekts. Sie sind das Symbol der Fruchtbarkeit und bilden gemeinsam mit dem Uterus den Sitz der Kreativität. Eine gleichmäßige Ausschüttung von Ovarialhormonen ist für das physiologische und psychische Gleichgewicht der Frau von entscheidender Bedeutung. Die Hormonanamnese der Frau kann verschiedenste körperliche und emotionale Symptome aufweisen. Nach Sichel und Driscoll (2000) ist eine schwierige Pubertät bereits ein Anzeichen für eine ebenfalls schwierige Menopause. Eine postpartale Depression schwächt das Nervensystem und macht die Frau während der prämenstruellen Phase auf nervaler Ebene verletzlicher.

Mit den Worten von Dr. Lee: Eine Kleinigkeit genügt, um die Symphonie der Hormone in eine Kakophonie zu verwandeln.

" Wenn die Östrogene zu laut spielen, hört man das Progesteron nicht mehr. Wenn die Töne des Cortisols zu hoch sind, übertönen sie das Progesteron und das DHEA. Wenn die Töne des Pregnenolons (Vorläufersubstanz für Progesteron und DHEA) zu tief sind, bringen sie die anderen Hormone aus dem Rhythmus. "

Um diese Phänomene besser verstehen zu lernen, sollte die Frau ihre Symptome beobachten, um gewisse Konstanten ableiten zu können. Tagebuch zu führen kann eine Möglichkeit sein, den eigenen Körper besser verstehen zu lernen und zu erkennen, ob bestimmte Symptome täglich auftreten oder zu einem bestimmten Zeitpunkt innerhalb des Zyklus, ob sie mit der Verdauung bestimmter Nahrungsmittel oder mit Stressphasen verbunden sind. Da der Hormonspiegel zwischen zwei Zyklen sehr stark variieren kann, vor allem in der Prämenopause, ist eine kalendarische Auflistung der Symptome für die Diagnose manchmal nützlicher als eine Hormonanalyse durch Blut- oder Speicheltests.

Da sich dieses Buch mit dem hormonellen Gleichgewicht befasst, wird im Nachfolgenden nicht auf die Anatomie und die Funktion des Uterus eingegangen. Im Abschnitt über die urogenitalen Techniken (➤ Kap. 27) wird jedoch auch die spezifische Behandlung des Uterus erwähnt, da diese von der Behandlung der Ovarien nicht zu trennen ist. Erwähnt werden jedoch nur die häufigsten Techniken. Ein weiteres Buch über die Behandlung des Urogenitalapparats und die verschiedenen Pathologien ist in Planung.

Anmerkungen zur Anatomie

- Die Ovarien liegen intraperitoneal im kleinen Becken in der Fossa ovarica, in der Mitte zwischen der Spina iliaca anterior superior und der Symphyse.
- Sie befinden sich im posterioren Blatt der Ligg. lata und sind über ein Mes(o)ovar mit der Bauchwand verbunden. Sie liegen hinter und unter den Tuben und vor dem Rektum. Bei Anteversion des Uterus sind sie tiefer als das Corpus uteri oft nahe der Mittellinie zu palpieren. Bei ausgeprägter Retroversion des Uterus liegen die Ovarien weiter anterior. Die Lage und Ausrichtung der Ovarien verändert sich auch mit dem Alter und der genitalen Aktivität (Kamina 1984). Ihr Volumen ändert sich zudem im Laufe des Zyklus. Größe und Form des Ovars erinnern an eine Mandel (1 cm dick, 2 cm breit und 4 cm lang).
- Bei Frauen, die noch nie geboren haben, verläuft die Hauptachse des Ovars fast vertikal. Das Ovar ist über das Lig. suspensorium ovarii, das den oberen Pol des Ovars mit L2 verbindet, gewissermaßen aufgehängt und in der Psoasfaszie eingebettet (➤ Abb. 11-1). Der untere Pol des Ovars wird durch das Lig. ovarii proprium (Lig. uteroovaricum), das von der medialen Seite des Organs

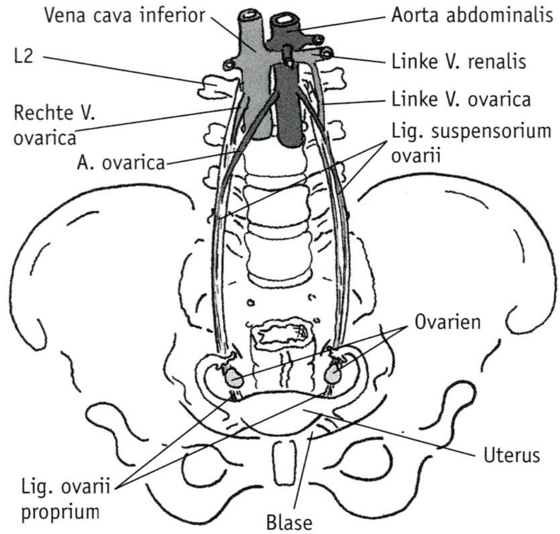

Abb. 11-1 Ovar, Lig. ovarii proprium und Lig. suspensorium ovarii.

zum Uterushorn verläuft, leicht nach medial und anterior gezogen. Rechts ist das Ovar über das Lig. appendiculoovaricum an der Appendix und links über das Lig. infundibulocolicum am Sigmoid befestigt (Ageron-Marque 2000).

- Bei Frauen, die bereits mehrfach geboren haben, senkt sich das Ovar in die Beckenhöhle ab und seine Hauptachse horizontalisiert sich.
- Der N. obturatorius kreuzt die Außenseite des Ovars und kann durch Dysfunktionen des Ovars irritiert werden.

Gefäße und Nerven

Arterien

- Die A. ovarica entspringt aus der Aorta abdominalis. Sie zieht entlang des M. psoas durch das Lig. suspensorium ovarii zum Hilus, der Eintrittsstelle für Blutgefäße und Nerven (Tortora 1999). Eine Dysfunktion der Niere oder Spannungen und Adhäsionen entlang der Arterie können die Funktion des Ovars beeinträchtigen.
- Daneben erfolgt die arterielle Versorgung über die A. uterina. Diese verläuft zunächst im inferioren Abschnitt des Lig. latum, dem sogenannten Lig. cardinale (Mackenrodt-Band), das insbesondere auf der linken Seite oft Dysfunktionen aufweist. Die Funktion der A. uterina kann daher durch Spannungen und Adhäsionen am Gebärmutterhals beeinträchtigt werden. Die A. uterina zieht entlang des Corpus uteri nach kranial und versorgt durch den Ramus ovaricus zusätzlich das Ovar. **Im Bereich der Mesosalpinx bildet die A. uterina Anastomosen mit der A. ovarica. Die mediale Hälfte des Eileiters wird hauptsächlich durch die A. uterina, die laterale Hälfte hauptsächlich durch die A. ovarica versorgt** (➤ Abb. 11-2).

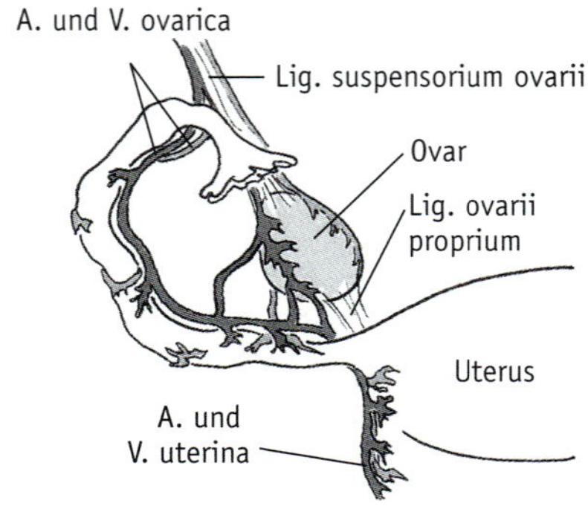

Abb. 11-2 Anastomose zwischen A. uterina und A. ovarica.

Venen

- Die Vv. ovaricae bilden einen wichtigen Hilus und münden rechts in die V. cava inferior, **links in die V. renalis**. Die Mobilität der Niere trägt somit zur Vermeidung von Stauungen im linken Ovar bei.
- Die Vv. uterinae ziehen durch das Lig. latum und das Parametrium und münden in die Vv. iliacae internae. Die V. uterina anastomosiert mit der V. ovarica in der Mesosalpinx.

Nerven

- Sympathisch wird das Ovar hauptsächlich durch Nervenfasern aus den Rückenmarksegmenten Th12 bis L2 versorgt. Diese Fasern durchziehen das Ganglion aorticorenale, den Plexus intermesentericus sowie den Plexus hypogastricus inferior. Der Uterus wird aus den Segmenten **Th10 bis L2** versorgt.

- Lignon erwähnt in seinem Buch *Schématisation neuro-végétative* eine Wirbel-Organ-Beziehung von Th12 bis L3 für das Ovar.
- Caporossi nennt Th8 bis Th12.
- Ich persönlich finde häufiger Dysfunktionen im thorakolumbalen Übergangsbereich mit Bezug zu den Ovarien und zum Uterus, insbesondere die Segmente L1-L2.
  Die Nerven ziehen gemeinsam mit der Arterie und Vene durch das Lig. suspensorium ovarii und folgen dem Verlauf des M. psoas. Die Geschmeidigkeit des Ligaments sowie der Psoasfaszie sind für die Ovarialfunktion von großer Bedeutung.
- Der Plexus hypogastricus inferior verläuft entlang der Ligg. sacrouterina, wobei einige Fasern auch im Parametrium zu finden sind. Der Plexus enthält auch sympathische und parasympathische Fasern zur Innervation des Uterus, sodass starke Spannungen in den Ligg. sacrouterina die Innervation des Uterus beeinträchtigen können. Die Behandlung der Zervix verbessert das neurovegetative Gleichgewicht insofern, als dadurch Spannungen in den Ligg. sacrouterina und im Parametrium gelöst werden – ein weiterer Beweis dafür, dass einfache Techniken große Wirkungen haben können.
- Der Plexus ovaricus sowie der Plexus uterinus, der den Isthmus und die Zervix innerviert, bilden im oberen Teil des Lig. latum, unterhalb des Eileiters, eine Anastomose (Kamina 1984). **Diese Anastomose stellt aufgrund ihres zweifachen Ursprungs die Innervation des Ovars sicher. Die Mobilität und die Flexibilität des Lig. latum, des Uterus, der Tuba uterina und des Ovars sind somit für das nervale Gleichgewicht der Drüse entscheidend.**

Funktion

- Die Ovarien sichern die Aufrechterhaltung der Geschlechtsmerkmale und der für die Fortpflanzung notwendigen Organe der Frau: Uterus, Vagina und Tuben. Sie begünstigen auch die Schwangerschaft (> Abb. 11-3).
- Die Ovarien unterstehen der Kontrolle und Stimulation der Hypophyse und sezernieren die Hormone Östrogen, Progesteron und Testosteron. Diese Hormone stehen in vielfältigen Wechselwirkungen zum Hormonsystem des Körpers.

Die genannten Hormone erfüllen unterschiedliche Funktionen. Genaue Kenntnisse über die Wirkweise dieser Hormone tragen zu einem besseren

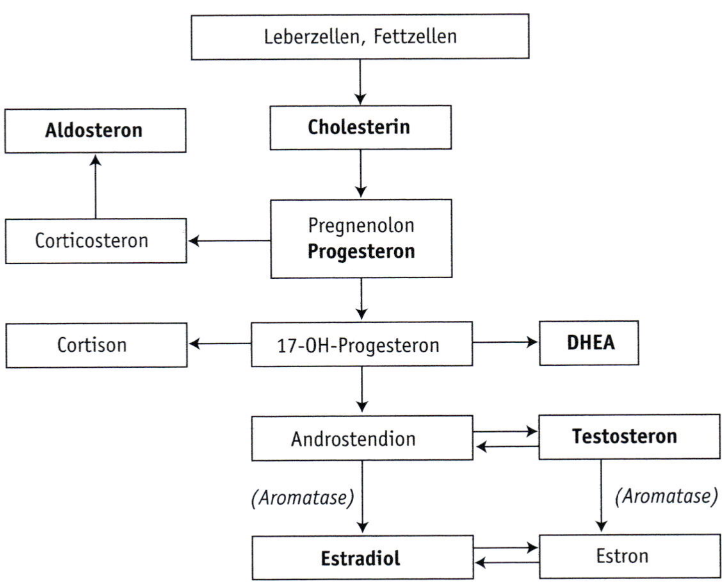

Abb. 11-3 Progesteron: vereinfachte Darstellung der Synthese und Umwandlung in Steroidhormone.

Verständnis der Auswirkungen eines Hormonungleichgewichts bei.

Östrogen ist das Hormone der Weiblichkeit.

- Östrogene bereiten den Uterus und das Myometrium auf die Einnistung der befruchteten Eizelle vor, sie werden während des gesamten Zyklus ausgeschüttet.
- Sie tragen zur **Regeneration von Kollagen und Geweben** bei und begünstigen die **Gleitfähigkeit der Vagina**. Bei Problemen mit der Befeuchtung bzw. bei Irritationen während des Geschlechtsakts spielen die Östrogene eine wichtige Rolle.
- Östrogene helfen bei der **Verteilung des Wassers** in den Geweben und verleihen der Haut ein weicheres und elastischeres Aussehen.
- Sie beeinflussen über die Vorläufersubstanz Tryptophan die **Serotoninproduktion** und verbessern damit die Stimmung. Viele Frauen erhalten während der Menopause Antidepressiva, obwohl die Gabe von Östrogen bzw. Phytoöstrogen den Serotoninspiegel und damit das nervöse Gleichgewicht positiv beeinflussen könnte.
- Östrogen ist wichtig für die Knochen, das Gehirn, das Gedächtnis, das Gleichgewicht, den Schlaf, die Stimmung und die Konzentrationsfähigkeit.
- Das Transportprotein SHBG wird von der Leber synthetisiert und sezerniert. Es ist für die Bindung und den Transport von Testosteron und, in geringerem Ausmaß, von Estradiol (E2) im Plasma zuständig. Die richtige SHBG-Konzentration unterstützt die Bindung und den Transport von Östrogen. Bindungsproteine schützen die Gewebe gegen zu hohe Konzentrationen und wirken als Puffer (Champagne 1999).

Progesteron ist das Schwangerschaftshormon, das nach der Befruchtung die Einnistung der Eizelle in der Gebärmutterschleimhaut ermöglicht. Nach Lee ist es **das Hormon, das am meisten zum Überleben der Eizelle beiträgt**. Progesteron ist auch für das hormonelle Gleichgewicht während des Zyklus entscheidend.

- Progesteron wird in der zweiten Zyklushälfte sezerniert. Sobald der Progesteronspiegel im Blut eine entsprechende Höhe erreicht, wird der Eisprung ausgelöst. Progesteron wirkt auf das Wärmeregulationszentrum und führt in der zweiten Zyklushälfte zum **Anstieg der Temperaturkurve**.
- Progesteron stammt aus zwei Quellen. Es wird größtenteils im Ovar (im Gelbkörper) und zu einem geringeren Anteil in den Nebennieren und in der Schwangerschaft durch die Plazenta produziert. Damit steigt der Progesteronspiegel im dritten Trimenon bis auf ein Zehnfaches jenes Werts, der eine Woche nach der Ovulation erreicht wird, an. Findet keine Befruchtung statt, fällt der Progesteronspiegel plötzlich ab und löst 10 bis 12 Tage nach dem Eisprung automatisch die Menstruation aus.
- Progesteron wird aus Cholesterin, das zunächst in Pregnenolon umgewandelt wird, gebildet. Das erklärt, warum bei Frauen, die eine zu strenge Diät halten, die Menstruationsblutung ausfallen kann.
- Progesteron ist auch ein Gegenspieler des Östrogens, es wirkt über eine negative Rückkoppelung auf die Hypothalamus-Hypophysen-Gonaden-Achse und bremst damit den Anstieg des Östrogenspiegels (Lee 2002, Champagne 1999, Tortora 1999).
- Progesteron ist eine **Vorläufersubstanz der Steroidhormone** (Ovarial- und Kortikoidhormone) und unterscheidet sich damit von den meisten anderen Hormonen, die sich am Ende ihres Stoffwechselkreislaufs befinden und nur noch zur Ausscheidung metabolisiert werden. All diese Hormone werden in der Leber abgebaut und anschließend über den Stuhl oder den Harn ausgeschieden (Lee 2002, Champagne 1999) (➤ Abb. 11-3).
- CBG (Cortisol-bindendes Globulin) ist das Transportprotein, das Cortisol (90 %), Cortison und Progesteron bindet. Allerdings wird Progesteron zu 80 % an Albumin gebunden, von dem es leichter getrennt werden kann; es ist somit leichter verfügbar und effektiver.
- Progesteron reagiert sensibel auf das psychische Milieu (Lee 2002, Champagne 1999). Einige Forscher schreiben ihm eine beruhigende Wirkung zu. So konnten Bäckström und Cartensen in einer Studie nachweisen, dass Frauen, die unter prämenstruellen Angstzuständen leiden, in der Lutealphase zu wenig Progesteron ausschütten.
- Progesteron unterstützt die Sekretionsphase des Endometriums und verhindert die Entstehung von Endometriumkarzinomen (Lee 2002).

- Es schützt gegen fibröse Zysten in der Brust (Lee 2002, Champagne 1999) und trägt zum Schutz gegen Brustkrebs bei (Lee 2002).
- Es unterstützt die Gewinnung von Energie aus Fett.
- Als natürliches Diuretikum **vermeidet es Wassereinlagerungen** und wirkt damit dem Östrogens entgegen (Lee 2002, Champagne 1999).
- Progesteron unterstützt die Wirkung des Schilddrüsenhormons (Gilson und Roeske 2006).
- Es normalisiert die Blutgerinnung (Lee 2002).
- Es stellt die Libido wieder her (Lee 2002).
- Es normalisiert den Gehalt an Zink, Kupfer und Blutzucker und stellt eine gute Sauerstoffversorgung der Zellen sicher (Lee 2002).

Bei der Bekämpfung der Auswirkungen von Stress spielt Progesteron eine wichtige Rolle, da es in Kortikoide umgewandelt werden kann. Als Vorläufersubstanz von Testosteron und DHEA hilft es gegen Energieprobleme und Libidomangel. Während der Menopause übernimmt es eine wichtige Aufgabe, da es in Östrogen umgewandelt werden kann.

Es ist bekannt, dass es ohne Kortikoide keine Stressreaktion, ohne Testosteron keine Libido, ohne Östrogen keine festen Knochen und weniger Serotonin gibt usw. Aufgrund seiner Fähigkeit, sich in andere Hormone umwandeln zu können, ist Progesteron im Körper von größter Bedeutung.

Androgene (Testosteron, Androstendion und Dehydroepiandrosteron [DHEA,) gelten als männlichen Hormone.

- Bei Frauen werden Testosteron und Androstendion (Vorläufersubstanz von Testosteron und Östrogen) durch die Ovarien ausgeschüttet, während DHEA durch die Nebennieren sezerniert wird.
- DHEA ist ebenfalls eine Vorläufersubstanz von Testosteron, Androstendion und Östrogen. In der Medizin noch weitgehend unbekannt, wird ihm eine nützliche Wirkung bei der Prävention und Behandlung von Herz-Kreislauf-Erkrankungen, zur Senkung des Cholesterinspiegels, bei Diabetes, Alzheimer, Gedächtnisstörungen, Störungen des Immunsystems, chronischer Müdigkeit und im Alterungsprozess zugeschrieben (Lee 2002).
- Androgene beeinflussen das Verhalten, das sexuelle Verlangen, die Energie, die Vitalität, die Muskulatur und die Calciumaufnahme in den Knochen.
- Der Testosteronspiegel kann bereits einige Jahre vor der Menopause absinken. Insbesondere bei Frauen, denen die Ovarien entfernt wurden, ist es sinnvoll, den Testosteronspiegel zu messen (Champagne 1999).
- Nach Champagne wird das sexuelle Verlangen dem Testosteron, die Lust dem Östrogen und das Gleichgewicht zwischen beiden dem Progesteron zugeschrieben.

Dysfunktionen der Ovarien

In der Hormonanamnese einer Frau ist Progesteron oft das erste Hormon, das in unzureichender Menge vorhanden ist und damit das prämenstruelle Syndrom (PMS) begünstigt. Wie bereits erwähnt, ist Progesteron ein sehr wichtiges Hormon, da es als Ausgangssubstanz für mehrere andere wichtige Hormone dient.

Während der Prämenopause und der Menopause sinken der Östrogen- und der Testosteronspiegel und lösen damit verschiedenste Symptome aus, die mit dem Rückgang dieser Hormone verbunden sind (s. u. *„Anzeichen einer Unterfunktion der Ovarien“*).

Es ist bekannt, dass die frei im Blut zirkulierenden Hormone, also jene Hormone, die nicht an Transportproteine gebunden sind, viel effektiver wirken. Blutspiegelmessungen unterscheiden jedoch nicht, ob die im Blut vorhandenen Hormone an Transportproteine gebunden sind oder nicht. Symptome können somit über mehrere Jahre bestehen, bevor die Blutanalyse tatsächlich ein Defizit aufzeigt. Meist wird die Abnahme des Hormonspiegels in der Blutanalyse erst nachgewiesen, wenn sich die Frau bereits in der Menopause befindet.

Speicheltests geben besser Auskunft über die Quantität der biologisch verfügbaren Hormone, also jener Hormone, die nicht an Transportproteine gebunden sind oder eine schwächere Bindung mit Albumin eingegangen sind. Speicheltests zeigen zuverlässiger ein hormonelles Defizit auf und erklären die vorhandenen Symptome besser.

Um eine entsprechende Behandlung bzw. die geeigneten Nahrungsergänzungsmittel empfehlen zu können, ist eine kalendarische Aufzeichnung der Symptome ausreichend, manchmal sogar für das Auffinden des Ungleichgewichts effizienter, da sie die Symptome über einen längeren Zeitraum erfasst und nicht nur, wie der Speicheltest, eine Momentaufnahme darstellt.

Ursachen für einen niedrigen Progesteronspiegel

Das Verhältnis zwischen Progesteron und Östrogen sollte mindestens 80:1, besser noch 100:1 oder sogar 200:1 betragen. Leider ist dieses Verhältnis oft niedriger oder kehrt sich sogar um. Dieses Phänomen kann auf verschiedene Faktoren zurückgeführt werden.

- Ein hoher Anteil an Xenohormonen (endokrinen Disruptoren), also Östrogen-ähnlichen Substanzen in unserer Umwelt kann eine relative Hyperöstrogenie auslösen. **Xenohormone beeinträchtigen auch die Schilddrüsenfunktion**. Sie sind für Embryonen besonders schädlich, denn sie können die hormonelle Entwicklung des Kindes beeinträchtigen und zu dauerhaften Folgen, etwa einem geringeren IQ, Aufmerksamkeitsstörungen, Hyperaktivität oder Unfähigkeit zur Stressbewältigung, führen (Gilson und Roeske 2006) (siehe auch Abschnitt *„Umweltbezogene Ursachen"* in ➤ Kap. 13).
- Progesteron reagiert sehr sensibel auf Stress, da es die gleichen Transportproteine wie das Cortisol verwendet und zudem mit diesem um einen Platz an den gleichen Rezeptoren konkurriert (Lee 2002). **Erhöhter Stress und der damit verbundene Anstieg des Cortisolspiegels führen de facto zu einem Progesterondefizit.** Langfristig kann eine zu hohe Cortisolkonzentration zu Östrogendominanz und damit zu den typischen PMS-Symptomen führen (Lee 2002). Stressmanagement, die Menge der innerhalb eines Tages zu bewältigenden Arbeit sowie das Gleichgewicht der Nebennieren sind somit für die Aufrechterhaltung des richtigen Verhältnisses zwischen Progesteron und Östrogen von größter Bedeutung (➤ Abb. 11-4 und ➤ Abb. 11-5).
- **Schilddrüsenschwäche** kann ebenfalls zu Hyperöstrogenie führen und die Folge eines verringerten Progesteronspiegels sein. Bei Symptomen, die eine Östrogendominanz anzeigen, sollte daher auch immer die Schilddrüsenfunktion überprüft werden.
- **Insulin und der Genuss von zu viel raffiniertem Zucker** führen ebenfalls, über die Nebennieren, zu einer Östrogendominanz (Ausschüttung von Adrenalin und Cortisol und damit Absinken des Progesterons), daher ist eine fett- und zuckerarme Ernährung wichtig.
- Stress erhöht die **Prolaktinkonzentration**. Prolaktin verstärkt die Östrogendominanz, da es die Progesteronproduktion senkt (Lee 2002). Die Prolaktinkonzentration steigt bei Hypothyreose-Patienten um 49 % (Gilson und Roeske 2006, Lee 2002).
- Ein **Mangel an Vitamin B6** und Vitamin E (Gilson und Roeske 2006) sowie eine **phytoöstrogenarme Ernährung tragen zur Reduktion des Progesteronspiegels bei.**

Die ovarielle Dysfunktion aus osteopathischer Sicht

- Dysfunktionen der SSB und der Hypothalamus-Hypophysen-Gonaden-Achse;
- Endokraniale Spannungen als Folge eines emotionalen Konflikts, der zu einer Dysfunktion der SSB führt;
- Mangelnde kraniosakrale Koordination, die die Hypothalamus-Hypophysen-Gonaden-Achse beeinträchtigt und damit zu einem neurovegetativen Ungleichgewicht führen kann;
- Ungleichgewicht des sympathischen und des parasympathischen Nervensystems auf segmentaler Ebene von Th10 bis L2 bzw. von S2 bis S4;
- Somatische Dysfunktionen auf Höhe der Segmente, die die Innervation des Ovars sicherstellen, bzw. an den Haltestrukturen des Ovars; knöcherne Dysfunktionen des kleinen Beckens;
- Dysfunktionen der Zentralsehne, die die Mobilität des Uterus und damit die Ovarien beeinträchtigen;
- Lokale Dysfunktion der Uterus- und der Ovarienmobilität;

11

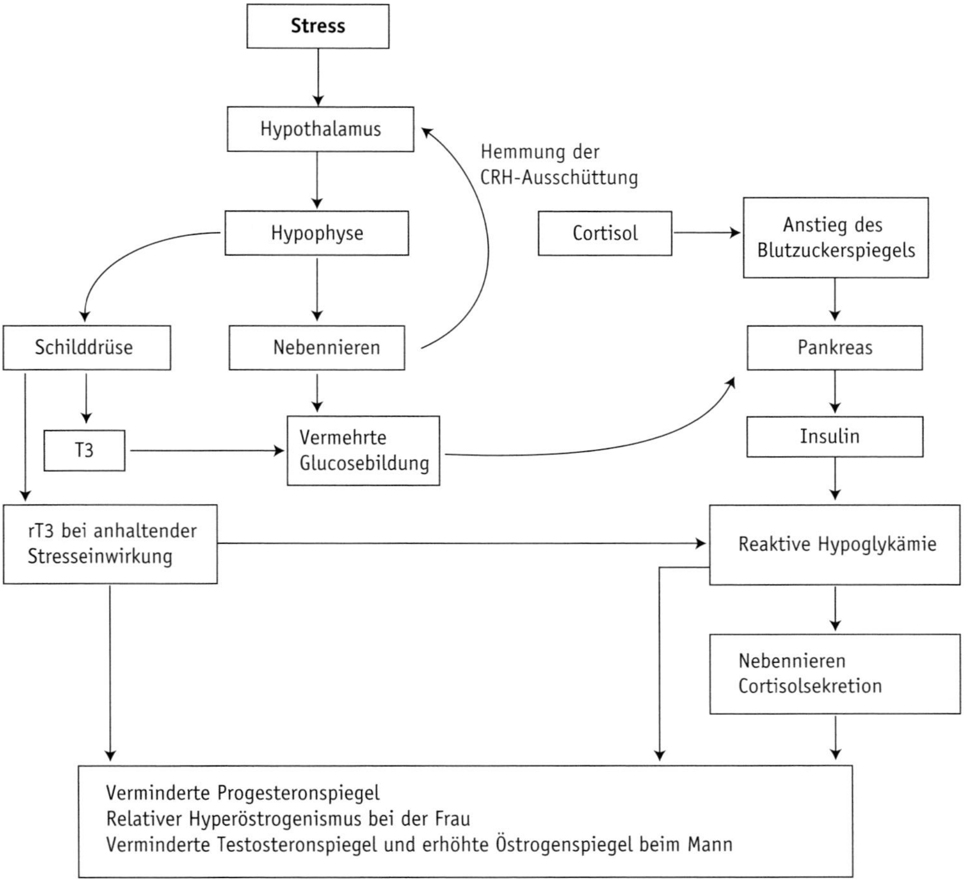

Abb. 11-4 Die Wirkung der verschiedenen Drüsen und ihr Einfluss auf ein Ungleichgewicht der Gonaden.

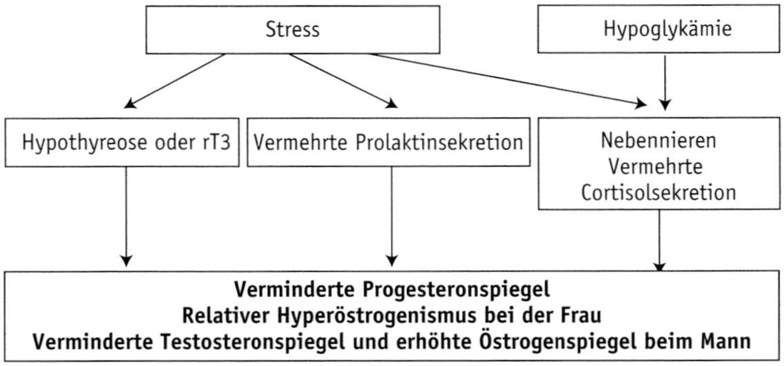

Abb. 11-5 Endokrine Faktoren, die zu einem Ungleichgewicht im Verhältnis von Progesteron und Östrogen bei der Frau bzw. von Testosteron und Östrogen beim Mann führen.

- Dysfunktionen, die die A. ovarica oder die A. uterina oder die venöse Drainage des Ovars beeinträchtigen;
- Mobilitätseinschränkungen oder Dysfunktionen des Leberparenchyms, des Darms und der Nieren, die den Hormonstoffwechsel beeinflussen; viszerofasziale Dysfunktionen der Organe des kleinen Beckens und der unteren Extremitäten wirken sich auf die Ovarien aus;
- Primäres strukturell-funktionelles Ungleichgewicht der **Schilddrüse, der Nebennieren oder der Bauchspeicheldrüse** (s. u. Abschnitt *„Diagnose und osteopathischer Ansatz"*);
- Die Zentralsehne und ihre verschiedenen Strukturen werden in ➢ Abb. 11-6 dargestellt. Dysfunktionen an einer dieser Strukturen beeinflussen aufgrund der faszialen Verbindungen unweigerlich die gynäkologische Region (und natürlich auch die Urogenitalregion beim Mann).

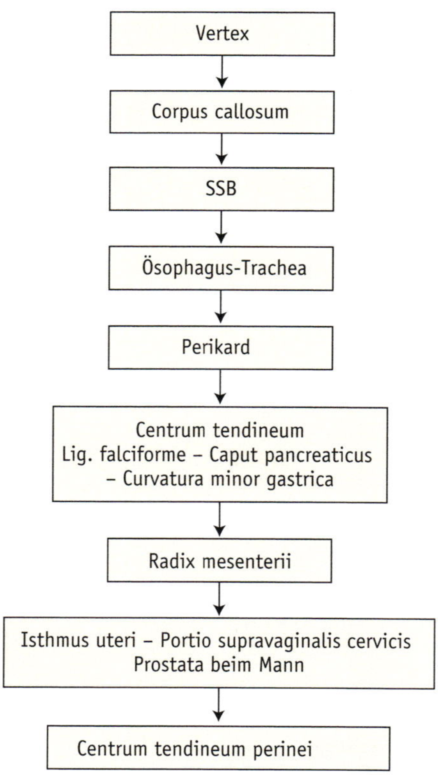

Abb. 11-6 Die Zentralsehne und ihre verschiedenen Strukturen nach P. Druelle, D. O.

Anzeichen einer Unterfunktion der Ovarien

- Verzögerter Beginn der Pubertät und der Entwicklung der sekundären Geschlechtsmerkmale;
- Wenn kein Eisprung oder ein verzögerter Eisprung stattfindet, liegt ein Progesterondefizit vor, das zu einer relativen Hyperöstrogenie führt. Das prämenstruelle Syndrom (PMS) ist oftmals das erste Anzeichen eines ovarialen Ungleichgewichts. Es entsteht häufig um das 30. Lebensjahr oder tritt nach einer Stressphase auf. Dabei kommt es anfänglich nicht notwendigerweise zu einer Verlängerung der Zyklusdauer. Eventuell wird der Zyklus, vor allem während der Prämenopause, sogar kürzer. Bei Sportlerinnen oder bei Frauen mit einem zu geringen Körpergewicht kann der Menstruationszyklus aussetzen.
- Nachstehend eine Liste der Symptome, die bei einer **Östrogendominanz** bzw. einem **Progesteronmangel** auftreten können (Lee 2002):
  - Wassereinlagerungen;
  - Kopfschmerzen;
  - Ödeme, schwere Beine;
  - Geschwollene Brust und fibrozystische Brustveränderungen;
  - Stimmungsschwankungen, Angst;
  - Libidoverlust;
  - Starke oder unregelmäßige Menstruationsblutungen;
  - Uterusfibrome, Endometriose;
  - Verlangen nach Süßigkeiten, Störung des Mechanismus zur Kontrolle des Blutzuckerspiegels;
  - Gewichtszunahme, Ablagerung von Fett an den Hüften und den Oberschenkeln;
  - Verminderung der Wirkung der Schilddrüsenhormone;
  - Verlust von Zink und Retention von Kupfer;
  - Verringerung des Sauerstoffgehalts in allen Zellen;
  - Erhöhtes Korpuskarzinomrisiko;
  - Erhöhtes Brustkrebsrisiko;
  - Verminderung des Gefäßtonus;
  - Tendenz zur Kälteempfindlichkeit (Champagne 1999).
- Die **Prämenopause** ist ein Zeitraum von ungefähr zehn Jahre, in denen zunächst der Progesteronspiegel und anschließend der Östrogenspiegel

abnimmt. Leider ist diese Zeit oft schwierig und mit zahlreichen Symptomen verbunden.

- Bei der häufig in der Perimenopause und der Menopause auftretenden **Hypoöstrogenie** kommt es zu folgenden Symptomen (nach Champagne):
  - Migräne;
  - Schwindel, Benommenheit;
  - Gedächtnisverlust, Energieverlust;
  - Konzentrationsschwierigkeiten;
  - Hitzewallungen;
  - Depressiver Zustand, ausgelöst durch einen zu geringen Tryptophanwert und damit zu wenig Serotonin;
  - Dyspareunie, ausgelöst durch Scheidentrockenheit und Sensibilität der Schleimhäute;
  - Muskelschmerzen, rheumatologische Störungen;
  - Inkontinenz;
  - Erhöhter Cholesterinspiegel;
  - Osteoporoserisiko.
- Wenn **sowohl Östrogen- als auch Progesteronmangel** besteht, kann es zur Amenorrhö oder, aufgrund eines Androgenüberschusses, zur Verstärkung der männlichen Geschlechtsmerkmale kommen. Umgekehrt kann ein zu männliches Verhalten zum Rückgang der Östrogene führen.
- In der **Prämenopause** sind fette Haut und Akne Anzeichen eines niedrigen Progesteronspiegels (Champagne 1999).
- **Androgenmangel** führt zur Minderung des sexuellen Verlangens und der Intensität des Orgasmus, zu weniger Energie und Vitalität, dem Gefühl von Depression und der Abnahme des Selbstwertgefühls, zur Verringerung des Muskeltonus, Erhöhung der Fettmasse sowie trockener Haut.
- Gewisse Störungen können auch genetisch bedingt sein.

Anzeichen einer Überfunktion der Ovarien

- Überbetonung der Geschlechtsmerkmale, verbunden mit erhöhtem Fibromrisiko und starker Menstruationsblutung; dadurch gehen wichtige Spurenelemente wie Eisen und Magnesium verloren.
- Der Hypothalamus kann durch emotionalen Stress gestört werden; dies führt zu Verhaltensstörungen wie Bulimie.
- Schilddrüse und Nebennieren können ebenfalls unter dem ovarialen Ungleichgewicht leiden. Umgekehrt können Störungen der Schilddrüse bzw. der Nebennieren auch die Ovarialfunktion beeinflussen.
- Ein Überschluss an männlichen Hormonen führt zu mehr Wut, wodurch wiederum die Nebennieren stimuliert werden.

Faktoren, die das hormonelle Gleichgewicht über die von der Leber gebildeten Transporter- und Bindungsproteine beeinflussen

Dieser Abschnitt ist für Leser gedacht, die noch mehr darüber wissen wollen, wie bestimmte hormonelle Ungleichgewichte durch die Menge der zugehörigen Transportproteine im Plasma oder auch durch die Verfügbarkeit von Rezeptorbindungsstellen auf der Zelle zustande kommen und zu interpretieren sind.

SHBG (Sexualhormon-bindendes Globulin) ist der Transporter für Östrogen und Testosteron im Blutplasma, während **CBG** (Cortisol-bindendes Globulin) Cortisol, Cortison und Progesteron bindet. Der SHBG-Spiegel beeinflusst daher die Menge des freien Östrogens und Testosterons. 2 % des Östrogens werden an Albumin gebunden transportiert, diese Bindung ist jedoch schwächer und die Verfügbarkeit und Wirksamkeit dieses Östrogens daher besser.

Faktoren, die den SHBG-Spiegel senken und dadurch die Menge an freiem Östrogen erhöhen, können zu einer Hyperöstrogenie führen:

- Schilddrüsenunterfunktion;
- Erhöhter Cortisolspiegel;
- Insulin (Gilson und Roeske 2006);
- Verminderte Androgenspiegel;
- Starkes Übergewicht (Mauvaix-Jarvis et al. 1997).

Dies erklärt, warum übergewichtige Frauen seltener unter klimakterischen Beschwerden leiden: sie haben mehr freie (und somit bioverfügbare) Hormone im Blut.

Faktoren, die den SHBG-Spiegel erhöhen und dadurch die Menge an freiem Östrogen (sowie ggf. eine bestehende Hyperöstrogenie) vermindern, sind unter anderem:

- Vegetarische Ernährung;
- Fettarme Ernährung mit wenig Phytoöstrogen (Gilson und Roeske 2006);
- Pubertät, Schwangerschaft;
- Untergewicht;
- Alter.

So können beispielsweise Frauen im fortgeschrittenen Alter Symptome einer Hypoöstrogenie entwickeln, ohne dass sich bei Blutuntersuchungen irgendwelche Veränderungen des Östrogenspiegels nachweisen lassen. Umgekehrt steigt bei Anwendung synthetischer Östrogenpräparate in der Menopause auch der SHBG-Spiegel an. Da SHBG auch Testosteron bindet, nimmt die Menge des freien Testosterons im Blut ab. Dies erklärt, warum die Einnahme synthetischer Östrogene häufig die Libido vermindert. Wenn Östrogene hoch dosiert angewendet werden, besetzen sie zudem die Rezeptorbindungsstellen von Testosteron, was ebenfalls zur Verminderung der Libido beiträgt.
CBG wiederum bindet Cortisol (90 %), Cortison und Progesteron. Die Einnahme von Östrogenen im Rahmen einer Hormonersatztherapie lässt die CBG-Konzentration im Blut ebenfalls ansteigen (Yen und Robert 1991). Wenn der CBG-Spiegel erhöht wird, nimmt die Menge an freiem Cortisol automatisch ab. Dieser Umstand erklärt, warum in dieser Situation Stress weniger gut bewältigt werden kann, die Infektanfälligkeit steigt, die Müdigkeit zunimmt und die Menge an freiem Progesteron abnimmt!

Diagnose und osteopathischer Ansatz

Ein gynäkologisches bzw. ovariales Ungleichgewicht beeinflusst die Haltung, kann zu einem posterioren Haltungsmuster mit gleichzeitiger Abflachung der Wirbelsäulenkrümmungen führen, sodass der Eindruck entsteht der Kopf würde nach innen und unten gezogen, als würde die Energie der Patienten nach unten gesaugt. Bei der Untersuchung der Haltung findet man typischerweise auch eine fasziale Retraktion im kleinen Becken, wodurch das Ilium und die Leistenregion auf der Dysfunktionsseite in Richtung Mittellinie gezogen werden.

Globale Befundung und Behandlung

- Untersuchung der SSB und Korrektur aller SSB-Dysfunktionen, um das Gleichgewicht der Hypothalamus-Hypophysen-Gonaden-Achse wiederherzustellen, Normalisierung aller Spannungen entlang der Zentralsehne.
- Untersuchung und Normalisierung der **Leber und des Darms** zur Anregung der Ausscheidung der Hormone und v. a. der Xenoöstrogene, die schwer zu eliminieren sind. Dadurch wird auch der erhöhte Druck, den diese Organe auf das kleine Becken ausüben können, vermindert. Die Behandlung dieser verschiedenen Strukturen in Kombination mit dem Diaphragma und dem M. quadratus lumborum erweist sich insbesondere bei Stauungsphänomenen im Abdomen und im Becken als entscheidend. Auch Rippendysfunktionen, die den Druck im Abdomen erhöhen können, sollten korrigiert werden. Der Dünndarm weist insbesondere im Bereich der Excavatio vesicouterina und der Excavatio rectouterina (Douglas-Raum) oft Verklebungen auf, die zu chronischen Dysfunktionen des Fundus uteri führen können.
- Untersuchung und Normalisierung der **Schilddrüse**, deren Ungleichgewicht die Ovarialhormone beeinträchtigt (➢ Kap. 21).
- Untersuchung und gegebenenfalls Normalisierung des **Pankreas**, das die Ovarialhormone beeinflussen kann. Hypoglykämie und Bauchspeicheldrüsenüberfunktion sowie lang anhaltender Stress können den Progesteronspiegel senken (➢ Kap. 24).
- Untersuchung und gegebenenfalls Normalisierung der **Nebennieren**. Die Überfunktion dieser Drüsen führt zum Anstieg des Cortisolspiegels, der wiederum das Progesteron vermindert (➢ Kap. 25). Stress verstärkt damit tendenziell das prämenstruelle Syndrom.
- Untersuchung und Normalisierung der **Nieren**, die den Energiehaushalt des Genitalbereichs beeinflussen. Dysfunktionen der Nieren können auch die im Lig. suspensorium ovarii verlaufenden Nerven- und Gefäßstrukturen beeinträchtigen. Dies gilt insbesondere für die linke Niere, die auch als die „gynäkologische Niere" bezeichnet wird, da die V. ovarica in die linke Nierenvene einmündet. Die linke Niere ist bei ovarialen oder gynäkologischen Dysfunktionen fast immer mitbetroffen und sollte deshalb immer zuerst behandelt werden.
- Zudem sollten auch mögliche Adhärenzen im Verlauf des Lig. suspensorium ovarii und seiner Nerven- und Gefäßstrukturen behandelt werden. Das Band folgt dem M. psoas.
- Behandlung von **Zäkum** und **Sigmoid**. Chronische Obstipation oder Diarrhö oder der Wechsel zwischen Obstipation und Diarrhö, die zu chronischen Dysfunktionen des Sigmoids führen, sind ein Hinweis auf eine gestörte Darmflora, die

sowohl mechanisch als auch durch die Einnahme von Probiotika behandelt werden muss, da fasziale Spannungen und Entzündungen erneut Dysfunktionen des Uterus und / oder des linken Ovars entstehen lassen. Ebenso können chronische Dysfunktionen des Zäkums mit Entzündungen, Vergrößerungen und Druckschmerzhaftigkeit des Organs ein Hinweis auf einen zu sauren pH-Wert oder auf Nahrungsmittelunverträglichkeiten sein. Diese Dysfunktionen führen zur Rechtsneigung des Uterus und zu Stauungen und Entzündungen des rechten Ovars. Die richtige Ernährung ist damit ein Schlüssel für die Behandlung des gynäkologischen Bereichs. Sie hilft wiederkehrende Dysfunktionen zu vermeiden und wirkt präventiv (s. u. Abschnitt *„Nahrungsergänzungsmittel und Empfehlungen"*).

- Behandlung aller **lumbosakralen** (Th10 bis Th12, lumbosakraler Übergang) und **Beckendysfunktionen**, die die gynäkologische bzw. die ovariale Funktion beeinträchtigen können.
- Behandlung aller **Dysfunktionsketten in den unteren Extremitäten**, die sich auf das kleine Becken auswirken können. Aufgrund der faszialen Verbindungen können sich gynäkologische Dysfunktionen auf das Gleichgewicht der unteren Extremität bis hin zur Verbindung zwischen Os cuboideum und Os naviculare auswirken und auch das Hüftgelenk auf der gleichen Seite leicht komprimieren und umgekehrt. Myofasziale Techniken im Bereich der Mm. piriformis, gemelli, quadratus femoris, obturatorius internus unterstützen die Entstauung des kleinen Beckens.
- Ausgleich zwischen dem **sympathischen und parasympathischen Nervensystem**. Eine Sympathikotonie verringert die Ovarialfunktion. Die Stimulation von Th10 begünstigt bei Spasmen die Öffnung des Gebärmutterhalses, die Inhibition von L1 und L2 hilft das Myometrium zu entspannen und verringert die Hyperkontraktilität des Uterus.
- Harmonisierung der **kraniosakralen Achse**.

Lokale Befundung und Behandlung

- Untersuchung und Normalisierung aller viszerofaszialen Dysfunktionen im kleinen Becken. Dabei sind zunächst der Dünndarm, das Zäkum und das Sigmoid zu behandeln und im Anschluss die gynäkologische Region.
- Üblicherweise werden zunächst die Zervix und anschließend der Uterus, die Ovarien und die Tuben behandelt. Im Zweifelsfall kann durch einen Inhibitionstest festgestellt werden, wo – in der Zervix oder im Uterus – die primäre Dysfunktion liegt. Um spezifische Techniken am Ovar durchführen zu können, müssen die Zugangsräume frei sein. Dies bedeutet, dass Zervix und Corpus uteri vor den Tuben und den Ovarien zu behandeln sind.
- Dysfunktionen der Zervix vermindern den Blutfluss in der A. uterina und die Nervenleitung im Bereich des Plexus hypogastricus inferior, die im inferioren Abschnitt des Lig. latum (auch als Lig. cardinale bezeichnet), verlaufen. Anteflexionsläsionen des Uterus beeinträchtigen die Integrität der Gefäß- und Nervenstrukturen der Region besonders stark. Zudem sollte man wissen, dass 75 % der Zervixdysfunktionen auf der linken Seite auftreten. Findet man eine Dysfunktion auf der rechten Seite, sollte eine Pathologie wie Ovarialzysten oder Uterusfibrome in Betracht gezogen werden. Bei Dysfunktionen, die den Zugang zur Excavatio unmöglich machen, sollte die Zervix zunächst mit myofaszialen Techniken behandelt und anschließend über die Excavatio durch eine direkte Technik korrigiert werden.
- Behandlung der Lateroversions- und Lateroflexionsläsionen, die die Mobilität, die Vaskularisation sowie die venöse Drainage der Ovarien und der Tuben beeinträchtigen. Sie sollten vor den spezifischen Techniken an Ovar und Tuben gemeinsam mit dem Lig. latum behandelt werden.
- Korrektur der Anteversion des Uterus, die häufig zu Spasmen im Myometrium führt und die Ursache für krampfartige Dysmenorrhö sein kann. Anteversionen werden über das Lig. teres uteri mit direkter Technik behandelt.
- Korrektur der Retroversionen, die zu Hypotonus und Stauungen im Uterus führen, Faktoren die oft an der Menorrhagie beteiligt sind.

Spezifische Behandlung der Ovarien

- Wiederherstellung der Mobilität des Ovars in allen Achsen.

- Jede Bewegung muss um die Längsachse, die dem Verlauf des Lig. suspensorium ovarii und des Lig. proprium ovarii folgt, durchgeführt werden (> Kap. 27.7). Diese schräg verlaufende Achse variiert mit dem Alter der Patientin und wird mit zunehmendem Alter bzw. mit der Abnahme der Ovarialfunktion horizontaler.
- Ein zu tief liegendes Ovar ist oft in Unterfunktion. Ein tiefer liegendes und horizontal ausgerichtetes Ovar findet man oft in der Perimenopause. Eine einfache Korrektur durch ein leichtes Anheben nach kranial und lateral kann die Funktion anregen.
- Ein zu hoch stehendes Ovar, also eine Dysfunktion im Bereich des Lig. suspensorium ovarii, beeinträchtigt die Funktion der im Band verlaufenden Nerven und Gefäße. Bei dieser Art von Dysfunktion ist das Ovar oft klein und weist auch bei jüngeren Frauen eine verminderte Funktion auf. Sie lässt Symptome wie PMS, Zyklus ohne Eisprung usw. erklären, insbesondere wenn das Problem nur auf einer Seite und nur in jedem zweiten Zyklus auftritt. Die Behandlung des Ligaments durch eine leichte Dehnung nach kaudal erhöht oftmals sofort die Blutzufuhr und führt unmittelbar zur Zunahme des Volumens und damit zu einer verbesserten Funktion des Ovars.
- Ist das Ovar auch nach der Behandlung der Mobilität klein und in Dysfunktion, kann man kleine Pumpbewegungen bzw. Vibrationen ausführen, um seine Funktion zusätzlich anzuregen. Zudem sollte man das Ovarialparenchym während der kranialen Inspirationsphase in Richtung Expansion behandeln.

Spezifische Behandlung der Tuben

- Diese Behandlung sollte unbedingt nach der Normalisierung des Lig. latum, des Corpus uteri und des Ovars durchgeführt werden.
- Die Tuben werden durch Lateroversions- und Lateroflexionsläsionen geknickt, was die Wahrscheinlichkeit, schwanger zu werden, reduziert und die Funktion der Arterien und Venen im Bereich der Mesosalpinx beeinflusst.
- Die mediale Hälfte der Tuben wird durch die A. uterina, die laterale Hälfte durch die A. ovarica versorgt. Wenn also der proximale Abschnitt der Tuben eine Stauung aufweist, liegt es mehr am Uterus, während eine Stauung im distalen Abschnitt mehr das Ovar betrifft.

Korrekturen in der gynäkologischen Region wirken sich immer auch auf die Hypothalamus-Hypophysen-Gonaden-Achse aus. Der maximale Effekt dieser Techniken zeigt sich vor allem in den ersten Behandlungen.

Nahrungsergänzungsmittel und Empfehlungen

Die pharmakologische Behandlung (Hormonersatztherapie) sollte auf jene Frauen beschränkt werden, bei denen der Schweregrad der Symptome als pathologisch zu betrachten ist. Frauen mit leichten Symptomen bzw. Frauen, in deren Familien bereits Karzinome auftraten, sollten sich auf natürliche Nahrungsergänzungsmittel beschränken.

Bei PMS sinkt zunächst der Progesteronspiegel. In der Folge verringern sich auch die Östrogen- und Testosteronwerte, insbesondere im Zusammenhang mit der Perimenopause. Um zu wissen, welches Hormon betroffen ist, sollte man die den einzelnen Hormonen zugeordneten Symptome betrachten, um zu wissen, welche Ergänzungsmittel zu verschreiben sind. Speziallabors führen auch Speicheltests zur Hormonanalyse durch. Wenn Osteopathen und Heilpraktiker nicht berechtigt sind diese Tests zu verschreiben, ist die exakte Beschreibung der Symptome aber oft ebenso hilfreich.

Allgemeine Informationen

- Der Speicheltest zur Ermittlung des Progesteronspiegels sollte möglichst vormittags zwischen dem 19. und 22. Zyklustag durchgeführt werden (Gilson und Roeske 2006).
- Östrogendominanz begünstigt Dysbiosen durch Pilzbefall. Eine gesunde Darmflora ist eine gute Voraussetzung für ein hormonelles Gleichgewicht und unterstützt die Ausscheidung von überschüssigem Östrogen (Gilson und Roeske 2006).
- Krebszellen reagieren sensibler auf eine Östrogenstimulation, wenn ein Jodmangel vorliegt (Eskin et al. 2004).

- Die Blätter des Himbeerstrauchs (*Rubus idaeus*) werden als Tonikum bei Frauenbeschwerden eingesetzt.
- **Zink** und **Kupfer** sind Spurenelemente, die die Hypothalamus-Hypophysen-Gonaden-Achse beeinflussen. Die Spurenelemente kommen bei verspäteter Pubertät oder bei jungen Frauen zum Einsatz, die Symptome eines ovarialen Ungleichgewichts (unregelmäßiger Zyklus, Amenorrhö, Ovarialzysten, PMS) aufweisen.
- Falsches Einkorn (*Chamaelirium luteum*) wird zur Unterstützung der Fruchtbarkeit, zur Stimulation der sexuellen Lust und zur Verbesserung des Tonus in Vagina und Becken eingesetzt.
- Konsum von Gewürzen und Aufputschmitteln begünstigt die Aktivität der Geschlechtsdrüsen.
- **Mönchspfeffer** (*Vitex agnus-castus*) kann zur Behandlung von Unfruchtbarkeit und PMS verwendet werden. Studien konnten nachweisen, dass Mönchspfeffer die Sekretion von LH (luteinisierendes Hormon) durch die Hypophyse und die Progesteronsynthese stimuliert. Er unterstützt zudem die Normalisierung des Prolaktinspiegels. Mönchspfeffer muss über einen langen Zeitraum eingenommen werden. Er zeigt seine Wirkung nach einer Einnahme von drei Monaten und seine maximale Effizienz nach einem Jahr (Gilson und Roeske 2006). Dosierung: ein halber bis ein Teelöffel morgens zwischen dem 10. und dem 27. Zyklustag. Die Gabe sollte während der Menstruation unterbrochen werden.
- Sibirischer Ginseng (Taigawurzel), Lakritze und Ashwaganda begünstigen die Vitalität, ohne Agitiertheit zu verursachen, und gleichen ein Testosterondefizit aus.
- Indianische Blaubeere oder Frauenwurzel (*Caulophyllum thalictroides*) wird in den letzten Wochen der Schwangerschaft verwendet, um den Uterus auf die Entbindung vorzubereiten.
- Eine Schilddrüsenunterfunktion trägt zur Hyperöstrogenie bei. Algen und Selen sowie Schilddrüsenextrakte sind die besten Ergänzungsstoffe (➢ Kap. 5).
- Aufgrund der zunehmend industriellen Herstellung unserer Lebensmittel sollten auch folgende Nahrungsergänzungsmittel täglich verwendet werden:
  - Vitamin C: 1.000 bis 2.000 mg / Tag
  - Vitamin E: 400 IU / Tag
  - Betakarotin: 15 mg / Tag
  - Zink: 15 bis 30 mg / Tag
  - Magnesium: 500 mg / Tag
  - Elementares Calcium: 1.000 bis 1.500 mg / Tag in Form von Citrat, Aspartat oder Lactat, in Kombination mit Vitamin D. Calciumkarbonat sollte gemieden werden, da es schwer aufgenommen wird und den Darm reizt.

Prämenstruelles Syndrom und Prämenopause

Die nachfolgenden Ratschläge gelten auch für die Behandlung von Endometriose und Fibromen, die u. a. auch durch zu viel Östrogen entstehen.

- **Lebensmittel und Pflanzen, die reich an Substanzen sind, die den Progesteronspiegel anheben**: Mönchspfeffer, Yamswurzel, Chinesische Engelwurz (*Angelica sinensis*), Fenchel, Frauenmantel, echter Alant, Sägepalme (Balch und Balch 2000, Gilson und Roeske 2006).
- Es konnte nicht nachgewiesen werden, dass Cremes auf Yamswurzelbasis im Körper tatsächlich in Progesteron umgewandelt werden. Leider wird in Kanada nur diese topische Creme aus natürlichem Progesteron verkauft. Man sollte dabei aber vorsichtig sein. So konnte ich feststellen, dass nach der Verwendung dieser Creme die Symptome der Hyperöstrogenie weiter zunahmen. In den USA wird das natürliche Progesteron synthetisiert und im Labor weiterverarbeitet, damit wird sichergestellt, dass tatsächlich Progesteron eingenommen wird. Die Progesteronkonzentration wird üblicherweise auf der Verpackung angeführt.
- In der Prämenopause und zur Behandlung von Ovarialzysten kann natürliches Progesteron ab dem 10. Zyklustag verwendet werden (Lee 2002). Bei PMS und einem 28-Tage-Zyklus verwendet man Progesteron vom 12. bis zum 26. Tag des Zyklus. Die Anwendung am Abend begünstigt den Schlaf, da Progesteron beruhigend wirkt.
- Passionsblume (*Passiflora*) wirkt wie Progesteron beruhigend auf das Nervensystem und hilft Reizbarkeit zu mindern. Sie verbessert zudem die Libido.
- **Vitamin B6** (3-mal täglich 50 mg) reduziert die Wassereinlagerung, verbessert die

Sauerstoffversorgung der weiblichen Organe, stellt den Östrogenspiegel wieder her, begünstigt die Synthese von Progesteron und reduziert entzündliche Prozesse in den Geweben. In mehreren Studien wurden niedrige Vitamin-B6-Spiegel bei Patienten mit Osteoporose festgestellt (Lee 2001). Vitamin B6 wird oft bei PMS sowie während der Prämenopause und Menopause verschrieben.
- **Vitamin B-Komplex** (3-mal täglich 100 mg) stabilisiert das Nervensystem.
- **Essenzielle Fettsäuren** wie Nachtkerzenöl, Leinöl oder Omega-3 begünstigen die Drüsenfunktion und bekämpfen Entzündungen.
- Nahrungsmittel die Indol enthalten, werden besonders bei Brustkrebs empfohlen. Indole wirken den negativen Auswirkungen eines Östrogenüberschusses entgegen, sie sind in Kohl, Rosenkohl, Brokkoli, Rosenkohl, Rüben, Leinsamen, Walnüssen und fetten Fischen enthalten (Gosselin, anlässlich der Tagung von Dr. Gilson 2006).

Frauen sollten mehr auf den zyklischen Aspekt ihres Lebens achten und ihren Lebensrhythmus an den Zyklus anpassen, statt gegen die „verflixten" Hormone anzukämpfen. Oft passen Frauen ihren Rhythmus an den eher linearen Rhythmus der Männer an bzw. orientieren sich am Moment ihrer größten Vitalität, dem Zeitpunkt des Eisprungs. Es ist also nicht verwunderlich, dass sie in der zweiten Zyklushälfte leiden, denn diese dient mehr der oft vernachlässigten Introspektion und Verlangsamung. Nach verschiedenen Studien wird in dieser Phase die rechte Gehirnhälfte mehr beansprucht und somit eher die intuitive Seite der Frau hervorgehoben wird (Northrup 2002). Dieser Aspekt wird im Übrigen in verschiedenen Kulturen geschätzt und sollte vielleicht mehr berücksichtigt und genutzt anstatt unterdrückt werden .... Zudem ist das Ovar der Sitz der Weiblichkeit und der Kreativität. Bei Pathologien und Störungen sollte also auch dieser Aspekt mit einbezogen und darüber nachgedacht werden, wodurch der Ausdruck der Weiblichkeit und das kreative Potenzial der betroffenen Frau gebremst werden.

Menopause

- Asiatische Frauen, die viel Fisch, Soja, Obst und Gemüse essen, leiden weit weniger unter Menopausebeschwerden. Es wird empfohlen, 50 g / Tag Soja (Vorsicht vor GVO-Soja!) zu sich zu nehmen oder Soja-Isoflavone in Kapselform einzunehmen.
- Nahrungsmittel essen, die reich an Phytoöstrogenen sind: Soja, Kudzu, Salbei, Fenchel, Cashewnüsse, Erdnüsse, Mandeln, Äpfel, Leinsamen, Hafer, Mais, Rotklee, Hopfen.
- **Hitzewallungen** nehmen bei Stress und Angst sowie durch Konsum von Alkohol, raffiniertem Zucker und Koffein zu.
- Mariendistel sowie die Leber tonisierende Pflanzen helfen Hitzewallungen zu reduzieren.
- Chinesische Engelwurz normalisiert die Menstruation, mindert Hitzewallungen und Scheidentrockenheit in der Menopause und soll außerdem unterstützende Wirkung auf das Immunsystem haben.
- Die Traubensilberkerze wurde in den letzten Jahren eingehend untersucht. Sie verfügt über eine östrogenartige Wirkung und hilft bei Hitzewallungen, Schlaflosigkeit, Reizbarkeit und Palpitationen. Mit dieser Pflanze lassen sich Hitzewallungen besonders effizient behandeln. Zusätzlich hilft sie bei Scheidentrockenheit und vaginaler Atrophie, Kopfschmerzen und Depressionen.
- In der **Menopause** kann natürliches Progesteron an 14 bis 21 Tagen verwendet werden. Wird Progesteron gemeinsam mit einem Östrogensupplement verwendet, sollte die Progesterondosis in den ersten drei Monaten halbiert werden, da Progesteron die Sensibilität der Östrogenrezeptoren erhöht. Es wird in den zwei letzten Wochen der Östrogengabe angewendet und beide Hormone müssen eine Woche pro Monat abgesetzt werden (Lee 2002).
- *Ginkgo biloba* und Antioxidanzien sind bei Gedächtnisproblemen und Konzentrationsschwierigkeiten hilfreich.
- Östrogen, DHEA, und Pregnenolon fördern die Ausbildung axonaler und dendritischer Verbindungen und mindern so das Alzheimer-Risiko.
- Wenn die **Nebennieren geschwächt** sind, verstärken sich die Menopausesymptome (➤ Kap. 10). DHEA ist ein gutes Mittel, um für einige Monate die Nebennierenschwäche und den niedrigen Testosteronspiegel auszugleichen. Lakritze bekämpft Stress und Entzündungen und schützt die Leber. Ginseng, DHEA und Maca erhöhen die Libido.

- Bewegung oder Sport zwei- bis dreimal pro Woche vermindert das **Osteoporoserisiko**, regt den Stoffwechsel an und ist auch im Kampf gegen Depressionen effizient.
- Nach einer Ovarektomie sollten Frauen nicht nur den Mangel an Östrogenen, sondern auch den Mangel an Progesteron und Testosteron ausgleichen.

Die Menopause sollte als Neuanfang betrachtet werden. Es ist die Zeit, in der die Frau, die sich nun weniger um ihre Familie kümmern muss, ihre wahre Natur entdecken kann, ihre Erfahrungen teilen und ihre Ressourcen im Dienste der Gemeinschaft oder im Freundes- und Familienkreis nutzen kann.

Northrup sagt, dass die Menopause, in der das Gedächtnis oft nachlässt, eine Zeit ist, in der das kartesianische Denken etwas in den Hintergrund rückt und einem intuitiveren Denken Platz macht. Das ist eine positive Sicht der Dinge. Manche Kulturen betrachten die Zeit nach dem Ende der Menstruationsblutungen als eine Lebensphase, in der die Energie und die Emotionen konstanter sind, das Wissen zunimmt und die Frau sich zunehmend ihrer tieferen Natur und ihrer wahren Bedürfnisse bewusst wird. In anderen Kulturen werden Frauen nach der Menopause aufgrund ihres Wissens, ihrer Introspektion und ihrer Weisheit als Vorbild und Autorität betrachtet.

Es wäre wichtig, die Tabus unserer westlichen Kultur zu hinterfragen und sich vom Kult der ewigen Jugend zu befreien. Unser kollektives Denken muss neu programmiert werden, sodass die Menopause nicht mehr – wie es uns die pharmazeutische Industrie glauben machen möchte – als pathologischer Prozess betrachtet wird, sondern vielmehr als ein natürlicher Prozess, eine Übergangsphase, in der es ein positives Bild der zweiten Lebenshälfte zu entwickeln gilt, das der Frau all ihre Macht, ihre Weisheit und ihre Schönheit zurückgibt.

KAPITEL

12 Das hormonelle Gleichgewicht des Mannes

Einleitung

Das hormonelle Gleichgewicht des Mannes hängt nicht nur von den bisher erwähnten Drüsen, sondern auch von der exokrinen Funktion der Hoden ab. Die Hoden schütten Testosteron aus, aber es ist das Verhältnis zwischen Estradiol, Progesteron und Testosteron, das das gute Funktionieren von Prostata und Nebenhoden sichert.

Testosteron wird durch die Leydig-Zellen im Hoden gebildet, deren Funktion ebenso wie die Funktion der Ovarien über die Hypophyse gesteuert wird. Dabei sollte nicht vergessen werden, dass Prostata und Uterus aus den gleichen embryonalen Zellen entstehen und von daher auf die gleichen hormonellen Reize reagieren. Ovarien und Hoden stammen gleichfalls aus den gleichen embryonalen Zellen (Lee und Houlbert 2004).

Im Gegensatz zu den Ovarien behalten die Hoden ihre Aktivität das ganze Leben des Mannes hindurch. Allerdings kann der Rückgang der Hormonspiegel beim Mann im Alter zwischen 45 und 50 Jahren zu Symptomen führen, die denen der Frauen in der Menopause nicht unähnlich sind: Mangel an Energie, Verminderung des Haarwuchses, Verlust an Muskelkraft und Muskelmasse, Minderung der Libido, Schlaflosigkeit, Nervosität, Depression (Champagne 1999). Diese hormonellen Veränderungen scheinen auch der Ausgangspunkt für ein Infragestellen des eigenen Lebens zu sein, das jedoch häufig und zu Unrecht äußeren Faktoren angelastet wird: Die Arbeit, die Ehefrau, die Freunde, die Lebenssituation und viele andere Dinge werden herangezogen, um den Mangel an Begeisterung zu erklären, der mit dem Absinken des Testosteronspiegels einhergeht. Diese Situation zu klären, hilft vielen Paaren diese Übergangsphase zu meistern.

Der Alterungsprozess führt auch zum Anstieg von SHBG (Transportprotein für Testosteron), wodurch der Gehalt an freiem Testosteron im Blut abnimmt. Die Messung der biologisch verfügbaren Hormone – d. h. der Hormone, die nicht an Transportproteine oder (schwächer) an Albumin gebunden sind – kann dabei durch Speicheltests viel zuverlässiger und hinsichtlich der Symptome viel aussagekräftiger erfolgen als durch Bluttests.

Nach Dr. Lee lässt sich die Entstehung von Karzinomen hauptsächlich durch die Östrogendominanz erklären, deren Ursachen in unserem Lebensstil und in den Umweltgiften liegen.

Beim Mann steigt die Östrogenkonzentration mit dem Alter allmählich an, während die Menge an Progesteron und Testosteron abnimmt. Die Zeichen einer Östrogendominanz manifestieren sich vor allem bei übergewichtigen Personen.

Im Folgenden wird zunächst die Funktion der Hoden und Nebenhoden und ihrer akzessorischen Drüsen besprochen, die sehr sensibel auf hormonelle Schwankungen reagieren. Der osteopathische Ansatz wird am Ende von Kapitel 14 dargestellt.

Zunächst geht es darum, ein Verständnis dafür zu entwickeln, wie diese Drüsen aus dem Gleichgewicht geraten, und die Symptome erkennen zu lernen, die die Lebensqualität des Patienten verringern.

Es zeigt sich, dass aufgrund von Stress- und Umweltfaktoren heute immer jüngere Männer an hormonellen Störungen leiden. Genetische Faktoren können ebenfalls dafür verantwortlich sein, dass durch die Verschmutzung der Umwelt entstandene Xenohormone weniger gut verstoffwechselt werden. Dabei spielen eventuelle Schwächen der Leber, des Darms und der Nieren eine wichtige Rolle. Ein endokrines Ungleichgewicht bei der Mutter während der Befruchtung bzw. Schwangerschaft kann sich negativ auf das künftige hormonelle Gleichgewicht des Kindes auswirken.

Es bedarf also viel Aufklärung, damit die Patienten verstehen, wie wichtig ein gesundes Leben und günstige Umweltfaktoren für das hormonelle Gleichgewicht sind. Es ist wichtig, dass Therapeuten über das notwendige Handwerkszeug verfügen, um frühzeitig hormonelle Veränderungen zu erkennen und Präventivmaßnahmen zu ergreifen, bzw. eine entsprechende Behandlung und die geeigneten Nahrungsergänzungsmittel anbieten zu können, wenn bereits eine Schwäche besteht, da es anderenfalls zu einer Feminisierung der Bevölkerung kommt und die Fertilität stark abzunehmen droht. Bei Männern im fortpflanzungsfähigen Alter ging die Spermatogenese in den letzten zwanzig Jahren um die Hälfte zurück. Verantwortlich dafür sind unter anderem Stress, falsche Ernährung und Umweltverschmutzung. Es ist höchste Zeit, dass diese Zeichen ernst genommen werden und die Bedeutung des hormonellen Ungleichgewichts und seiner Folgen für das Überleben der menschlichen Spezies erkannt wird.

KAPITEL

13 Hoden und Nebenhoden

Der Hoden (Testis) ist die wichtigste Geschlechtsdrüse des Mannes. Er ist für die Entwicklung der primären und sekundären männlichen Geschlechtsmerkmale sowie für die Spermatogenese verantwortlich. Psychologisch ist er der Ausdruck der Männlichkeit, der Sexualität und der Fähigkeit zu erschaffen und sich fortzupflanzen.

In der Osteopathie werden die Hoden selten direkt behandelt, außer wenn kleine entzündliche Zysten auf den Nebenhoden vorliegen, die über das Skrotum palpiert werden können. Meist erfolgt der Zugang über die Prostata, deren Wirkung auf die Hormone bekannt ist (Barral 2005), oder über die Hypothalamus-Hypophysen-Gonaden-Achse.

Anatomie und Physiologie

Der **Hoden** (➤ Abb. 13-1) ist eiförmig, er misst in seiner Längsachse ungefähr 5 cm und im queren Durchmesser 2,5 cm. Das Hodenparenchym besteht aus

- ungefähr 200 bis 300 Hodenläppchen (Lobuli testis), die durch Bindegewebssepten voneinander getrennt werden und in denen
- jeweils ein bis drei gewundene Samenkanälchen (Tubuli seminiferi contorti) ein netzartiges Kanälchensystem bilden. Diese kleinen Kanäle enthalten in ihrer Wand die Sertoli-Zellen und die Vorläuferzellen der Samenzellen, aus denen die Samenzellen gebildet werden. Anschließend gelangen die Samenzellen über weitere Kanäle in die Nebenhoden.

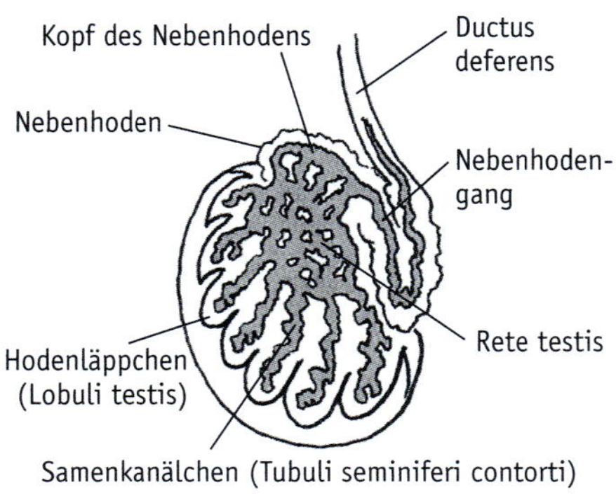

Abb. 13-1 Hoden und Nebenhoden im Sagittalschnitt.

In dem die Samenkanälchen umgebenden Bindegewebe liegen die Testosteron produzierenden Leydig-Zellen, die vom Hypophysenvorderlappen kontrolliert werden.

Der **Nebenhoden** hat eine längliche Form von ungefähr 3,8 cm Länge und liegt der posterioren Fläche des Hodens auf. Er besteht aus drei Abschnitten, dem Nebenhodenkopf, dem Nebenhodenkörper und dem Nebenhodenschweif; sein Durchmesser nimmt zum Schweif hin ab. Während des Transports der Samenzellen durch den Nebenhodengang, der ungefähr 10 bis 14 Tage dauert, findet der Reifungsprozess der Samenzellen statt, die dadurch mobiler und fertil werden. Die Samenzellen werden im Nebenhodengang gespeichert und bleiben dort ungefähr einen Monat lang lebensfähig. Der Prozess der Spermatogenese dauert insgesamt etwa 74 Tage.

Hoden und Nebenhoden liegen im Hodensack (Skrotum), einem mehrschichtigen Hautbeutel, der aus einer oberflächlichen Faszienschicht und einem Netz glatter Muskelzellen (der sog. Tunica dartos) besteht, das für die Faltenbildung der Skrotalhaut verantwortlich ist.

Der **M. cremaster**, eine Fortsetzung des M. obliquus internus, hebt die Hoden bei sexueller Erregung an und auch bei Kälte an, um eine geeignete Temperatur aufrechtzuerhalten. Der Muskel begleitet den Samenstrang auf ganzer Länge durch den Leistenkanal hindurch bis zum Hoden.

Der **Ductus deferens** (➤ Abb. 13-2) ist ungefähr 35 bis 50 cm lang und verbindet den Nebenhoden mit dem Ductus ejaculatorius. Er zieht zunächst im

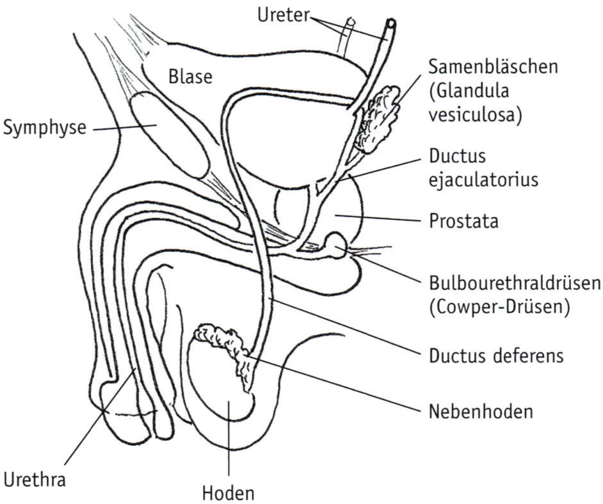

Abb. 13-2 Samenwege.

Samenstrang durch den Leistenkanal in die Bauchhöhle, erweitert sich an seinem Ende zur Ampulla ductus deferentis und vereinigt sich dann mit dem Ductus excretorius des Samenbläschens zum Ductus ejaculatorius, der in die Harnröhre mündet.

Der ungefähr 2 bis 5 cm lange **Leistenkanal** liegt oberhalb des medialen Anteils des Ligamentum inguinale und zieht mit diesem von kranial-lateral nach kaudal-medial. Er wird durch die Faszien des M. obliquus externus abdominis, des M. obliquus internus abdominis, den M. transversus abdominis sowie durch die Fascia transversalis und das Peritoneum gebildet.

Der ovale **Anulus inguinalis superficialis (äußerer Leistenring)** liegt unmittelbar oberhalb des Tuberculum pubicum. Über diese Pforte ist der Inhalt des Leistenkanals, d. h. der Samenstrang mit Ductus deferens, Aa. und Vv. testicularis, ductus deferentis, cremasterica, N. ilioinguinalis, Ramus genitalis des N. genitofemoralis sowie vegetativen Fasern und Lymphgefäßen, dem untersuchenden Zeigefinger des Therapeuten zugänglich. Die Kontraktion der Bauchmuskulatur verengt den Leistenring, daher ist darauf zu achten, dass der Patient während der Palpation die Bauchmuskulatur entspannt und die Beine anwinkelt.

Der **Anulus inguinalis profundus (innerer Leistenring)** liegt 5 cm lateral des Tuberculum pubicum und kann durch eine tiefe Palpation über den äußeren Leistenring palpiert werden. Über diesen Zugang kann an den Peritonealansätzen gearbeitet werden.

Gefäße und Nerven

Arterien

Hoden und Nebenhoden werden hauptsächlich durch die A. testicularis versorgt, die auf Höhe von L2 von der Aorta abdominalis abzweigt. Die Arterie bildet Anastomosen mit der A. ductus deferentis, welche aus der A. iliaca interna stammt, und der A. cremasterica aus der A. epigastrica inferior (Basmajian und Slonecker 1989). Die A. testicularis und die A. ductus deferentis durchziehen den Samenstrang, der durch spezifische Techniken des Leistenkanals behandelt werden kann (➢ Kap. 27.1).

Venen

Die Vv. testiculares bilden ein wichtiges Venengeflecht (Plexus pampiniformis), sie münden rechts in die V. cava inferior und links in die Vena renalis sinistra. Damit übernimmt die linke Niere eine wichtige Rolle bei Stauungsphänomenen im Hoden (vgl. die Lage von A. und V. ovarica in ➢ Abb. 11-1).

Nerven

Die die Hoden und Nebenhoden versorgenden Nerven stammen hauptsächlich aus den Segmenten Th10 bis L2 und verlaufen über das Ganglion aorticorenale und den Plexus intermesentericus (Kamina 1995,

Band 1). Sie bilden einen Plexus um die A. testicularis. In seinem Buch *Schématisation neuro-végétative* erwähnt A. Lignon, D. O. den Bereich Th12 bis L3. Caporossi spricht von Th8 bis Th12.

Aktuell scheint nur die sympathische Innervation bekannt zu sein. Sie hat eine gefäßverengende Funktion. Aus der Lektüre der herangezogenen Referenzwerke lässt sich ableiten, dass die parasympathische Innervation, sofern sie tatsächlich existiert, bezüglich ihrer vaskulären und sekretorischen Wirkung ungeklärt ist.

Anzeichen einer Hodenüberfunktion

Eine Überfunktion der Hoden führt zum Testosteronüberschluss, der folgende Symptome auslösen kann:

- Akne;
- Kopfschmerzen;
- Reizbarkeit;
- Angst;
- Wutausbrüche.

Anzeichen einer Hodenunterfunktion

Die Andropause zeichnet sich durch eine langsame Abnahme des Testosteronspiegels aus. Sie ist Teil des Alterungsprozesses und tritt bei Männern meist ab dem 40. Lebensjahr auf. Anzeichen hierfür sind:

- Abnahme der Libido;
- Impotenz, Erektionsstörungen;
- Verringerung der Fertilität;
- Müdigkeit oder mangelnde Energie;
- Depression (Barret-Connor et al. 1999);
- Reizbarkeit und Stimmungsschwankungen;
- Nachlassende Motivation und intellektuelle Leistungsfähigkeit (Champagne 1999);
- Schlaflosigkeit;
- Abbau von Muskelmasse und Abnahme der Muskelkraft;
- Zunahme des Körperfetts;
- Zunahme des Brustvolumens;
- Verminderter Haarwuchs (im Gesicht und am Körper);
- Urologische Probleme;
- Osteoporose (weniger feste Knochen, die leichter brechen);
- Erhöhung der Cholesterinwerte, insbesondere des („schlechten") LDL-Cholesterins, und der Triglyzeridwerte;
- Rückgang des („guten") HDL-Cholesterins und des Wachstumshormons;
- Erhöhter Blutdruck;
- Verstärkte Insulinresistenz;
- Abnahme der Atemkapazität und der Immunabwehrkräfte;
- Morbus Alzheimer: Männer, die an Alzheimer leiden, haben durchschnittlich nur halb so viel frei zirkulierendes Testosteron (Bloch et al. 1999).

Physiologische Ursachen

- Dysfunktionen (nach einem Trauma, nach einem chirurgischen Eingriff oder als Folge einer Mumpserkrankung);
- Krebsbehandlung;
- Genetische Ursachen;
- Störungen des Hypothalamus (Region des Gehirns, die die Produktion von Testosteron in den Hoden steuert);
- Maldescensus testis (normalerweise entwickeln sich die Hoden im Abdomen des Fötus und sinken („deszendieren") noch vor der Geburt ins Skrotum, außerhalb der Bauchhöhle ab);
- Diabetes und Insulinresistenz, die zu einem geringeren Testosteronwert, zu weniger DHEA und zu einem Anstieg des Estradiolwerts führen (Gilson 2006);
- Hypothyreose;
- Chronischer Stress (Cortisolüberschuss) (➤ Abb. 11-5);
- Alterungsprozess;
- Missbrauch von Alkohol, Marihuana und anderen Drogen führt nachweisbar zu verringerter Fertilität.

Umweltbezogene Ursachen

Dies sind die üblichen Quellen von Xenohormonen (endokrinen Disruptoren) (Lee und Houlbert 2004).

- Pestizide, Herbizide und Fungizide;
- Abgase;
- Lösungsmittel und Klebstoffe wie sie in Nagellack, Farbentferner und Klebstoffen enthalten sind;

- Emulgatoren und Wachse in Waschmitteln und kosmetischen Produkten;
- Produkte, die für die chemische Reinigung verwendet werden;
- Praktisch alle Kunststoffe;
- Phalate / Weichmacher, synthetische Verbindungen, die aus Kautschuk hergestellte Spielsachen flexibler machen. Man sollte also Kinder nicht an Spielsachen aus Weichplastik kauen lassen!
- Industrieabfälle wie PCB und Dioxine;
- Fleisch von Tieren, die mit Hormonen aufgezogen wurden;
- Wasser aus Kläranlagen, das Nonylphenole enthält, Abbauprodukte mit Östrogenwirkung, die beim Abbau von Waschmitteln entstehen;
- Medikamente (Methadon, Krebsmedikamente, Antazida, Ulkusmedikamente);
- Synthetische Östrogene und Progesterone, die über den Urin tausender Frauen, die die Pille einnehmen oder eine Hormonersatztherapie erhalten, ausgeschieden werden. Diese Substanzen werden die Toiletten hinuntergespült und finden sich am Ende unter Umständen in der Nahrungskette wieder.

Ursachen aus osteopathischer Sicht

- Dysfunktion der SSB und der Hypothalamus-Hypophysen-Gonaden-Achse;
- Endokriner Spasmus als Folge eines emotionalen Konflikts, der eine SSB-Dysfunktion zur Folge hat;
- Dysfunktion der Zentralsehne mit Auswirkungen auf die Hypothalamus-Hypophysen-Gonaden-Achse und auf die Prostata (Zentralsehne vgl. ➤ Abb. 11-6).
- Ungleichgewicht in der kraniosakralen Achse mit Auswirkungen auf die Hypothalamus-Hypophysen-Gonaden-Achse, die eine neurovegetative Störung bewirken;
- Ungleichgewicht zwischen dem sympathischen und dem parasympathischen Nervensystem auf segmentaler Ebene zwischen Th10 und L2 bzw. S2 und S4;
- Stimulation des Parasympathikus (S2 bis S4), die zu verstärkter Freisetzung von Stickoxiden führt. Sakrumläsionen beeinträchtigen dagegen nicht nur die Innervation, sondern führen auch zu reduzierter Freisetzung von Stickoxiden – ein Faktor, der zur Impotenz beitragen kann (Martin 2004). Die Erektion wird parasympathisch, der Orgasmus sympathisch gesteuert.
- Dysfunktion an der A. testicularis, die dem Verlauf des M. psoas folgt. Daher sollten zunächst die Nieren untersucht und nach möglichen Adhäsionen im Verlauf der Arterie gesucht werden.
- Stauung des venösen Rückstroms in der V. testicularis, insbesondere auf der linken Seite, wo die V. testicularis in die linke V. renalis mündet, was bei Hypomobilität der linken Niere zu Stauungsphänomenen im linken Hoden führen kann.
- Starke Spannungen in der Fascia prevesicalis und v. a. im Leistenkanal können die Gefäß- und Nervenstrukturen im Kanal beeinflussen und damit die Hodenfunktion beeinträchtigen. **Bei Männern, die unter Prostata- oder Hodenproblemen leiden, muss diese Region unbedingt untersucht und gegebenenfalls behandelt werden.**
- Viszerofasziale Dysfunktionen an den Strukturen des kleinen Beckens und der unteren Extremitäten können die Funktion von Prostata und Hoden beeinträchtigen.
- Primäre, strukturelle oder funktionelle Störungen anderer Drüsen können die Hoden beeinflussen, insbesondere Störungen **der Schilddrüse, der Nebennieren oder der Bauchspeicheldrüse**.
- Energetische Schwäche der Leber oder der Nieren. Eine physiologische Störung des enterohepatischen Systems kann die Entgiftungsfunktion und damit den Abbau der Hormone und insbesondere der schwer auszuscheidenden Xenohormone beeinträchtigen. Verringerte enterohepatische Mobilität auf struktureller bzw. funktioneller Ebene kann Spannungen an der Zentralsehne erzeugen und die Organe des kleinen Beckens belasten bzw. die Mobilität beeinträchtigen.

Die Behandlung dieser Dysfunktionen und der Drüsen (v. a. Schilddrüse, Bauchspeicheldrüse und Nebennieren) und entsprechende Nahrungsergänzungsmittel können, insbesondere wenn das Problem relativ neu ist, innerhalb kurzer Zeit Abhilfe schaffen. Je länger das Problem besteht und je älter der Patient ist, umso weniger gut sind die Behandlungsergebnisse.

KAPITEL

14 Akzessorische männliche Drüsen

Die akzessorischen männlichen Drüsen stehen in Verbindung mit den Samenwegen und sind an der Bildung der Samenflüssigkeit beteiligt.

Zu diesen Drüsen gehören (> Abb. 14-1):

- Prostata;
- Samenbläschen;
- Bulbourethraldrüsen (Cowper-Drüsen).

Prostata und Samenbläschen

Prostata

Die Prostata liegt am Kreuzungspunkt zwischen den Harn- und Samenwegen und hat eine große physiopathologische Bedeutung. Aus osteopathischer Sicht bildet sie eine der Schlüsselzonen für die Behandlung der Urogenitalorgane des Mannes. Auf emotionaler Ebene steht sie in Verbindung mit dem Selbstwertgefühl in der Gesellschaft, mit der Sexualität und den mit ihr verbundenen Erwartungen.

Beschwerden der Prostata können die Fruchtbarkeit, die Ejakulation und die Miktion beeinträchtigen (Kamina 2008).

Die Vorsteherdrüse liegt in der Beckenhöhle hinter der Symphyse, unter der Blase, oberhalb des urogenitalen Diaphragmas und vor dem Rektum. Sie umschließt die Urethra.

Die kastaniengroße Prostata lässt sich in sechs Abschnitte unterteilen: Basis (oben), Apex (unten), Facies anterior, Facies posterior und zwei Facies inferolaterales, die vollständig retroperitoneal liegen. Bei der rektalen Untersuchung zeigt sich die Prostata als feste, elastische und regelmäßige Struktur. Sie ist 4 cm breit, 2 cm dick und 3 cm hoch und sollte sich nicht mehr als 1 cm in das Rektum einwölben, da andernfalls eine Hyperplasie zu vermuten ist.

Die Prostata hat Kontakt zur **Fascia rectoprostatica** (Denonvilliers-Faszie), die sie posterior überdeckt. Diese Faszie enthält viele kleine Venen und glatte Muskelfasern, die osteopathische Listening- und Induktionstechniken effizienter machen. Sie reicht von der Excavatio vesicorectalis bis zur Fascia diaphragmatis urogenitalis und verbindet sich lateral mit der Lamina sacro-recto-genito-pubicalis (SRGP).

Samenbläschen

Die beiden Glandulae vesiculosae sind ungefähr 5 cm lang und liegen an der Rückseite der Harnblase oberhalb der Prostata und vor dem Rektum. Ihr unteres Ende setzt sich in einen Ausführungsgang (Ductus excretorius) fort. Die Samenbläschen sind bei der rektalen Tastuntersuchung bei 11 Uhr und 13 Uhr unmittelbar oberhalb des kranialen Prostatarands tastbar und liegen innerhalb der Fascia rectoprostatica. Sie folgen den Bewegungen der Blase.

Die Drüsen sezernieren eine visköse, alkalische Flüssigkeit, die 60 % des Spermavolumens ausmacht. Diese Flüssigkeit neutralisiert das saure Milieu der Vagina der Frau. Sie ist reich an Fructose, Fibrinogen und Prostaglandinen, die die Samenzel-

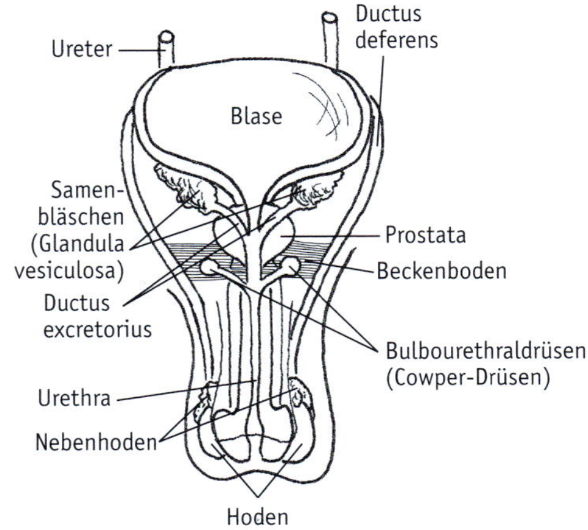

Abb. 14-1 Akzessorische männliche Drüsen, Ansicht von posterior.

len am Leben erhalten. Die Prostaglandine regen zudem die Kontraktion der Uterusmuskulatur an. Die Samenbläschen werden durch Testosteron stimuliert. Die Samenzellen werden bis zur nächsten Ejakulation in den Samenbläschen gespeichert (Lee und Houlbert 2004).

Gefäße und Nerven

Arterien

Alle aufgeführten Arterien sind Äste der A. iliaca interna:

- Die A. vesicalis inferior versorgt den Blasenhals, die Urethra, den Ductus ejaculatorius und den oberhalb des Samenhügels liegenden Teil der Prostata.
- Die A. pudenda interna versorgt den Isthmus der Prostata.
- Die Aa. prostaticae münden kranial und posterior in die Prostata.
- Die A. ductus deferentis und die A. rectalis media tragen ebenfalls zur Versorgung der Prostata bei.
- Die Aa. seminales entspringen den Aa. vesicales inferiores und akzessorisch der A. rectalis media inferior.

Venen

Die Prostata wird von einem Venengeflecht, Plexus prostaticus, umgeben:

- Anterior: die Venen der Urethra, der Harnblase und des Plexus Santorini;
- Posterior: die Vv. hemorrhoidales, die gegebenenfalls lokal, d. h. transrektal zu behandeln sind;
- Lateral: die Vv. periprostaticae.
- Die Vv. seminales münden in den Plexus prostaticus.
- Aus dem Plexus venosus prostaticus wird das Blut über die Vv. vesicales und den Plexus venosus vesicalis in die Vv. pudendae internae und schließlich in die Vv. iliacae internae abgeleitet.

Nerven

- Die sympathischen Nervenfasern haben ihren Ursprung zwischen Th12 und L2 (Kuchera und Kuchera 1994). L1-L2-L3 sind bei Prostatabeschwerden am häufigsten in Dysfunktion (Barral 2005). Bei Prostatahyperplasie sollte diese Region stimuliert werden, um die Stauung zu reduzieren.
- Die parasympathische Innervation stammt aus den Segmenten S1-S2-S3.
- Sympathikus und Parasympathikus treffen sich im Plexus hypogastricus, der sich in antero-posteriorer Richtung zwischen dem Sakrum und der Blase ausbreitet und mit den Gefäßen für Blase und Prostata, der lateralen Wand des Rektums und den Ligg. sacrorectales in Verbindung steht. Diese Nerven sichern die Innervation von Rektum, Blase, Prostata, Ductus deferens und Samenbläschen. Rektale Techniken im Bereich der Aponeurosen, der Ligg. sacrorectales oder der Rückseite der Prostata wirken sich somit auch auf den Plexus hypogastricus aus.

Funktion

Die Prostata sezerniert ein milchiges, leicht saures Sekret, das u. a. Zitronensäure, Enzyme und Plasmin enthält. Einige der Enzyme dienen der Koagulation der Spermien nach dem Samenerguss, Plasmin verflüssigt die Samenflüssigkeit. Das Prostatasekret trägt zur Motilität der Samenzellen bei, erhält sie am Leben und unterstützt ihre Überlebensfähigkeit.

So sollte man an die Prostata denken, wenn das Spermiogramm anzeigt, dass ein relevanter Anteil der Spermien nicht ausreichend mobil ist.

Das Prostatasekret bildet ungefähr ein Drittel des Ejakulats. Es wird kontinuierlich gebildet und bei der Miktion mit dem Urin ausgeschieden. Für die Befruchtung ist das Prostatasekret nicht unbedingt erforderlich. Dr. Lee stellt in seinem Buch dar, dass der Stoffwechsel der Prostata – wie auch des Uterus und der Ovarien – von Hormonen wie Estradiol, Progesteron und Testosteron abhängt. Diese Hormone werden durch die Hypophysenhormone FSH und LH gesteuert.

Dysfunktionen der Prostata

Aus klinischen Überlegungen soll in Folgenden nicht von Über- oder Unterfunktion, sondern von Dysfunktion gesprochen werden.

Die Prostata und die anderen akzessorischen Geschlechtsdrüsen reagieren sehr sensibel auf Hormone. Die Prostata beginnt sich im Alter von 45 Jahren zu vergrößern, manchmal, wenn ein schweres hormonelles Ungleichgewicht besteht, auch schon früher. Die meisten Studien schätzen, dass etwa 50 % der Männer über 50 Jahre und 90 % der Männer zwischen 70 und 80 Jahren eine vergrößerte Prostata haben. Das Wachstum erfolgt nicht immer symmetrisch und erzeugt nicht immer die gleichen Symptome. Da die benigne Prostatahyperplasie sehr häufig ist, beschränken sich die nachfolgenden Ausführungen auf dieses Krankheitsbild. Andere Pathologien wie die chronische Prostatitis oder das Prostatakarzinom werden in einem folgenden Buch genauer beschrieben. Dabei sollte man nicht außer Acht lassen, dass auch diese Pathologien mit einem hormonellen Ungleichgewicht verbunden sein können.

Symptome der benignen Prostatahyperplasie (BPH)

- Pollakisurie (häufiges Harnlassen) und imperativer Harndrang;
- Startschwierigkeiten bei der Miktion;
- Nykturie;
- Abschwächung des Harnstrahls;
- Restharn;
- Nachtropfen;
- In schweren Fällen Harnverhalt mit Rückstau in die Niere und nachfolgender Nierenschädigung.

Ursachen der benignen Prostatahyperplasie

- Ab dem 50. Lebensjahr sinkt der Testosteronspiegel, während Estradiol- und Prolaktinspiegel ansteigen. Dies kann zu einer Vergrößerung der Prostata führen.
- **Stress**, **Umweltgifte** und Xenohormone (➢ Kap. 13) erhöhen den Östrogenspiegel und tragen zu einem Ungleichgewicht zwischen Östrogen und Testosteron bei.
- **Zinkmangel** scheint bei Prostatahyperplasie und bei sinkendem Testosteronspiegel ebenfalls eine Rolle zu spielen.
- Nach einigen (aber nicht allen) Studien besteht auch ein Zusammenhang zwischen der Vasektomie und verschiedenen Prostataerkrankungen, einschließlich des Prostatakarzinoms.
- **Stasen** und **mangelnde Beckenmobilität** vermindern den venösen Abfluss aus den Beckenorganen. Zudem führen Kontrakturen oder eine verminderte Flexibilität des Beckenbodens zu einer verringerten Atemmobilität und beeinträchtigen damit die natürliche Pumpwirkung auf die Drüse.
- **Verminderte Mobilität von Leber**, Dünndarm und Nieren begünstigen Stauungen und reduzieren die Ausscheidung der Hormone und ihrer Derivate.
- **Schilddrüsendysfunktionen** beeinträchtigen das hormonelle Gleichgewicht bei Männern und Frauen.
- Dysfunktionen der **Hypothalamus-Hypophysen-Gonaden-Achse** und ihrer Elemente sowie Dysfunktionen der **Zentralsehne** (vgl. ➢ Abb. 11-6) beeinträchtigen die Dynamik und die Funktion der Prostata.
- Probleme der **Statik**, der **Beckendynamik** und der Dynamik der Beckenorgane erhöhen den Druck im Beckenraum und mindern die Drainagefähigkeit, worauf die Prostata mit Hyperplasie reagiert.
- Jedes **mechanische Problem**, das die Innervation der Prostata beeinträchtigt, kann auch ihre Drainagekapazität beeinflussen, da das sympathische Nervensystem die Kontraktion der Prostata fördert.

Bulbourethraldrüsen (Cowper-Drüsen)

Anatomie und Funktion

Die paarigen Cowper-Drüsen haben jeweils die Größe einer Erbse und liegen unter der Prostata zu beiden Seiten der Pars membranacea der Harnröhre im Diaphragma urogenitale.

Sie produzieren ein alkalisches, visköses Sekret, das die Samenzellen vor dem sauren Milieu der Urethra schützt und die Gleitfähigkeit beim Geschlechtsakt erhöht. Ihr etwa 3 cm langer Ausführungsgang verläuft schräg nach anterior, durchquert das inferiore Faszienblatt des Diaphragma urogenitale und mündet in die Pars spongiosa der Harnröhre.

14

Dysfunktionen der Cowper-Drüsen sind oft auf Spannungen im Becken und auf eine verringerte Mobilität der Prostata auf der betroffenen Seite zurückzuführen. Meist liegt eine leichte Senkung der Prostata vor, wodurch die Cowper-Drüsen in das Spannungsverhältnis zwischen Beckendiaphragma und Prostata geraten.

Diese Drüsen, die bei der osteopathischen Behandlung der Infertilität oft vergessen werden, sollten insbesondere bei Entzündungen der Prostata oder der Urethra Berücksichtigung finden.

Osteopathischer Ansatz bei Beschwerden der Hoden und der akzessorischen Geschlechtsdrüsen

- Behandlung aller **SSB-Dysfunktionen**, der Hypothalamus-Hypophysen-Gonaden-Achse sowie der **Zentralsehne** und der kraniosakralen Achse;
- Behandlung der Drüse, die primär für das hormonelle Ungleichgewicht verantwortlich ist. Die am häufigsten betroffenen Drüsen sind die **Nebennieren**, die **Schilddrüse** und die **Bauchspeicheldrüse** aufgrund ihres Einflusses auf die Hypothalamus-Hypophysen-Gonaden-Achse;
- Behandlung von Läsionen am **knöchernen Becken**, **lumbosakralen Übergang** (Haltestrukturen, Innervation), **zervikothorakalen Übergang** (Zentralsehne, Schilddrüse) und **thorakolumbalen Übergang** (Diaphragma, Nebennieren);
- Stimulation des Sympathikus im Bereich Th10 bis L2, um die Kontraktionsfähigkeit der Prostata anzuregen, die Zirkulation zu fördern und damit auf die Hyperplasie einzuwirken. Nach Korrekturen am Sakrum sollte gegebenenfalls die parasympathische Innervation mittels Inhibitionstechniken bei S1-S2-S3 behandelt werden;
- Behandlung von Dysfunktionen der **Leber**, der **Nieren**, des **Dünndarms** und des **Dickdarms**, um den Druck im kleinen Becken zu vermindern, venöse Stauungen der Vv. rectales und hemorrhoidales zu reduzieren und die Mobilität der Prostata zu verbessern;
- **Diaphragmen** von Spannungen befreien, die die Mobilität der Prostata und ihre Drainage beeinträchtigen; gegebenenfalls den Beckenboden kräftigen, um der Prostata eine gute Auflagefläche zu bieten;
- Die Blase, den Bereich oberhalb des Os pubis und insbesondere die **Fascia prevesicalis** von Spannungen befreien, die oft im Zusammenhang mit urogenitalen Pathologien entstehen;
- Spannungen des Leistenkanals lösen, die sich negativ auf die im Inneren des Kanals verlaufenden Strukturen auswirken;
- Mit den entsprechenden (internen) osteopathischen Techniken das **Prostataparenchym**, die die Prostata **umgebenden Gewebe**, die **Samenbläschen**, die **Bänder** und das **Os coccygis** korrigieren. Die Prostata sollte in alle Richtungen beweglich sein: kraniokaudal, transversal, anteroposterior (➢ Kap. 27.2);
- Entspannung des **Beckenbodens**, um die Drainage der Prostata und der Bulbourethraldrüsen zu erleichtern. Der Beckenboden ist oft auf der Seite der Prostatadysfunktion angespannt. Damit ist seine natürliche Pumpwirkung auf die Prostata während der Atmung beeinträchtigt.
  Die **spezifische Behandlung der Bulbourethraldrüsen** besteht darin, die Geschmeidigkeit des Beckenbodens wiederherzustellen, da sich die Drüsen im Inneren des urogenitalen Diaphragmas befinden, wo sie bei 5 Uhr und 7 Uhr tastbar sind. Der Test wird mit Daumen und Zeigefinger durchgeführt (Zangengriff), wobei der Zeigefinger ins Rektum eingeführt wird, während der Daumen außen am Beckenbogen platziert wird. Das Centrum tendineum perinei wird mit derselben Technik ausgetestet. Anschließend sollte man sich vergewissern, dass die Prostata nach kranial beweglich ist, um zu verhindern, dass die Drüsen durch eine leichte Senkung der Prostata nach kaudal komprimiert werden. Jede Dysfunktion, die die Prostata in einer kaudalen Position fixiert, muss unbedingt gelöst werden, um die gute Funktion der Bulbourethraldrüsen sicherzustellen.
- Dysfunktionsketten in den unteren Extremitäten, insbesondere Dysfunktionen des Hüftgelenks, der Fibula (Schlüsselstruktur der unteren Extremität) und der medialen Kette des Fußes sollten aufgrund ihrer Auswirkungen auf das kleine Becken behandelt werden.

Nahrungsergänzungsmittel und Empfehlungen

Nahrungsergänzungsmittel (nach Bedarf)

- Zink: 20 bis 35 mg / Tag, um das hormonelle Gleichgewicht wiederherzustellen (Lee und Houlbert 2004). Korrelationen zwischen Prostatitis, BPH, Prostatakarzinom und Zinkmangel konnten nachgewiesen werden.
- Falsches Einkorn und Tragant begünstigen die Spermatogenese bei Infertilität.
- Sägepalme oder Sabal fördern die Sexualfunktion, mindern die hormonelle Stimulation der Prostata und sind entzündungshemmend. Sehr effizient bei benigner Prostatahyperplasie (BPH).
- *Tribulus terrestris* und Maca fördern die Testosteronproduktion.
- Drüsenextrakte der Prostata eignen sich zur Verbesserung der Funktion.
- Die Aminosäuren Glycin, Alanin und Glutaminsäure schützen die Prostata vor Hyperplasie (Balch und Balch 2000).
- Wenn mehrere Drüsen betroffen sind, begünstigen Nahrungsergänzungsmittel mit verschiedenen Drüsenextrakten und Aminosäuren allgemein das hormonelle Gleichgewicht.

Siehe auch die Nahrungsergänzungsmittel für die Nebennieren, die Schilddrüse und die Bauchspeicheldrüse, da diese Drüsen oft an Dysfunktionen von Hoden und Ovarien beteiligt sind.

Antioxidanzien unterstützen die Ausscheidung von Östrogenen und Xenoöstrogenen

- Vitamin A: 5.000 bis 10.000 IU / Tag, bekämpft die freien Radikale;
- Vitamin C: 1.000 mg / Tag, fördert die Mobilität der Samenzellen;
- Vitamin E: 200 bis 500 mg / Tag unterstützt das hormonelle Gleichgewicht bei Mann und Frau;
- Selen: 200 bis 400 mg / Tag erhöht die Spermienzahl und fördert die Fruchtbarkeit der Frau.

Zur Bekämpfung von Entzündungen

- Essenzielle Fettsäuren, Omega-3: 2.500 mg / Tag fördern die Funktion der Drüsen, bekämpfen Entzündungen und reduzieren die Produktion von Arachidonsäure.
- Kanadische Gelbwurz bekämpft Infektionen und hat antibakterielle und antivirale Eigenschaften.
- Echte Bärentraube hat diuretische und antiseptische Wirkung auf die Harnwege.
- Petersilie fördert die Ausscheidung durch die Nieren und die Nierenfunktion.
- Probiotika zur Sanierung der Darmflora. Diese trägt zur Reduzierung des freien Estradiol bei und unterstützt die Ausscheidung der Xenoöstrogene. Umgekehrt kann Östrogendominanz zu Pilzbefall führen.

Empfehlungen

Die nachfolgenden Ratschläge gelten sowohl für die benigne Prostatahyperplasie als auch für andere Prostataerkrankungen.

- Verzicht auf Alkohol, Zigaretten, Kaffee, Marihuana und Kokain, die nachweislich die Spermienzahl reduzieren. Vermeiden von stark gewürzten und sehr sauren Lebensmitteln, die die Harnwege reizen. Verringerung des Konsums von tierischen Fetten und Milchprodukten wegen des hohen Gehalts an Cholesterin, dessen Metaboliten sich in der Prostata ansammeln können. Vermehrter Genuss von frischem, biologisch angebautem Gemüse und Obst (7 bis 10 Portionen / Tag) ohne Pestizide und Insektizide, die Quellen von Xenoöstrogenen sind;
- Gesunde und ausgeglichene Ernährung mit viel Ballaststoffen, Nüssen, biologisch angebautem Gemüse und Obst, wenig Fleisch, viel fettem Fisch; eine Nahrung mit ausgewogenem Eicosanoidgehalt (Balch und Balch 2000);
- Ernährung nach der Blutgruppe auswählen, um so weit wie möglich Reizungen und Nahrungsmittelunverträglichkeiten auszuschließen, durch die sich im System langfristig giftige Metaboliten anreichern können. Diese Empfehlung hilft Entzündungen zu bekämpfen und die durch Nahrungsmittelunverträglichkeiten ausgelöste Überbelastung der Leber, der Nieren und der Blase zu verringern. Unerlässlich, um Rückfälle zu vermeiden;
- Kürbiskerne (ungefähr 1 Suppenlöffel voll pro Tag) sind reich an Zink und Aminosäuren und

unterstützen die Reduktion des Prostatavolumens;
- Kurkuma ist eine der besten antikanzerogenen Substanzen (Béliveau 2008);
- Ausreichend Flüssigkeit zu sich nehmen: 1 bis 2 Liter Quellwasser / Tag;
- Prostata durch 2 bis 3 Ejakulationen pro Woche „entleeren", um Stauungen der Drüse zu reduzieren;
- Sehr heiße Sitzbäder, 15 Minuten lang, 1- bis 2-mal pro Tag oder Wechselduschen (3 Minuten heißes Wasser, 1 Minute kaltes Wasser) auf den Unterbauch, wenn die Prostata entzündet ist;
- Mindestens 3-mal pro Woche Sport / Bewegung sowie Entspannungsübungen von 15 Minuten / Tag;
- Radfahren vermeiden, da durch den Sitz zu viel Druck auf die Prostata entsteht, keine heftigen Sportübungen bei Prostatitis;
- Lange Kälteexposition vermeiden;
- Stressmanagement betreiben und überlegen, wodurch der Ausdruck der Männlichkeit, der Sexualität und der Kreativität behindert wird;
- Keine zu enge Unterwäsche tragen, da dies die Gesundheit der Hoden beeinträchtigen kann. Nach einer im *International Journal of Andrology* 1995 veröffentlichen Studie leiden Männer, die zu enge Unterwäsche bzw. Jeans tragen, doppelt so häufig an Infertilität wie Männer, die Boxershorts tragen, da die Samenzellen sehr wärmeempfindlich sind.

KAPITEL

15 Sympathisches und parasympathisches Nervensystem

Nervensystem und endokrines System arbeiten eng zusammen. In meinem therapeutischen Ansatz zur Behandlung der verschiedenen Drüsen verwende ich oft Techniken zum Ausgleich bzw. zur Stimulation des sympathischen und parasympathischen Nervensystems über die Ganglien und die Liquorfluktuation. Nachfolgend möchte ich kurz auf diese beiden Systeme eingehen und erklären, wie ich sie in meine Behandlung einbinde.

Kurze Rekapitulation

- Das autonome Nervensystem ist das wichtigste Stoffwechselregulationssystem.
- Das sympathische Nervensystem dient der Flucht- und Kampfreaktion, es fördert die Muskelkraft und die Leistungsfähigkeit des Herzes in Krisensituationen.
- Das parasympathische Nervensystem fördert die Verdauungsfunktionen und das innere Gleichgewicht des Körpers. Es kommt vor allem in Entspannungsphasen und während des Schlafs zum Einsatz.
- Die beiden Systeme müssen sich wechselseitig ausgleichen, um dem Energiebedarf des Körpers gerecht zu werden. Das Nervensystem muss, je nach Nachfrage und Bedarf des Organismus, von einem zum anderen System wechseln. In der neurovegetativen Regulation stehen sich Sympathikus und Parasympathikus jedoch nicht als Gegner gegenüber, sondern sie vervollständigen sich gegenseitig und bilden Synergien (Caporossi 1989). So wird die Homöostase durch das autonome Nervensystem reguliert, das dabei Hand in Hand mit den endokrinen Drüsen agiert. Das Gleichgewicht von Blutzirkulation und Stoffwechselfunktionen hängt zudem auch von der Fluktuation des Liquor cerebrospinalis (LCS) und von der guten Mobilität des Muskel- und Skelettsystems sowie der Faszien ab. Die longitudinale Fluktuation stimuliert den Sympathikus sowie die Schilddrüse und inhibiert die Geschlechtsdrüsen. Die transversale Fluktuation, die mehr mit den Ruhephasen verbunden ist, fördert die Aktivität des Parasympathikus. Diese Fluktuation verlangsamt die Ausbreitungsgeschwindigkeit des LCS und damit den Stoffwechsel.
- Probleme treten dann auf, wenn ein System das andere kontinuierlich dominiert. So besteht zum Beispiel bei Asthma eine Dominanz des Parasympathikus verbunden mit einer Nebennierenunterfunktion.
- Menschen, die unter einem neurovegetativen Ungleichgewicht leiden, zeigen oft übertriebene Reaktionen des sympathischen oder parasympathischen Systems, die sich mit zunehmendem Ungleichgewicht verstärken.
- Bei Rechtshändern ist die rechte Seite die sympathische Seite und die linke Seite die parasympathische. Es besteht eine gekreuzte Beziehung zwischen der linken Hemisphäre, die die emotionale und die mehr parasympathische Seite ist, und der rechten Hemisphäre, die mehr rational und sympathisch gesteuert wird. Gehen und Laufen stimuliert und gleicht die beiden Systeme aus, aber es aktiviert wie jede körperliche Anstrengung die longitudinale Fluktuation und damit den Sympathikus.
- Personen, die unter einem gonadotropen Ungleichgewicht leiden und damit mehr vom Parasympathikus dominiert werden, haben häufiger Symptome auf der linken Körperseite: Kopfschmerzen, Armschmerzen, Schmerzen in der linken Niere, der linken Hüfte usw.
- Symptome, die mehr auf der rechten Körperhälfte auftreten, können mit dem Verdauungsapparat und / oder dem sympathischen Nervensystem in Bezug stehen. Natürlich handelt es sich hierbei nur um Hinweise oder Neigungen, da jeder Patient seine individuellen Symptome aufweist.

Das Nervensystem und die Drüsen

Das Nerven- und das Drüsensystem stehen in sehr enger Beziehung, sodass ein Ungleichgewicht im Nervensystem automatisch auch eine Reaktion der Drüsen auslöst und umgekehrt ein endokrines Ungleichgewicht Stress und Reaktionen im Nervensystem erzeugt.

Das sympathische Nervensystem entspricht der thyreotropen Funktion.

Folgende Drüsen sind mit dem sympathischen Nervensystem verbunden:
- Hypophysenvorderlappen;
- Schilddrüse;
- Thymus: beeinflusst den Phosphorhaushalt und die Immunität;
- Leber: Zusammenhang mit der Glykogenolyse;
- Bauchspeicheldrüse: Glukagonsekretion, Inhibition der Insulinsekretion und der Enzyme;
- Nebennieren: Adrenalin.

Das parasympathische Nervensystem entspricht der gonadotropen Funktion.

Folgende Drüsen sind mit dem parasympathischen Nervensystem verbunden:
- Hypophysenhinterlappen;
- Leber: Gallensekretion;
- Bauchspeicheldrüse: Freisetzung von Enzymen und Insulin;
- Ovarien;
- Hoden;
- Nebennieren: Gonadokortikoide.

Anzeichen einer Sympathikusdominanz

Die in Klammern genannten Begriffe verweisen auf differenzialdiagnostische Aspekte.
- Verdauungsstörungen bei Konsum von sauren Nahrungsmitteln, schwerfällige Verdauung, saurer und bitterer Magen (Magendysfunktion);
- Kälteempfindlichkeit (*Schilddrüse, Progesteronmangel*);
- Trockenheit von Mund, Nase und Augen (*Östrogenmangel*);
- Schneller Puls nach dem Essen (Nahrungsmittelintoleranz);
- Schwierigkeiten, nach Aufregungen wieder zur Ruhe zu kommen;
- Sich leicht verschlucken;
- Geistig rege und wach;
- Kalte und feuchte Hände und Füße, häufig kalter Schweiß;
- Verminderte Harnmenge (*Schilddrüsendysfunktion*), geringere Miktionsfrequenz;
- Palpitationen;
- Nervenschmerzen;
- Angst.

Ursachen nach Caporossi

- Stimulation des Sympathikus durch Wirbeldysfunktionen entlang der Metamere;
- Störung des emotionalen oder psychischen Zustands des Menschen;
- Toxämie;
- Überfunktion der Hypophyse, der Nebennieren oder der Schilddrüse;
- Dysfunktionen in den Segmenten C0-C1-C2-C3 bei gleichzeitiger Inhibition des N. vagus und Stimulation des Ganglion cervicale superius;
- Kompression der SSB;
- Folgen eines Schleudertraumas;
- Bestimmte Medikamente.

Weitere Ursachen

- Nahrungsmittelunverträglichkeiten und -allergien können zu metabolischem Stress führen.
- Spannungen im Endokranium, die
  - die Verbindung zwischen den beiden Hemisphären beeinträchtigen und damit die Verarbeitung der Informationen über den Stressfaktor beeinflussen.
  - das limbische System – Amygdala und Hippokampus – beeinträchtigen oder überbeanspruchen. Die Amygdala ist für unsere Fähigkeit, bei anderen Menschen bestimmte, für unser Überleben wesentliche Emotionen zu spüren und wahrzunehmen, von entscheidender Bedeutung,
  - die Kommunikation mit dem präfrontalen Kortex einschränken, der die Distanzierung in Stresssituation ermöglicht und die Nutzung der Kreativität gestattet. Damit reagiert nur das limbische System, das nur eines kennt: die Flucht- oder Kampfreaktion. Bildgebende

Verfahren des Gehirns zeigen eine hohe Aktivität des präfrontalen Kortex bei Gedächtnisaufgaben und bei der deduktiven Argumentation. Der präfrontale Kortex spielt eine wichtige Rolle für die moralische Sensibilität und die Fähigkeit des „Sich-Zurückhaltens" des Menschen. Die Lösung von Kompressionen und die osteopathische Behandlung der anterioren Schädelregion verbessern die Mobilität und die Zirkulation dieser Region, die für die Fähigkeit, angesichts von Stress Distanz zu bewahren, entscheidend ist.

Das Verständnis der Zusammenhänge zwischen dem Nervensystem und dem endokrinen System ist von großer Bedeutung. Eine heftige Reaktion des Sympathikus kann zur Erschöpfung der Hypophyse, der Schilddrüse oder der Nebennieren und zu einem Ungleichgewicht der Geschlechtsdrüsen führen.

Anzeichen einer Parasympathikusdominanz

- Morgendliche Steifigkeit in den Gelenken;
- Muskelkrämpfe in den Beinen und Zehen am Abend;
- Magenkrämpfe, zu schnelle Verdauung;
- Tränende Augen;
- Geschwollene Augenlider;
- Wechsel zwischen Diarrhö und Obstipation;
- Langsame nervale Reaktionen, langsame Reflexe;
- Kälteempfindlichkeit;
- Anfälligkeit für Schnupfen, Asthma und Bronchitis.

Ursachen nach Caporossi

- Wirbeldysfunktionen, die die Weiterleitung der sympathischen Impulse verhindern;
- Dysfunktionen in den Segmenten C1-C2-C3, die zu einer starken Kompensation des N. vagus und / oder zu einer Sympathikolyse des Ganglion cervicale superius führen;
- Unterfunktion der Nebennieren oder der Hypophyse;
- Unterfunktion der Schilddrüse;
- Spannungen im Endokranium, die das Gleichgewicht zwischen dem sympathischen und dem parasympathischen Nervensystem beeinträchtigen.

Osteopathischer Ansatz

Ziel der Behandlung ist es, die beiden Systeme durch Stimulation oder Inhibition wieder ins Gleichgewicht zu bringen, die Kommunikation zwischen den beiden Hemisphären über das Corpus callosum wiederherzustellen, die LCS-Zirkulation durch die Ventrikel und die SSB zu fördern, die Hypothalamus-Hypophysen-Achse auszugleichen sowie fasziale und osteoartikuläre Restriktionen zu lösen, indem man eines der Systeme mehr als das andere mobilisiert.

- Die **SSB** ausgleichen: Kompressions- und Extensionsläsionen der SSB bewirken eine Sympathikotonie, Flexionsläsionen eine Parasympathikotonie; paradoxe Dysfunktionen des Kraniums und des Sakrums führen zu Asthma, Allergien und Depressionen (Caporossi 1987);
- Die **Frontallappenregion** und die Einrollbewegung des Großhirns, die für die deduktive Argumentation und die Fähigkeit, bei Stress auf Distanz gehen zu können, verantwortlich sind, wieder in Gang bringen (vgl. ➤ Kap. 26.1);
- Die **Temporallappen** stimulieren und damit die tief liegenden Gehirnstrukturen und die Regulation des limbischen Systems fördern (➤ Kap. 26.6 und ➤ Kap. 26.7);
- Die Verbindung zwischen den beiden Hemisphären durch **Corpus callosum**-Techniken (➤ Kap. 26.3) sowie durch den Stretch-Reflex bei C0-C1-C2 fördern, der nach Angaben von Caporossi (1987) die intrakranialen Membranen direkt anspricht. Mit kinesiologischen Tests überprüfen, ob es nach der Behandlung tatsächlich zu einer besseren Kommunikation zwischen den beiden Hemisphären kommt. Dem Patienten Gehirngymnastik bzw. Überkreuzungsübungen (*cross-crawls*) empfehlen;
- Harmonisierung der **Hypothalamus-Hypophysen-Achse** (➤ Kap. 19.2 und ➤ Kap. 19.3);
- Lösung von Spannungen im Bereich des **Foramen magnum** und des **Foramen jugulare** durch

globale und / oder spezifische Expansionstechniken an der Schädelbasis;

- Korrektur und Normalisierung des **Sakrums**: Sakrumdysfunktionen führen zu Sympathikotonie und in weiterer Folge zu kranialen Dysfunktionen. Um den Parasympathikus zu stimulieren, eignen sich Perkussionstechniken an den Foramina sacralia, um den Parasympathikus zu inhibieren, können „Druck-Inhibitions-Techniken" an den Foramina eingesetzt werden (➤ Kap. 26.15 und ➤ Kap. 26.16);
- Normalisierung des **Os coccygis**: Wirkung auf das Ganglion impar und die Dura mater. Die Inhibition des Ganglion impar im Rahmen einer internen Coccygis-Korrektur scheint gute Erfolge bei Obstipation und Impotenz zu bringen (Caporossi 1987). Bei parasympathischen Störungen sollte dieses Ganglion jedoch stimuliert werden;
- Normalisierung des **Diaphragmas**: Ausgleich der verschiedenen Plexus;
- Normalisierung von **C4-C5**: N. phrenicus;
- Normalisierung von **C7-Th1-Th2**: Ganglion stellatum, Schilddrüse, Hypophyse;
- Normalisierung von **Th10-Th11-Th12-L1**: Nebennieren;
- Normalisierung durch Stimulation oder Inhibition der **Ganglia sphenopalatinum, cervicale superius und cervicale inferius** und des sympathischen Grenzstrangs. Die Stimulation begünstigt den Sympathikus, die Inhibition den Parasympathikus (➤ Kap. 26.8 bis ➤ Kap. 26.14).

Ausgleich der Liquorfluktuation:

- Die longitudinale Fluktuation kann mit der bilateralen Rotationstechnik der Temporalia nach Sutherland (➤ Kap. 26.7) normalisiert werden, indem man je nach Situation den Rhythmus entweder beschleunigt oder verlangsamt. So sollte der Rhythmus bei Parasympathikotonie beschleunigt und bei Sympathikotonie verlangsamt werden.
- Die transversale Fluktuation kann durch eine alternierende Rotation der Temporalia nach Sutherland normalisiert werden (➤ Kap. 26).
- Die CV4-Technik stimuliert den Parasympathikus. Diese Technik sollte bei vagotonen Symptomen vermieden werden.
- Die synchrone Bewegung zwischen Okziput und Sakrum fördert das neurovegetative Gleichgewicht, Asynchronität kann zu neurovegetativer Dystonie führen.
- Spazierengehen stimuliert und gleicht die beiden Nervensysteme aus und aktiviert, wie jede körperliche Anstrengung, die longitudinale Fluktuation. Sport und Bewegung sind zu empfehlen, da sie eine ausgleichende Wirkung haben.

15

KAPITEL

16 Depression und Stimmungsschwankungen

Die endokrine Depression sowie Schwierigkeiten im Umgang mit sehr heftigen Emotionen führen oft zu nervöser Depression. Depressionen sind die große Geißel der westlichen Gesellschaft. Der Verbrauch von Antidepressiva nimmt immer mehr zu und erreicht teilweise alarmierende Dimensionen. Das war einer der Grundgedanken für das vorliegende Buch: Diagnose- und Behandlungsmethoden zu entwickeln, die es dem Therapeuten ermöglichen, Depressionen vorzubeugen, indem er das Ungleichgewicht in einem frühen Stadium behandelt. Je besser das endokrine Gleichgewicht einer Person, umso eher ist sie in der Lage, mit Stress umzugehen, und umso weniger läuft sie Gefahr, eine Depression zu entwickeln. Die Wiederherstellung des endokrinen Gleichgewichts hilft Patienten eine emotional schwierige Zeit zu überstehen. Allerdings ist meiner Meinung nach oft auch eine psychologische Betreuung erforderlich.

Um Depression oder Dekompensation zu vermeiden, müssen vor allem folgende Drüsen untersucht und behandelt werden: **Schilddrüse**, **Nebennieren**, Bauchspeicheldrüse und Epiphyse.

Menopause und Andropause sind für sehr empfindliche Personen oftmals eine große Herausforderung. Bei der Frau werden nach Gilson ein hoher Progesteronwert (sehr selten) und ein zu niedriger Östrogen- bzw. Testosteronwert mit der Depression in Verbindung gebracht, beim Mann sind es niedrige Testosteron- bzw. DHEA-Werte. In unserem Behandlungsansatz müssen diese Tatsachen berücksichtigt, die Ursachen erforscht, eine an die Abnahme der Hormonspiegel angepasste Therapie gefunden sowie gegebenenfalls entsprechende Nahrungsergänzungsmittel empfohlen werden. Zudem muss in der osteopathischen Behandlung unbedingt ein optimales Gleichgewicht zwischen dem sympathischen und parasympathischen System hergestellt werden.

Leider haben wir nicht immer die Möglichkeit, unsere Patienten präventiv zu behandeln. Daher müssen wir die Symptome genau kennen, um dem Patienten die richtige Behandlung vorschlagen zu können und ihn bestmöglich zu unterstützen.

Genetische Faktoren führen bei manchen Patienten zu einer besonders hohen Stressanfälligkeit. Daher müssen wir den Patienten mit viel Anteilnahme und Empathie begegnen und jede Form der Be- oder Verurteilung vermeiden. Empathie bedeutet, dem Patienten das Gefühl zu geben, dass er mit seinen Symptomen verstanden wird. Sie ist ein Schlüsselelement für den Erfolg jeder Behandlung. Man sollte den Patienten auch darüber informieren, dass seine Symptome nicht nur in seinem Kopf existieren, sondern durch eine psychische und oft auch durch eine körperliche Schwäche verursacht werden. Dadurch nimmt man dem Patienten die Schuldgefühle, stellt seine Symptome auf eine reale Basis und ermutigt ihn sich auszusprechen und die richtigen Schritte zu gehen.

Im Folgenden möchte ich auf die wissenschaftlichen und osteopathischen Hypothesen eingehen, die bei der Untersuchung eines Patienten und bei der Erstellung eines Behandlungsplans sowie bei den Empfehlungen und Nahrungsergänzungsmitteln zu berücksichtigen sind. Es schien mir auch wichtig, zwischen den Symptomen der Depression und der Angststörung zu unterscheiden, um eine differenzierte Diagnose erstellen zu können. Viele Menschen, die unter Depressionen leiden, werden nicht richtig diagnostiziert und auch nicht richtig begleitet und behandelt.

Wissenschaftliche Hypothesen

Wissenschaftler haben festgestellt, dass ein normaler Serotoninwert für das emotionale Gleichgewicht, die Stimmung und ein normales Verhalten wichtig ist. Umgekehrt kann **Serotoninmangel** zu Schlafstörungen, Unruhezuständen, Agitiertheit, Apathie,

Hoffnungslosigkeit – also Symptomen, die bei Depressionen auftreten – führen. Auch die Suizidneigung steht möglicherweise mit einem Serotoninmangel in Verbindung. Die Epiphyse, das Organ der Serotoninsynthese, ist für dieses Gleichgewicht von entscheidender Bedeutung.

- Die meisten serotonergen Zellen des Gehirns befinden sich im Bereich des Pons und der Medulla oblongata, also im Hirnstamm (Fadem 2004). In der Peripherie spielt Serotonin eine Rolle für den Gefäßtonus und die Motilität des Magen-Darm-Trakts (Becker 2006).
- Serotonin ist der einzige Neurotransmitter mit einem saisonalen Rhythmus. Die höchsten Serotoninkonzentrationen werden am Beginn des Frühlings und im Sommer erreicht, also in den Jahreszeiten, in denen auch weniger saisonal-affektive Störungen (SAD) auftreten. Hier besteht sicherlich ein Zusammenhang mit der Epiphyse.
- Psychologische Traumata in frühester Kindheit prägen die Amygdala und den Angstkreislauf in einer Phase, in der sich das Gehirn entwickelt. Diese Störungen sind bleibend. So zeigt sich bei Untersuchungen von Angstpatienten mittels funktioneller Bildgebung eine erhöhte Aktivität in der Amygdala (Thomas et al. 2001).
- Wie bereits in ➤ Kap. 2 über den Stress und seine Auswirkungen auf die Drüsen erwähnt, können Kinder bereits mit einer verminderten Anpassungsfähigkeit an Stress geboren werden, d. h. ihre Nebennieren weisen bereits bei der Geburt eine Schwäche auf. Mögliche Ursache hierfür sind von der Mutter erlebte Stresssituationen (Wilson 2006).
- Die genetische Veranlagung spielt ebenfalls eine wichtige Rolle, sodass auch die Familienanamnese zu berücksichtigen ist.
- Unter Einwirkung von Stress wird die Hypothalamus-Hypophysen-Nebennieren-Achse (HHN-Achse) aktiviert, um auf die Situation reagieren zu können. Sobald der Stress beendet ist, werden Hypophyse und limbisches System über Adrenalin und Cortisol davon informiert und verringern die Ausschüttung von ACTH und anderen Stresshormonen. Es werden Noradrenalin und Serotonin produziert und die HHN-Achse beruhigt sich. Allerdings kann wiederholter Stress das Gehirn biochemisch überfordern und damit seine Fähigkeit, Stressreaktionen zu unterbrechen, reduzieren. Das ist der Beginn der Angststörung. **Ängstliche Personen weisen eine Hyperaktivität der HHN-Achse auf**. Eine zu lang andauernde Reaktion kann die chemischen Prozesse im Gehirn dauerhaft verändern und zu strukturellen Modifikationen in bestimmten Gehirnregionen führen. Der Hippokampus kann durch lang andauernden Stress viele Neurone verlieren. Andere Studien beschreiben eine Verringerung der Anzahl der Glukokortikoidrezeptoren im Hippokampus und im präfrontalen Kortex bei suizidgefährdeten Personen.
- **Die Inhibition der HHN-Achse scheint die Entstehung von Depressionen zu begünstigen**. Zahlreiche Hinweise lassen vermuten, dass das Endprodukt der HHN-Achse (die Glukokortikoide) eine Rolle bei der Depression spielt, indem Glukokortikoide verschiedene Neurotransmittersysteme wie etwa das Serotonin-, Noradrenalin- und Dopaminsystem beeinflussen, die alle drei an der Depression beteiligt sind. Bei Patienten mit schweren Depressionen lassen sich durch chronischen Stress verursachte erhöhte Cortisolwerte im Blut nachweisen (➤ Abb. 16-1).
- **Östrogen beeinflusst das Nervensystem**, indem es Tryptophan von seinem Transportprotein Albumin löst. Tryptophan dient wiederum der Serotoninsynthese (Champagne 1999). Östrogen stimuliert auch die Tryptophanproduktion im Gehirn und trägt damit zu optimalen Werten von Serotonin, Dopamin, Acetylcholin und Noradrenalin bei. All diese Faktoren regen die positive Stimmung, das Gedächtnis, die Erinnerung, die Wahrnehmung, die Motivation, den Hunger und den Sexualtrieb an und verbessern die Reaktionen des Körpers auf Stress. Vielen Frauen werden in der Menopause Antidepressiva verschrieben, obwohl eine einfache Supplementierung mit Östrogenen oder Phytoöstrogenen genügen würde.
- Der Einfluss hormoneller Schwankungen auf Serotonin und andere chemische Botenstoffe im Gehirn kann enorme Auswirkungen auf die psychischen Symptome von Mann und Frau haben.
- Nach Sichel und Driscoll (2000) sind es die Auswirkungen der normalen hormonellen Schwankungen auf die durch Stress überbelastete Neurochemie, die die Probleme verursachen:

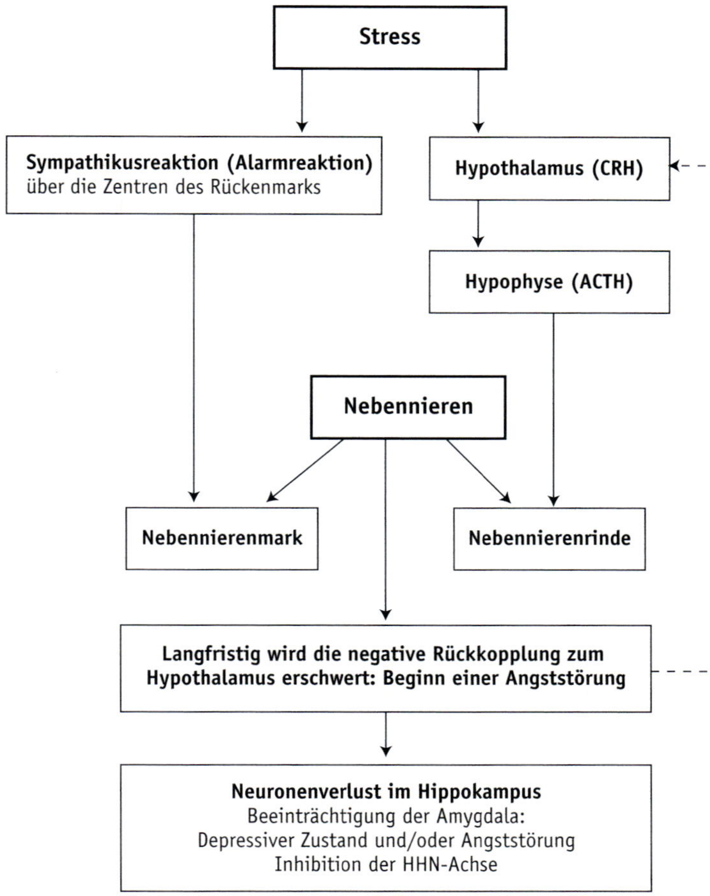

Abb. 16-1 Auswirkungen von anhaltendem Stress auf die Hypothalamus-Hypophysen-Nebennieren-Achse und das Gehirn: die Entstehung von Angststörungen und Depression.

- 10 % der Frauen erleben während der Schwangerschaft eine depressive Phase und bei vielen der betroffenen Frauen verstärken sich die Symptome nach der Entbindung.
- 50 % der Frauen, die orale Verhütungsmittel einnehmen, leiden aufgrund der Hormoneinnahme unter Depressionen; Gleiches gilt für Frauen, die sich zur Behandlung der Unfruchtbarkeit einer Hormonbehandlung unterziehen.
- Viele Frauen erleben vor der Menopause eine Phase der Angst und Stimmungsschwankungen. Die Menopause und die Abnahme des Östrogenspiegels kann in der Folge die erste Depression auslösen.
- Bei Frauen kann sogar die Aufnahme von Medikamenten in Abhängigkeit von der Zyklusphase variieren.
- Eine Analyse der Stimmungsschwankungen bei der Frau oder dem Mannes muss unbedingt die bisherige Hormonanamnese einschließen – ohne dass damit gesagt werden soll, dass die Hormone die einzige Ursache solcher Symptome sind. **In den Gehirnregionen, die mit den Emotionen verbunden sind, gibt es besonders viele Östrogen- und Progesteronrezeptoren.**

Osteopathische Hypothesen

Die nachfolgenden Informationen entstammen einem Artikel von Michael M. Patterson, der in einer von Julie St-Pierre und Hélène Loiselle erstellten französischen Übersetzung unter dem Titel *„L'Ostéopathie et* *la maladie mentale*" in der Osteopathiezeitschrift *L'Ostéopathie précisément* N° 13 erschienen ist.[1]

Ich gebe hier einen Ausschnitt aus diesem Artikel wieder, der einen exzellenten Überblick über den osteopathischen Ansatz zu psychischen Erkrankungen von Still bis heute gibt.

- Still betrachtete psychische Erkrankungen als eine Störung der neuronalen Funktion, verursacht durch mechanische Veränderungen der Struktur und insbesondere der knöchernen Strukturen.
- Er demonstrierte (drei Jahre vor seinem Tod) die positive Wirkung der Osteopathie bei der Behandlung von psychischen Problemen. Dabei deutete er an, dass gute **Ernährung**, eine gesunde **Lebensführung** und **regelmäßige Behandlung der osteopathischen Dysfunktionen** eine Vielzahl von Patienten, die an psychischen Problemen leiden, unterstützen oder heilen kann (mit schlechterer Prognose bei Patienten, die bereits seit langer Zeit unter ihrer Erkrankung leiden).
- Gerdine (1917) stellte fest, dass der Beginn einer psychischen Erkrankung in mehreren Fällen mit leichten, augenscheinlich unbedeutenden Verletzungen einherging. Ursachen waren oft Dysfunktionen der Wirbelsäule.
- Still sagte, dass er oft Dysfunktionen in den unteren Rippen und eine Senkung des Dickdarms ins Becken feststellen konnte. Durch die Korrektur dieser Dysfunktionen konnten die Symptome oft gemildert werden.
- McConnell (1917) bemerkte, dass hysterische Patienten oft **Dysfunktionen an Okziput, Atlas, Axis und Os coccygis** aufwiesen.
- 1933 veröffentliche Still einen kurzen Bericht über das Hildreth-Still-Sanatorium mit Statistiken über die Häufigkeit von osteopathischen Wirbelsäulenläsionen bei Fällen früher Demenz. Bei eintausend Patienten dominierten Dysfunktionen von **C1-C2** und **Th4 bis Th6** mit einen Prozentsatz von 66 % für C2 und 74 % für Th5.
- Louisa Burns interessierte sich für, wie sie es nannte, „borderland psychoses". Ihre Beobachtungen bestärkten sie in ihrer Überzeugung, dass Personen mit normaler Gehirnstruktur, normaler Blutversorgung und entsprechender Ernährung nur unter psychischen Erkrankungen leiden, wenn sie durch ihre Umwelt extremem Stress ausgesetzt wurden. Personen, deren Ernährung mangelhaft ist oder die erblich vorbelastet sind und Wirbelsäulenläsionen aufweisen, die den Blutfluss beeinträchtigen, sind sehr viel anfälliger für psychische Erkrankungen. Burns stellte auch die Hypothese auf, dass in den Rippen rote Blutkörperchen gebildet werden können und Rippenläsionen zur „Verarmung" des Bluts führen; die sich daraus ergebende schlechtere Lungenatmung sowie der verringerte Zufluss an Blut ins Gehirn begünstige mentale Defizite. Burns machte auch Angaben über die Auswirkungen von Dysfunktionen in den verschiedenen Wirbelsäulensegmenten, so scheinen Dysfunktionen von **C3 oder Th1 und Th2 die Funktion der Schilddrüse zu beeinflussen**. Diese Studien wurden an Tieren durchgeführt.
- Die Ärzte Woods (Woods und Woods 1961) untersuchten mehrere Patienten des Instituts und notierten ihren kranialen Rhythmus. Die Ergebnisse zeigten, dass bei Patienten, die an psychischen Erkrankungen litten, der **Rhythmus generell langsamer** war als bei nicht psychisch Kranken.
- Magoun äußerte in den 1960er Jahren die Auffassung, dass die **kraniale Osteopathie für die Behandlung von psychischen Krankheiten sehr nützlich** sei, da sie eine bessere Blutversorgung des Endokraniums und eine bessere Zirkulation des Liquor cerebrospinalis ermöglicht.
- Heute legen insbesondere in Russland durchgeführte Studien nahe, dass die kraniale Osteopathie die Zirkulation im Gehirn und damit die kortikalen Funktionen beeinflusst und das dies der Ausgangspunkt für die Wirkung osteopathischer Behandlungen bei psychischen Krankheiten ist (Moskalenko, Frymann, Kravchenko, Weinstein 2003).
- Psychische Erkrankungen zählen zu den von der Medizinwelt am meisten vernachlässigten Krankheiten, weil einer der grundlegenden Aspekte in der Behandlung, nämlich die Korrektur der somatischen Dysfunktion, völlig außer Acht gelassen wird.

(Ende des Zitats aus dem in der Zeitschrift „L'Osteopathie précisement" erschienenen Artikel.)

[1] Die hier zitierten Referenzen werden am Ende des genannten Artikels aufgelistet.

Meiner Ansicht nach tragen auch folgende Aspekte zum Erhalt der physischen und psychischen Gesundheit bei:

- Der Ausgleich des sympathischen und parasympathischen Nervensystems sowie der Plexus;
- Die Normalisierung der kraniosakralen Achse und der Hypothalamus-Hypophysen-Nebennieren-Achse;
- Die ungehinderte Zirkulation des LCS;
- Die ungehinderte Kommunikation zwischen den beiden Hemisphären;
- Die ungehinderte Beweglichkeit des Frontallappens, der für das emotionale und instinktive Gleichgewicht verantwortlich ist;
- Die ungehinderte Beweglichkeit des Temporallappens, der Sitz des Hippokampus und an Angstreaktionen beteiligt ist;
- Die gute Zirkulation und die Mobilität / Motilität des Hirnstamms (eine Region, in der besonders viele serotonerge Zellen liegen);
- Ein ausgeglichenes Verhältnis zwischen den unterschiedlichen Drüsen, insbesondere der Hypophyse, den Nebennieren, der Schilddrüse und der Epiphyse;
- Der Umgang mit Stress und Emotionen.

Angst führt zu neurovegetativer Dystonie und zu verschiedenen funktionellen Störungen, die mit der Fazilitation des vegetativen Nervensystems verbunden sind. Diese Systeme können bei Überbelastung langfristig zur Depression des Nerven- aber auch des endokrinen Systems führen.

Als Osteopathen ist es unsere Aufgabe, bei somatischen und psychischen Erkrankungen präventiv und kurativ zu handeln, indem wir kraniale und somatische Dysfunktionen korrigieren und dem damit verbundenen Leiden zum Ausdruck verhelfen.

Symptome einer schweren Depression

- Nach Sichel und Driscoll:
  - Permanente Traurigkeit und Melancholie;
  - mangelndes Interesse an den gewöhnlichen Aktivitäten des Lebens.
- Vorhandensein von mindestens fünf der folgenden Symptome:
  - Mangel oder Übermaß an Schlaf;
  - Agitiertheit, Nervosität oder Apathie;
  - Schwierigkeiten nachzudenken, sich zu konzentrieren oder Entscheidungen zu treffen;
  - Panikanfälle oder generalisierte Angst;
  - Gefühl der Hoffnungslosigkeit, der Nichtigkeit, falsche Schuldgefühle, Scham;
  - Immer wiederkehrende Gedanken an den Tod oder an Selbstmord;
  - Verlust oder Zunahme des Appetits;
  - Gewichtsverlust oder -zunahme.

Symptome einer leichten Depression

- Nach Sichel und Driscoll:
  - Das Gefühl deprimiert, unglücklich, trübsinnig zu sein; Schwierigkeiten, Freude zu empfinden;
  - Alles erfassende Müdigkeit.
- Vorhandensein von mindestens zwei der nachstehenden Symptome:
  - Gefühl der Hilflosigkeit, ständig kämpfen zu müssen, ständig überfordert zu sein;
  - Schlafstörungen;
  - Mangelndes Selbstwertgefühl;
  - Mangel an Energie;
  - Konzentrationsstörung;
  - Entscheidungsschwäche;
  - Zunahme oder Mangel an Appetit;
  - Selbstkritik.

Bei Frauen, die unter diesen Symptomen leiden, besteht eine hohe Wahrscheinlichkeit, dass sie PMS, postpartale Depressionen und Stimmungsschwankungen während der Menopause entwickeln, da die Biochemie ihres Gehirns bereits gestört ist. Männer sind während der Andropause ebenfalls gefährdet.

Symptome von Angststörungen

- Nach Sichel und Driscoll:
  - Extreme oder lähmende Angst:
  - Panische Angst mit mindestens vier der nachstehenden Symptome: Palpitationen, Schwitzen, Zittern, Atemlosigkeit, Erstickungsgefühl, Schmerzen in der Brust, Übelkeit, Bauchschmerzen, Diarrhö, Polyurie, Benommenheit, Gleichgewichtsstörungen, Gefühl in einer anderen Realität zu sein, eine gespaltene

Persönlichkeit zu haben, Angst vor Kontrollverlust, verrückt zu werden, zu sterben, Steifigkeit oder Kribbeln, Frösteln oder Hitzewallungen.
- Die verschiedenen Formen der Angst:
  - Phobien;
  - Zwangsstörung: zwanghaft wiederkehrende Gedanken, Triebe, Bilder oder Gesten, Wiederholung von Verhalten;
  - Posttraumatischer Stress: der Patient durchlebt das Schockerlebnis immer wieder (Erinnerungen, Träume, Flashbacks);
  - Allgemeines Angstsyndrom: übertriebene, seit mehr als sechs Monaten bestehende Unruhe mit folgenden Symptomen: Agitiertheit, Gefühl nervlich sehr angespannt zu sein, Müdigkeit, Konzentrationsschwierigkeiten, Gefühl leer im Kopf zu sein, erhöhte Muskelspannung, Schlafstörungen.

Therapeutischer Ansatz

II Stimmungsprobleme können ihre Ursache in einer endokrinen Störung (Nebennieren, Schilddrüse, Bauchspeicheldrüse, Ovarien, Hoden) haben; gleichzeitig dürfen aber echte Störungen des Nervensystems nicht ausgeschlossen werden und sollten mithilfe von kinesiologischen Tests und entsprechender Differenzialdiagnose abgeklärt bzw. bestätigt werden. II

Osteopathischer Ansatz bei Angststörungen

Angst wird durch Weck- und Alarmreaktionen, die durch das sympathische Nervensystem reproduziert werden, gefördert. Das Fortbestehen dieser Reaktionen kann zu neurovegetativer Dystonie führen.

Allgemein muss daher bei Angstproblemen das sympathische Nervensystem beruhigt und verlangsamt werden und die Ursache für die Aufrechterhaltung der Angst muss „entschärft" werden. Folgende Behandlungen können dabei helfen:
- Dekompression der SSB – hinter der Kompression verbergen sich oft ein beschleunigter Rhythmus und eine schnellere LCS-Fluktuation, die es zu normalisieren gilt.
- Behandlung der hinteren Schädelgrube, dem Sitz des Reptilienhirns und zahlreicher nervaler Verbindungen sowie einer Region mit einer besonders hohen Konzentration an serotonergen Zellen. Diese Region fühlt sich oft eng und leblos an.
- Verbesserung der Kommunikation zwischen den beiden Hemisphären durch Techniken am Corpus callosum – vorher überprüfen (➤ Kap. 20.3), ob die beiden Gehirnhälften „verbunden" sind;
- Spezifische Normalisierung des Frontallappens, des Organs für das rationale, instinktive und affektive Gleichgewicht und damit Gegenspielers des limbischen Systems und insbesondere der Amygdala, die für Angstreaktionen verantwortlich ist;
- Untersuchung und Korrektur der Segmente C0-C1-C2, die oftmals gemeinsam mit den oberen Brustwirbeln Dysfunktionen aufweisen. Nach der Wirbelsäulenkorrektur sollte das auf Höhe von C0-C1-C2 liegende Ganglion cervicale superius inhibiert werden.
- Normalisierung des thorakalen Diaphragmas und der Diaphragmaschenkel, des Plexus und des Perikards, die oftmals eine erhöhte Spannung aufweisen. Diese Strukturen, in denen sich die Angst festsetzt, müssen ebenso wie die Strukturen der Zentralsehne, die die Funktion des Diaphragmas beeinträchtigen können und oft bei Angstsymptomen mitbetroffen sind, normalisiert werden (zur Zentralsehne siehe ➤ Kap. 11). Vorher sollte unbedingt die SSB-Kompression behandelt werden, da es anderenfalls zu einer Verstärkung der Symptome (Globusgefühl, Beklemmung, Angstkrise) kommen kann. Während der Normalisierung des Diaphragmas bzw. des Perikards können wir den Patienten nach dem Prinzip des Focusing-Ansatzes[2] dazu ermutigen, seine

---

[2] Unter „Focusing" versteht man einen von Eugene Gendlin Anfang der 1970er Jahre in Amerika entwickelten Körperansatz der Psychotherapie. Dabei geht es im Wesentlichen darum, das Gespürte mit Aufmerksamkeit zu betrachten, d. h. darauf zu achten, was in einem selbst passiert: Emotionen, kinästhetische oder viszerale Wahrnehmungen. Gendlin prägte den Begriff des „bodily felt sense", ein Körpergefühl, das der Körper kennt, das er identifizieren und mit einer Emotion, einer Spannung oder einem Problem, das die Person zu bewältigen hatte, assoziieren kann.

Gefühle auszudrücken, indem er sich auf die Spannung unter unserer Hand konzentriert und dabei beobachtet, welche Emotionen dadurch auslöst werden. Der Patient kann auch im Stillen die Spannung selbst befragen und damit zu ihrer Lösung beitragen. Die dabei entstehenden Antworten sind oft unerwartet und für den Patienten durchaus sinnerfüllt. Der Therapeut spürt unter seiner Hand, ob sich der Patient tatsächlich mit seiner echten Emotion verbindet, da sie sich durch die Verbalisierung oder durch die gedankliche Konzentration auf die Emotion unmittelbar verändert. Zudem ist das ein positives Feedback für den Patienten, der so erkennt, dass er an der richtigen Stelle sucht;

- Bei der Frau ist der Uterus, am unteren Ende der Kette, oftmals hyperton, verkrampft und weist viszerofasziale Dysfunktionen auf. Er ist oft ein Schlüssel für die Behandlung jener Angst, die vor der Menstruation oder in der Prämenopause und Menopause stärker wird;
- Je nach Bedarf Untersuchung und Normalisierung der Nebennieren, die sich oft in Überfunktion befinden, Untersuchung und Normalisierung der Schilddrüse, die sowohl eine Über- als auch eine Unterfunktion aufweisen kann, Untersuchung und Normalisierung der Bauchspeicheldrüse und der Geschlechtsdrüsen. Normalisierung der Epiphyse. Die Leber und der Dickdarm sollten ebenfalls untersucht und behandelt werden;
- Normalisierung der Rippenläsionen, um die Brustatmung und die Blutzirkulation zu erleichtern und das Gleichgewicht unter den verschiedenen Drüsen, die mit den Rippen in Bezug stehen, wiederherzustellen. Je nach Situation sollten Stimulations- oder Inhibitionstechniken an den Segmenten durchgeführt werden, die die Innervation der einzelnen Drüsen sichern;
- Untersuchung und Normalisierung des **Sakrums**, das oft in Extension blockiert ist, des **Os coccygis** (Ganglion impar) und des Rhythmus. Auf **gute Koordination der kraniosakralen Achse** achten, der eine wichtige Rolle bei der Angstsymptomatik zukommt;
- Eventuell passive CV4-Technik, um das vegetative Nervensystem auszugleichen.

Osteopathischer Ansatz bei Depression

Bei Depressionen gilt es, das sympathische Nervensystem zu stimulieren, da sich depressive Patienten häufig in Parasympathikotonie befinden.

- Dekompression der SSB und der kraniosakralen Achse, anschließend Beschleunigung des oftmals verlangsamten Rhythmus. Die Liquorpumpe sollte sowohl quantitativ als auch qualitativ bestmöglich stimuliert werden, um die Vitalität des Patienten zu verbessern. Man kann die Techniken zur Stimulation der Hypothalamus-Hypophysen-Achse (➤ Kap. 19.2 und ➤ Kap. 19.3) verwenden, um die Pumpwirkung auf das endokrine und das Flüssigkeitssystem kräftig anzustoßen;
- Spezifische Normalisierung des Frontallappens, der das Organ des rationalen, instinktiven und affektiven Gleichgewichts ist;
- (Bei Bedarf) Regulierung und Normalisierung der Kommunikation zwischen den beiden Hemisphären (➤ Kap. 26.1);
- Untersuchung und Normalisierung von C0-C1-C2 und der oberen Brustwirbel. Bei Depressionen sollten diese Segmente nach der Korrektur nicht inhibiert werden, damit eine lokale Stimulation des sympathischen Nervensystems erreicht wird. Vorher unbedingt die Schädelbasis durch eine Expansionstechnik behandeln und die hintere Schädelgrube normalisieren;
- Behandlung von Diaphragma, Perikard und Zentralsehne. Dabei können die im Abschnitt über die Angststörung beschriebenen Focusing-Techniken verwendet werden;
- Techniken zur **Stimulation der Nebennieren und der Schilddrüse**, Normalisierung der Bauchspeicheldrüse, der Geschlechtsdrüsen sowie der Epiphyse. Natürlich sollte auch die Leber als entscheidendes Organ des Hormonstoffwechsels behandelt werden;
- Behandlung der Rippenläsionen und Anwendung von Stimulations- oder Inhibitionstechniken nach Maßgabe der die verschiedenen Drüsen innervierenden Segmente;
- Bei der Behandlung der Depression sollte man sich nicht ausschließlich auf viszerale und kraniale Techniken konzentrieren, da diese den Parasympathikus zu sehr anregen und damit die Problematik eventuell verstärken. Strukturelle

Techniken sind üblicherweise sehr effizient und gut geeignet um das System anzuregen;
- Regulierung des Core-Link, um am Ende der Behandlung die synchrone Bewegung zwischen Sakrum und Okziput wiederherzustellen – eine wichtige Voraussetzung für die Selbstregulierung des Nervensystems.

Nahrungsergänzungsmittel und Empfehlungen

Empfehlungen

Meine Empfehlungen schließen sich den Vorschlägen von Sichel und Driscoll bzw. von Servan-Schreiber an.

Sichel und Driscoll empfehlen für Patienten, die unter Angststörungen oder Depressionen leiden, eine Behandlung mit dem NURSE-Programm (**N**utrition, **U**nderstanding, **R**elaxation, **S**pirituality, **E**xercise).

David Servan-Schreiber schlägt sieben komplementäre Methoden vor, um Stress, Angst und Depression zu bekämpfen.

1. Die **Kohärenz des Herzschlags**: durch Tiefenatmung können „Herz und Hirn" miteinander in Einklang gebracht werden. Die Atmung führt zum Ausgleich der Physiologie des Körpers und der Emotionen. Der Atemrhythmus sollte bei 20 Atemzügen in 3 Minuten liegen. Für ein maximales Ergebnis sollte die Atemtechnik 3-mal pro Tag durchgeführt werden. Der Entspannungseffekt tritt sofort ein.
2. Die **neuroemotionale Integration durch Augenbewegungen (EMDR)** und die Psychotherapie: durch die Imitation der während der Traumphasen spontan auftretenden Augenbewegungen, hilft EMDR dem Gehirn die Folgen von Traumata sehr schnell zu verarbeiten. Immer mehr Psychotherapeuten verwenden EMDR.
3. Die **Lichttherapie** ist ebenso wie der Lichtwecker erstaunlich effizient, um die zwischen Oktober und März auftretende „Winterdepression" und die klinische Depression zu behandeln.
4. **Akupunktur** hilft die Schlüsselregionen des emotionalen Gehirns direkt zu kontrollieren und könnte eine interessante Ergänzung zur Osteopathie darstellen.
5. **Omega-3-Fettsäuren** haben, und das ist wissenschaftlich nachgewiesen, eine stark antidepressive Wirkung und stabilisieren die Stimmung – und das zusätzlich zu den vielen anderen positiven Wirkungen auf das Herz, die Gelenke und die Haut.
6. **Körperliches Training / Bewegung**, auch wenn es nur 3-mal pro Woche 20 Minuten sind, hat deutliche Auswirkungen auf die Neurotransmitter des emotionalen Gehirns.
7. Die **emotionale Kommunikation**: Liebe ist, wie Nahrung oder Schutz gegen Kälte, ein biologisches Bedürfnis. Mehrere Studien zeigen, dass selbst die Liebe eines Hundes oder einer Katze entscheidenden Einfluss auf die Stimmung und auf Stressreaktionen hat.

In der **Ernährung** sollten raffinierter Zucker, Alkohol, Kaffee, kohlensäurehaltige Getränke, gesättigte Fettsäuren und Nahrungsmittelallergene, die allesamt für ihre depressiv machende Wirkung bekannt sind, aus dem Speiseplan gestrichen werden.

Besonders wichtig ist es, die Patienten aufzuklären, zu sensibilisieren und zu beraten, sie zu unterstützen und adäquat zu behandeln.

Die **Verbalisierung** und das Sich-Bewusstmachen während einer osteopathischen Behandlung sind für den Erfolg der Behandlung entscheidend und vermeiden Rückfälle, da sie die emotionalen Erinnerungsspuren (Engramme) auslöschen.

Nachdem die Emotion identifiziert und die somato-emotionalen Spuren gelöscht wurden, ist **Schreiben** das beste Mittel um sich zu befreien. Es ergänzt die Behandlung, da es im Gegensatz zur Verbalisierung (bei der besonders die linke Hemisphäre [Rationalität] eingesetzt wird), beide Gehirnhälften verwendet.

Nahrungsergänzungsmittel

Bei leichter Depression oder leichten Angststörungen haben sich die nachfolgend angeführten Ergänzungsmittel bewährt. Bei schweren oder seit Langem andauernden Symptomen müssen oft chemische Substanzen zum Einsatz kommen. In diesem Fall ist gutes Urteilsvermögen gefragt. Bei ausgeprägten oder chronischen Symptomen empfehle ich manchmal die Einnahme von Antidepressiva, so wie ich auch bei eindeutig abgeklärter Schilddrüsenunterfunktion zur Hormonersatztherapie rate.

Die osteopathische Behandlung funktioniert dadurch besser, Rückfälle können vermieden werden und der Patient macht schneller Fortschritte. Wenn ein Patient Antidepressiva ablehnt, musst er sich verstärkt einbringen, die Empfehlungen strikt befolgen, die vorgeschlagenen Ergänzungsmittel verwenden und sich häufiger behandeln lassen. Entscheidend ist, dass innerhalb der ersten sechs Behandlungen eine positive Veränderung erkennbar ist.

Manche Patienten haben nicht genügend Energie, um sich in die Behandlung einzubringen. Wir würden also ihr Gleichgewicht und möglicherweise ihr Leben aufs Spiel setzen, wenn wir ihnen die Einnahme von Medikamenten nicht empfehlen.

Die Einnahme von Antidepressiva sollte gegenüber unseren Patienten rationalisiert werden, die diese oft als ein Eingeständnis ihrer psychischen Schwäche betrachten. Wir müssen die Patienten darüber aufklären, dass das Ungleichgewicht zunächst physiologische Ursachen im Sinne eines Serotoninmangels hat, und dass es keineswegs beschämend ist, dem System das zu geben, was ihm zu seinem Gleichgewicht fehlt. Der Umgang mit Medikamenten erfordert ein gutes Urteilsvermögen, Offenheit, Kommunikationsfähigkeit und vor allem viel Empathie und Verständnis.

Natürliche Nahrungsergänzungsmittel

- Essenzielle Fettsäuren: **Omega-3** (1,5 bis 2 g / Tag). Ein Mangel an EPA / DHA reduziert die Fähigkeit zur Bindung des Serotonins und die Anzahl der synaptischen Vesikel. **Fettsäuren sollten somit immer sofort verordnet werden**.
- Eines der nachstehenden Ergänzungsmittel, je nach Bedarf des Patienten:
  - **5-HTP** (5-Hydroxytryptophan): erhöht die Serotoninproduktion und ist sehr effizient;
  - Johanniskraut (*Hypericum perforatum*) (500 mg / Tag) hat sich zur Behandlung von leichter bis mittlerer Depression genauso bewährt wie 20 mg Fluoxetin, allerdings mit weit weniger Nebenwirkungen. Johanniskraut scheint die Wirkung verschiedener Medikamente abzuschwächen, da es ihren Abbau in der Leber beschleunigt. Es sollte nicht gleichzeitig mit Antidepressiva eingenommen werden (Balch und Balch 2000, Markovitz et al. 2003).
  - Silberlinde (*Tilia tomentosa*) ist ein exzellentes Tonikum für das Nervensystem und hilft u. a. bei Schlaflosigkeit, Angst und Depression. Zu verwenden als Gemmotherapie.
  - *Kava-Kava* hilft die Ruhe zu bewahren und lindert Depressionen.
- Gemeinsam mit Omega 3 Fettsäuren zu verordnen:
  - Vitamin-B-Komplex: wesentlich für das Funktionieren des Nervensystems und des Gehirns. Allergien, Hypoglykämien und Hypothyreose können Depressionen auslösen, indem sie die Resorption von Vitamin B12 und B6 hemmen. Wenn der B-Komplex nicht gut toleriert wird, kann Vitamin **B6** (3-mal täglich 50 mg) empfohlen werden. Vitamin B reduziert Depressionen, PMS und begünstigt die Gehirnfunktion.
  - **Antioxidanzien:** Vitamin A, C, E und Selen.

Nach Bedarf

- Folsäure: 400 mg / Tag, depressive Patienten leiden oft an Folsäuremangel;
- Zink: 50 mg / Tage als Zinkglukonat, depressive Patienten leiden oft unter Zinkmangel;
- Calcium und Magnesium: 1.200 mg Calcium und 600 bis 1.200 mg Magnesium pro Tag beruhigen das Nervensystem;
- **Melatonin**: 3 bis 5 mg vor dem Schlafengehen zur Förderung des Schlafs und der Produktion von Serotonin. Das klinische Profil der Winterdepression (saisonal-affektive Störung, SAD) ist durch einen Mangel an Cortisol, Melatonin und Tryptophan gekennzeichnet;
- Für guten Schlaf: beruhigende Pflanzen wie Baldrian, echte Katzenminze, Passionsblume, Kamille;
- **Vitamin C:** 1.000 bis 2.000 mg / Tag, um das Immunsystem zu stärken und Depressionen zu verhindern. Vitamin C unterstützt auch die Funktion der Nebennieren und ist zudem ein gutes Antioxidans, das gemeinsam mit Omega-3-Fettsäuren verschrieben werden sollte (*Quelle: Nutritional Healing*).
- Ein niedriger Östrogen- und / oder Testosteronspiegel bei der Frau bzw. ein niedriger Testosteron- und DHEA-Spiegel beim Mann sind die typischen Hormonbefunde, die in Verbindung mit

einer Depression gefunden werden. Ein erniedrigter Progesteronwert begünstigt Angststörungen (Nahrungsergänzungsmittel siehe entsprechenden Abschnitt in ➢ Kap. 11 und ➢ Kap. 13);

- Die Nebennieren, die oft bei Depressionen eine Unterfunktion und bei Angststörungen eine Überfunktion aufweisen, sollten durch adaptogene Pflanzen unterstützt werden (siehe Abschnitt *„Nahrungsergänzungsmittel"* in ➢ Kap. 10);
- Homöopathische Formel nach Dr. Reckeweg: VC15 für nervale Störungen;
- Bachblüten sind als sanfte Behandlung der Psyche ebenfalls interessant; hervorragend für die Behandlung von Kindern geeignet.

KAPITEL

17 Kinesiologie

Das vorliegende Kapitel befasst sich mit einem kurzen Überblick über den Ursprung, die Methode und die Prinzipien der Kinesiologie. Untersuchungen mit dieser Methode sind ein leicht zu handhabendes Mittel, das die osteopathische Praxis gut ergänzt. Dabei ist es wichtig, dem Patienten kurz zu erklären, was man tut, damit er nicht fälschlicherweise glaubt, es handle sich um irgendeinen „Zauber". In meiner Praxis entscheide ich selbst, an welchen Patienten ich kinesiologisch austeste, denn die Tests können bei manchen Patienten zu Unverständnis führen und erfordern eine gewisse Offenheit. Der Test ist für unsere Untersuchung nicht entscheidend, sondern dient nur der zusätzlichen Bestätigung. Wie auch bei anderen Tests muss der Therapeut bei der kinesiologischen Prüfung neutral bleiben, da der Test ansonsten sehr subjektiv werden kann. Osteopathen, die sich mit diesem Ansatz nicht wohlfühlen, können sich auf die Anamnese und die osteopathischen Mobilitäts- und Motilitätstests beschränken. Allerdings sind die kinesiologischen Tests eine große Hilfe, um schnell ein endokrines Ungleichgewicht aufzuspüren. Anschließend muss diese Information durch die osteopathischen Tests, die Symptome und gegebenenfalls durch zusätzliche Analysen bestätigt werden. In meiner persönlichen Praxis erwiesen sich die kinesiologischen Tests als effiziente Diagnosemethode, die sich insbesondere durch ihre Schnelligkeit und Präzision auszeichnen.

Der skeptische Leser, der mehr zu dieser Methode erfahren möchte, sollte zur verfügbaren Fachliteratur greifen, da in diesem Kapitel nur ein kurzer Überblick über die kinesiologischen Aspekte gegeben wird, die mit den Drüsen in Bezug stehen.

Ursprung

Der Begriff Kinesiologie umfasst die physischen, emotionalen und biochemischen Prozesse, die der globale Ausdruck von Bewegung sind. Die **angewandte Kinesiologie** ist Teil der Bioenergetik, einem Bereich der Alternativmedizin, der sich mit der Zirkulation von Energie im Körper befasst. Dabei verwendet man neuromuskuläre Reflexe oder Muskeltests (Clauzade et al. 1992). ➤ Abb. 17-1 zeigt die Genealogie der angewandten Kinesiologie.

Ziel der kinesiologischen Testung

Das vorrangige Ziel der Kinesiologie ist es, Blockaden aufzuspüren, die die Weiterleitung von Informationen des Nervensystems an die verschiedenen Körpersysteme behindern. Der als diagnostisches Hilfsmittel verwendete Muskeltest hilft mit den Energiekreisläufen des Körpers in Kontakt zu treten. So kann man mithilfe der endokrinen Reflexpunkte (➤ Abb. 17-2) austesten, wo ein „Kurzschluss" zwischen Gehirn und Muskel stattgefunden hat, wo die endokrine Dysfunktion liegt. Der Ansatz beschränkt sich jedoch nicht allein darauf, sondern ermöglicht es auch, Störungen in allen Systemen des Körpers zu messen:

- Muskelsystem;
- Gelenksystem;
- Hormonsystem;
- Auf der somato-emotionalen Ebene;
- Elektromagnetisches System (Akupunktur);
- Neurolymphatische Reflexe nach Chapman;
- Neurovaskuläre Reflexe nach Bennett;
- Ernährung.

Methode

Der Muskeltest wird als diagnostisches Werkzeug verwendet. Durch Druck auf den ausgestreckten Arm testet man die Energie des Muskels, die eine Kontraktion erzeugt, und nicht die Muskelkraft.

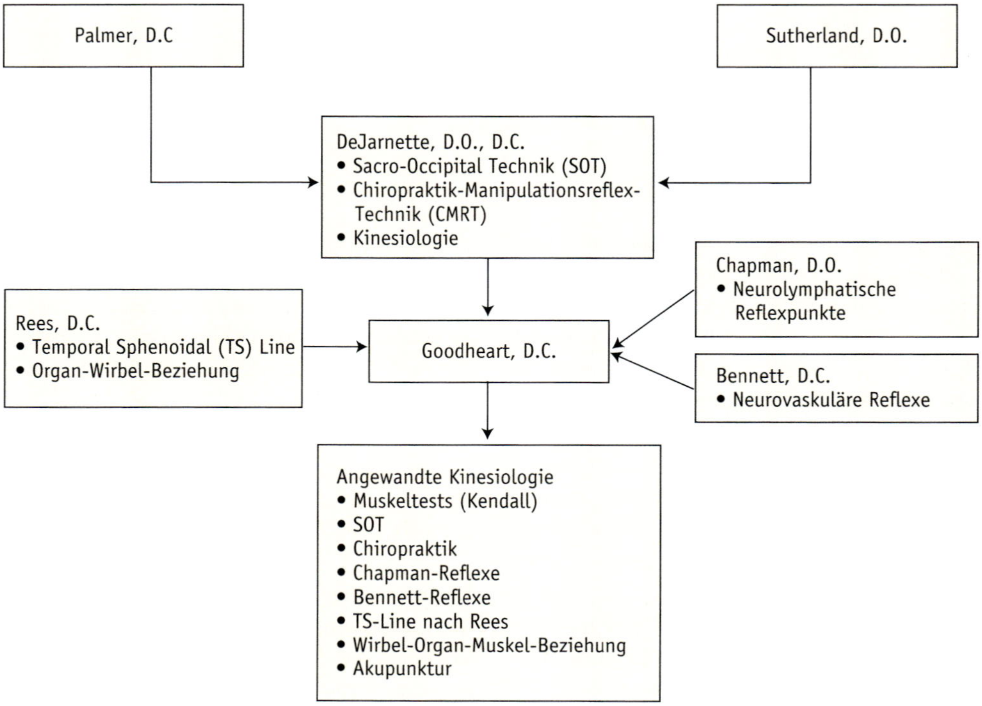

Abb. 17-1 Genealogie der angewandten Kinesiologie.

Der kinesiologische Muskeltest versucht nur herauszufinden, ob ein Muskel in der Lage ist, dem leichten Druck standzuhalten, ob er sich „verriegeln" kann (starker Test) oder nachgibt (schwacher Test). Die Qualität der Verriegelung ist dabei entscheidend, denn sie gibt an, ob eine allgemeine Homöostase vorliegt, ob der Körper im inneren Gleichgewicht ist.

Bevor der Therapeut mit dem Test beginnt, muss er sich zentrieren, um sein eigenes Energiefeld gegen mögliche negative Energien, die der Patient ausstrahlen könnte, zu schützen. Der Therapeut muss zudem eine neutrale Haltung einnehmen und darf keine Erwartungen hinsichtlich der durch den Körper des Patienten zu äußernden Reaktionen haben.

Kennmuskel

In der Kinesiologie verwendet man vornehmlich die Mm. deltoideus, quadriceps oder tensor fasciae latae als Kennmuskeln. Meist wird der M. deltoideus verwendet, vorausgesetzt er ist nicht schmerzhaft, da er im Stehen, im Sitzen und im Liegen leicht zugänglich ist. Ich persönlich verwende hauptsächlich den M. deltoideus anterior, da bei diesem Muskel die Möglichkeit für Kompensationen relativ gering ist.

Durchführung des Muskeltests

Der Therapeut steht vor dem Patienten.

1. Der Patient steht gerade, sein linker Arm hängt entspannt am Körper entlang, der rechte

Arm befindet sich in 90° Abduktion oder 45° Flexion.
2. Der Therapeut stabilisiert die rechte Schulter des Patienten mit seiner rechten Hand und drückt mit dem Handteller seiner linken Hand ungefähr auf Höhe des Handgelenks leicht gegen den ausgestreckten Arm des Patienten.
3. Der Therapeut muss dem Patienten erklären, was er von ihm erwartet. „Ich werde leicht gegen Ihren Arm drücken und Sie widersetzen sich diesem Druck."
4. Anschließend wird der Muskel mit folgenden Worten ausgetestet: „Sind Sie bereit? Halten Sie dagegen." Dabei übt der Therapeut zwei Sekunden lang Druck auf den Arm aus, während der Patient Widerstand leistet und die Position seines Arms aufrechtzuerhalten sucht. Wenn der Arm um einige Zentimeter nach unten sinkt, gilt der Test als „schwach", es besteht ein „Kurzschluss" zwischen Gehirn und Muskel, d. h. irgendetwas behindert die elektrische Leitung. Der Muskeltest darf niemals an einem schmerzhaften Muskel ausgeführt werden.
5. Bevor man die einzelnen endokrinen Reflexpunkte austestet, sollte ein Vortest durchgeführt werden, um sicherzustellen, dass der Patient auch tatsächlich kinesiologisch ausgetestet werden kann. Wenn der Therapeut mit der Hand gegen dem Arm drückt und „Ja" sagt, muss die Antwort eindeutig stark sein, und wenn er „Nein" sagt, muss sie eindeutig schwach sein. Wenn der Arm in beiden Fällen stark bleibt, sollte man den Thymus mit kleinen Klopfbewegungen stimulieren, die den Akupunkturpunkt Ni 27 massieren (➤ Abb. 17-2), um den Energiekreislauf wiederherzustellen. Man kann dem Patienten auch ein Glas Wasser anbieten oder ihn ersuchen, einige Überkreuzbewegungen zu machen (➤ Kap. 26.5).
6. Wenn der Patient gut auf den Vortest reagiert, kann mit dem Austesten der Drüsen begonnen werden. Dazu berührt man mit dem Mittelfinger der rechten Hand die verschiedenen endokrinen Reflexpunkte, die ausgetestet werden sollen, während die linke Hand gleichzeitig Druck auf den Arm des Patienten ausübt. Wenn der Arm sich senkt, während man einen bestimmten Reflexpunkt berührt, zeigt der Test eine Dysfunktion der betreffenden Drüse an. Der Test sagt nichts darüber aus, ob die Drüse in Über- oder Unterfunktion ist, dazu muss man sich auf die Symptome und auf die osteopathischen Tests stützen. Wenn man mit dem Austesten beginnt, sollte man die jeweilige Drüse im Kopf benennen, während man sie berührt, um sie richtig zu integrieren.

Das nachstehende Schema (➤ Abb. 17-2) zeigt die verschiedenen Punkte, die ausgetestet werden müssen, um endokrine Dysfunktionen zu finden. Diese Punkte basieren auf bestimmten Reflexpunkten nach Chapman, Bennett und Knap sowie auf Akupunkturpunkten. Sie wurden über mehrere Jahre in der Praxis überprüft und haben sich als sehr zuverlässig für die Untersuchung von funktionellen oder auch pathologischen Dysfunktionen bzw. Läsionen der verschiedenen Drüsen erwiesen.

Der kinesiologische Test wird zu Beginn, im Rahmen der Untersuchung und nach Ende der Behandlung durchgeführt, um zu sehen, ob das Ungleichgewicht behoben wurde. Wenn der Test auch nach der osteopathischen Behandlung noch schwach ist, dann verschreibe ich dem Patienten Ergänzungsmittel für die betreffende Drüse und teste ihn einige Wochen später nochmals aus. Abhängig vom Schweregrade der Symptome, müssen eventuell weitere Tests (Harn-, Blut-, Speichelanalysen usw.) durchgeführt werden, um abzuklären, ob es sich um eine funktionelle Störung oder um eine echte Pathologie handelt, die entsprechend medizinisch behandelt werden muss.

Kinesiologischer Test und Abfolge der verschiedenen zu testenden Drüsen-Punkte

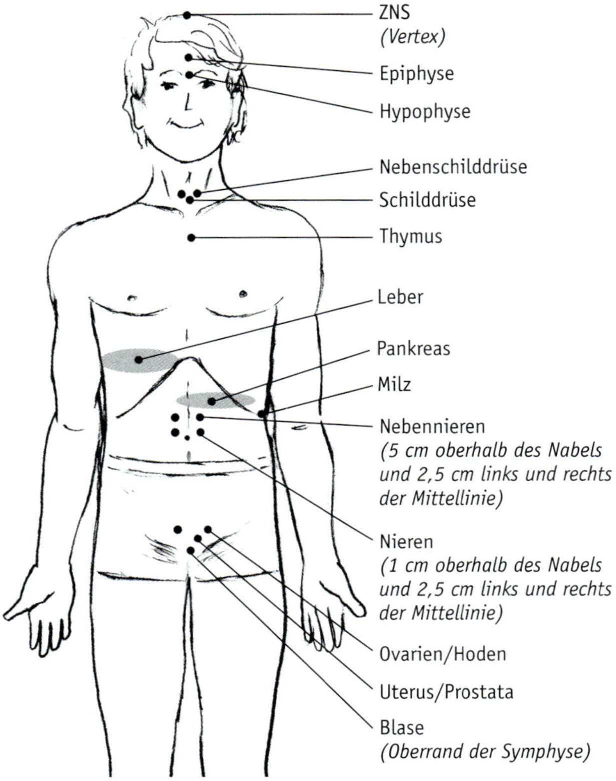

Kinesiologische Reflexpunkte

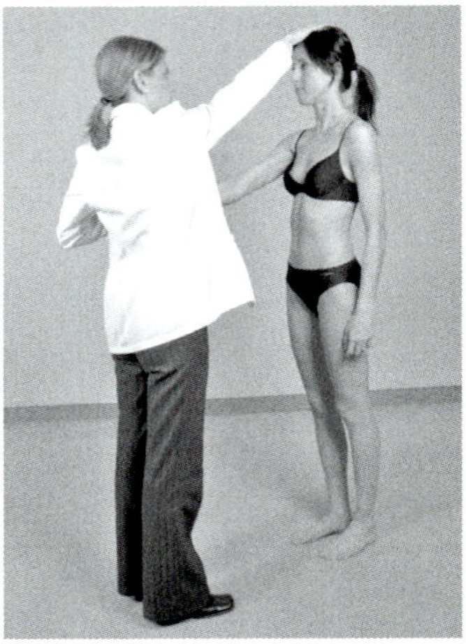

Nervensystem

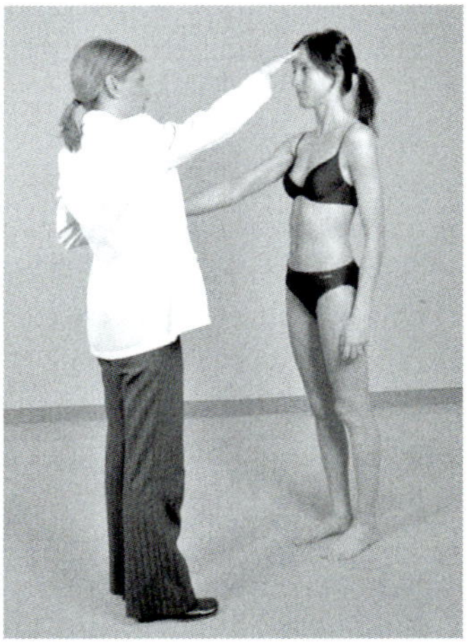

Epiphyse

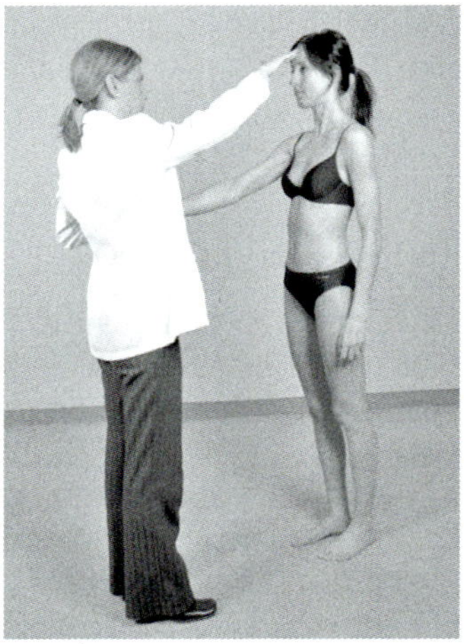

Hypophyse

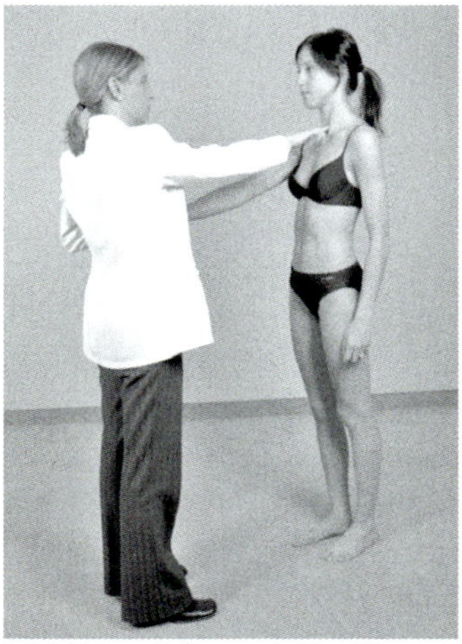

Schilddrüse (Zeige- und Mittelfinger an der Mittellinie)

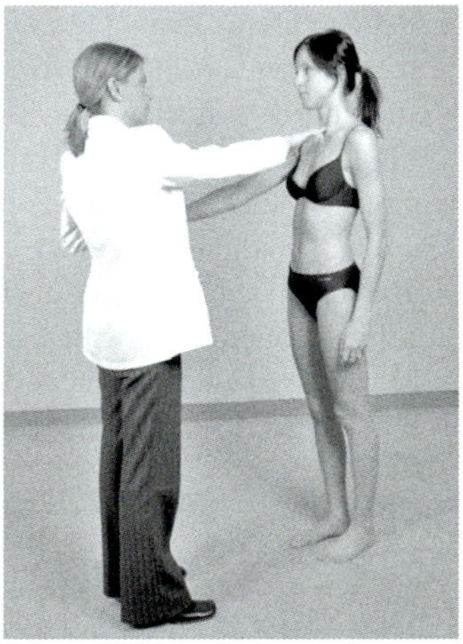

Nebenschilddrüse (Zeige- und Mittelfinger links und rechts lateral der Mittellinie)

Abb. 17-2 Kinesiologische Reflexpunkte.

17

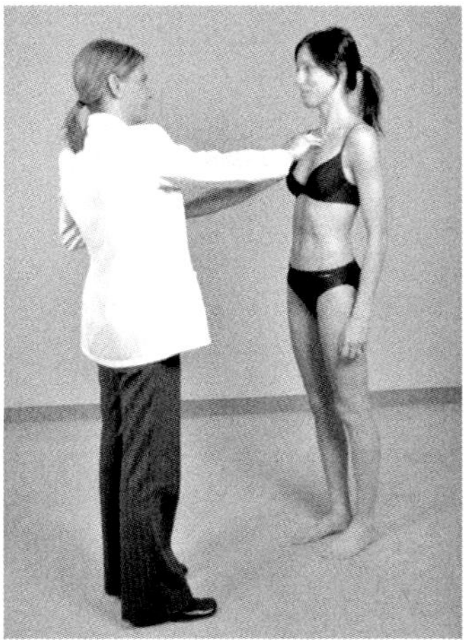
Thymus

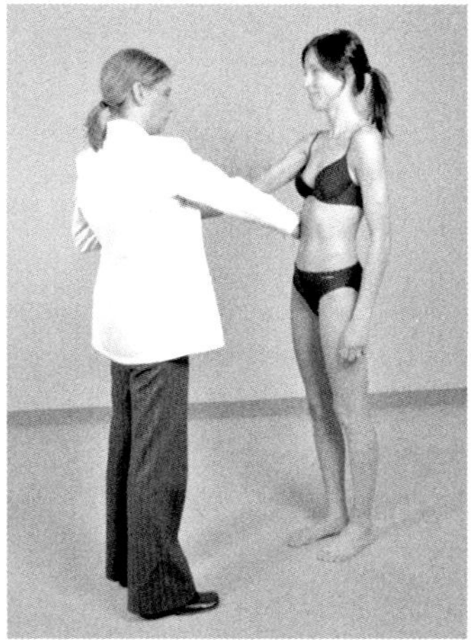
Leber (flache Hand über den Rippen)

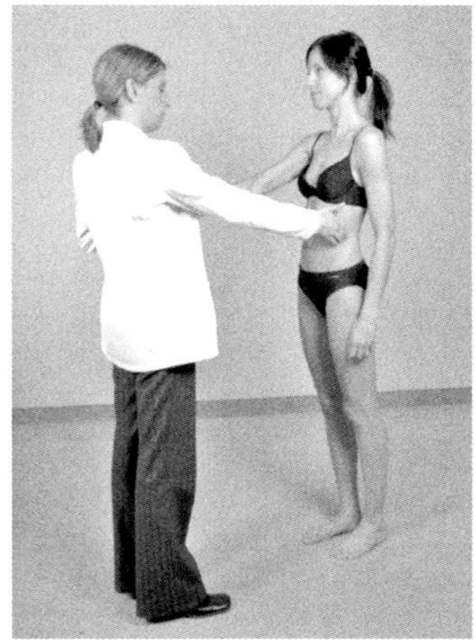
Milz

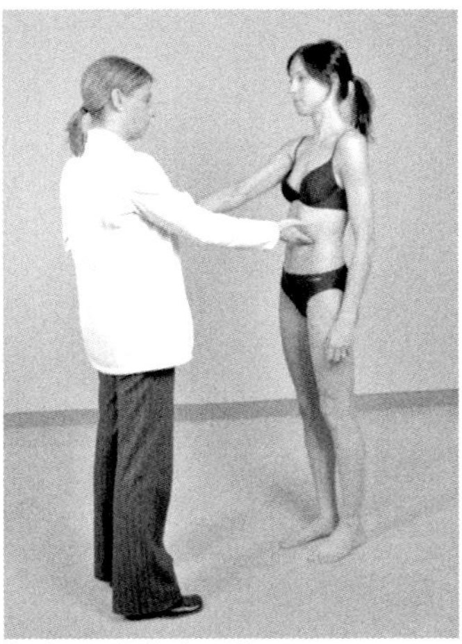
Pankreas (mit den Fingern
oder Handkante)

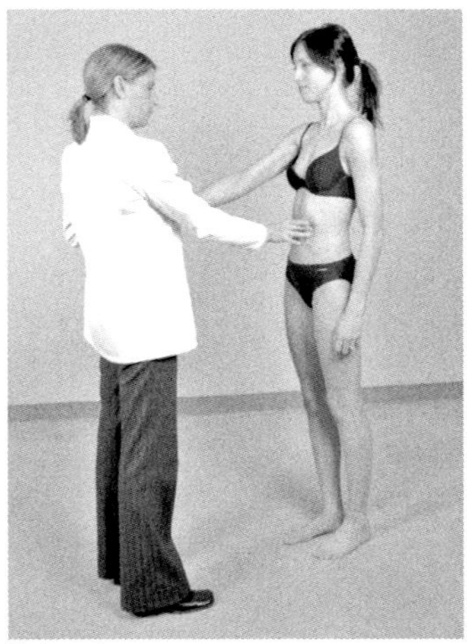
Nebennieren

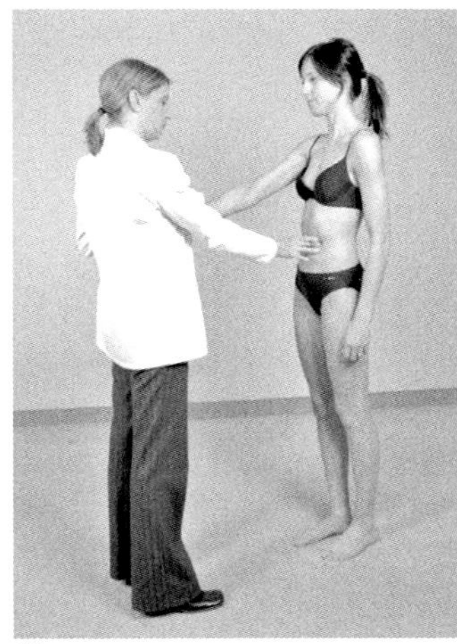
Nieren

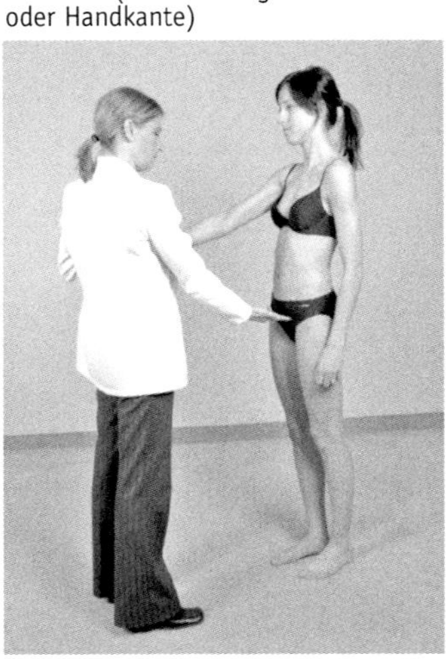
Ovarien, Hoden

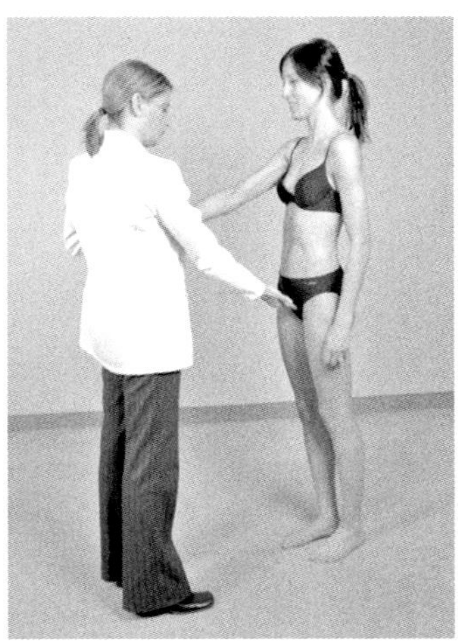
Uterus

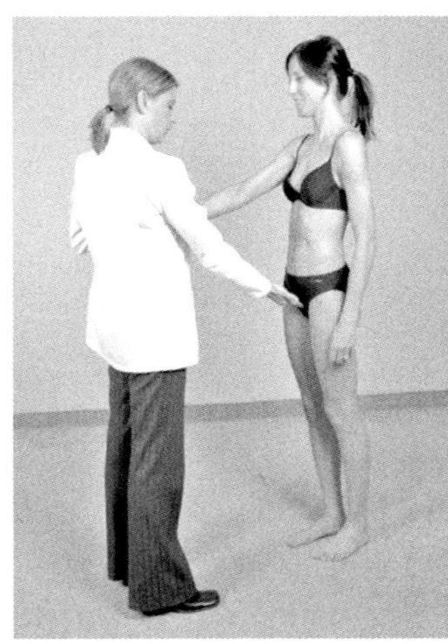
Blase

Abb. 17-2 Kinesiologische Reflexpunkte. (Forts.)

C Techniken

KAPITEL

18 Techniken

18.1 Einleitung

Das vorliegende Kapitel enthält die wesentlichen und effizientesten Techniken, die der Osteopath einfach in seinen bestehenden Untersuchungs- und Behandlungsablauf integrieren kann.

Die Behandlung sollte immer ganzheitlich sein und den Patienten in seiner Gesamtheit erfassen, gleichzeitig aber auch sehr spezifisch, wenn es um einzelne endokrine Dysfunktionen geht. Für die einzelnen Drüsen, die in der Anamnese, durch den kinesiologischen Test und die osteopathische Befundung identifiziert wurden, wird die nachstehend beschriebene Vorgehensweise vorgeschlagen.

Spezifische osteopathische Untersuchung der Drüse:

- Untersuchung der Mobilität der Drüse während der thorakalen Ein- und Ausatmungsbewegung sowie der Bewegungsfreiheit der Drüse auf viszerofaszialer Ebene;
- Untersuchung des kranialen Rhythmus, also der Motilität der primären Atmung (PRM), die erkennen lässt, ob eine Unterfunktion (d. h. ein verlangsamter Rhythmus mit mehr als 4 Sekunden für die Inspirations- bzw. die Exspirationsphase) oder eine Überfunktion (d. h. ein beschleunigter Rhythmus mit weniger als 4 Sekunden für die Inspirations- bzw. die Exspirationsphase) der Drüse vorliegt.

18.2 Spezifischer Ansatz

1. Viszerofasziale Behandlung der Drüse um die arterielle Versorgung und die venöse Drainage zu verbessern und die Mobilität und damit die Funktion der Drüse zu optimieren. Behandlung der knöchernen und faszialen Strukturen und der viszeralen Gelenke. Inhibitionstests an den verschiedenen umliegenden Strukturen helfen jene Teile des „Puzzles“ zu identifizieren, die zu behandeln sind bzw. dazu beitragen, dass die Drüse ihre normale Mobilität wiederfindet;
2. Normalisierung der Motilität der Drüse durch Verbesserung der lokalen und segmentalen Innervation sowie durch die Stimulation oder Inhibition der Ganglien. Normalisierung durch direkte und progressive Listening-Techniken, die den Rhythmus entweder beschleunigen oder verlangsamen und damit den normalen PRM-Rhythmus wiederherzustellen;
3. Normalisierung des neurovegetativen Systems (Sympathikus, Parasympathikus) mithilfe globaler kranialer Techniken oder durch Beschleunigung bzw. Verlangsamung der longitudinalen und / oder transversalen Liquorfluktuation, die das neurovegetative Gleichgewicht wiederherstellen.

KAPITEL

19 Hypophyse

19.1 Technik zur Entspannung der intrakranialen Membranen

Prinzip

Entspannung der intrakranialen Membranen durch reziproken Spannungsausgleich, um jene membranösen Restriktionen zu lösen, die sich auf die SSB und in weiterer Folge auf die Hypophyse auswirken.

Position des Patienten

Rückenlage.

Position des Therapeuten

Der Therapeut sitzt am Kopfende der Behandlungsliege und legt seine dominante Hand quer unter das Okziput, sodass die Handfläche unter den Kondylen und der Squama occipitalis, Daumen und Mittelfinger auf den Querfortsätzen von C1 liegen. Die kraniale Hand umfasst zangenartige die lateralen Winkel des Os frontale.

Technik (➤ Abb. 19-1)

Die kraniale Hand hebt das Frontale leicht an (Frontallift), während die kaudale Hand das Okziput so weit in Richtung Unterlage bewegt, bis zwischen den beiden Händen eine leichte Dehnung der Membranen spürbar wird. Die auf C1 liegenden Finger führen eine Traktion nach kaudal und etwas nach anterior aus. Über die Anheftungspunkte der Membranen an Okziput und Frontale wird eine reziproke Spannung erzeugt. Anschließend beginnt man einen Dialog mit den Geweben und hält die Spannung zwischen den Händen und bei C1 so lange aufrecht, bis der Stillpunkt erreicht ist.

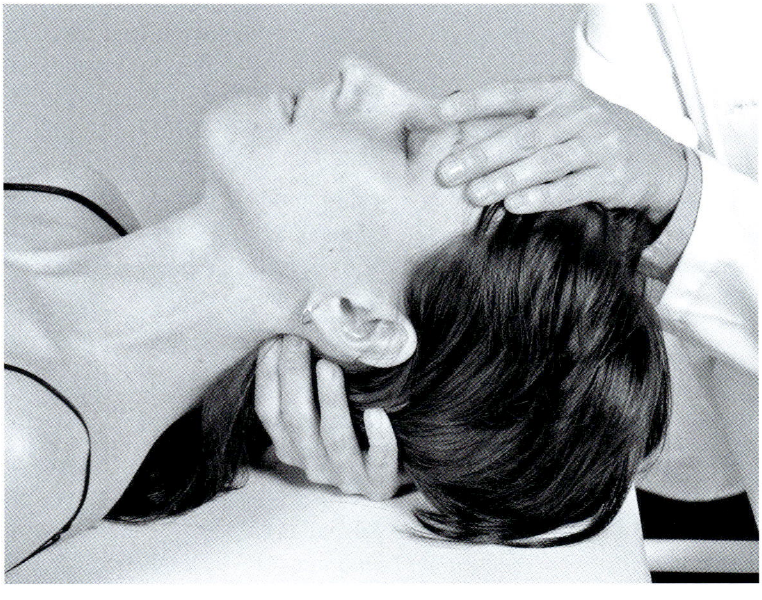

Abb. 19-1 Technik zur Entspannung der intrakranialen Membranen.

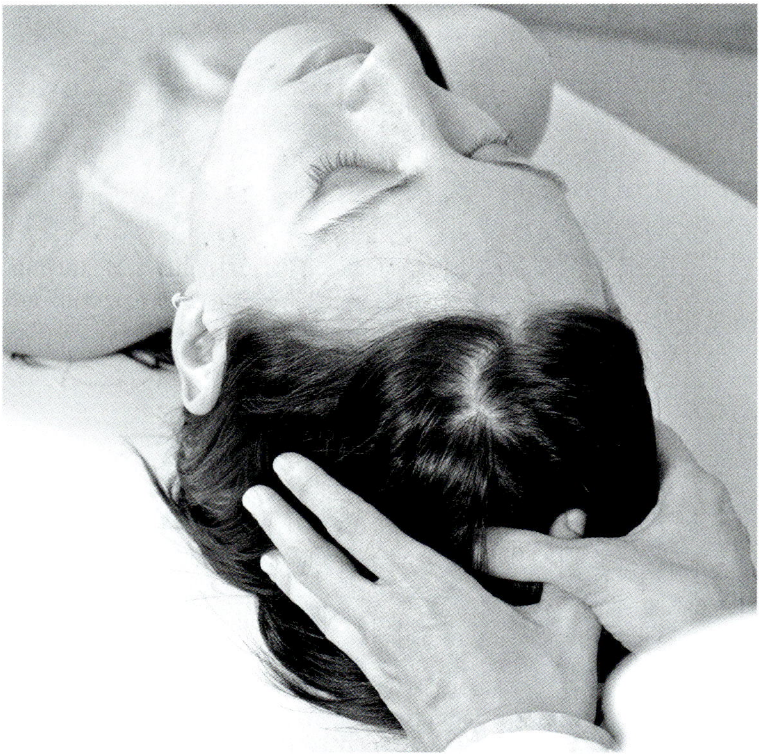

Abb. 19-2 Technik zur Stimulation der Hypothalamus-Hypophysen-Achse.

19.2 Technik zur Stimulation der Hypothalamus-Hypophysen-Achse

Nach Ageron-Marque

Prinzip

Mit diese Technik soll ein leichter Zug am Infundibulum erzeugt und damit über die intrakranialen Membranen die Zirkulation zwischen Hypothalamus und Hypophyse stimuliert werden.

Position des Patienten

Rückenlage.

Position des Therapeuten

Der Therapeut sitzt am Kopfende der Behandlungsliege und kreuzt seine Daumen über der Sutura sagittalis zwischen Bregma und Lambda. Die anderen Finger liegen auf der Squama parietalis.

Technik (➤ Abb. 19-2)

Der Therapeut nimmt zunächst Kontakt mit der kranialen Flexions- / Extensionsbewegung auf und zieht dann die Parietalia am Beginn der kranialen Flexionsphase nach kranial in eine Extensionsposition. Am Beginn der Extension bewegt er die Parietalia nach kaudal und lateral in eine Flexionsposition. Dieser Vorgang kann 10- bis 15-mal wiederholt werden. Der Therapeut darf keine Extrembewegungen induzieren, sondern muss die Nachgiebigkeit der Membranen respektieren.

19.3 Technik zur Stimulation der Hypothalamus-Hypophysen-Achse, Liquortechnik

Prinzip

Stimulation der Hypothalamus-Hypophysen-Achse über die intrakranialen Flüssigkeiten unter Verwendung einer *V-Spread*-Technik.

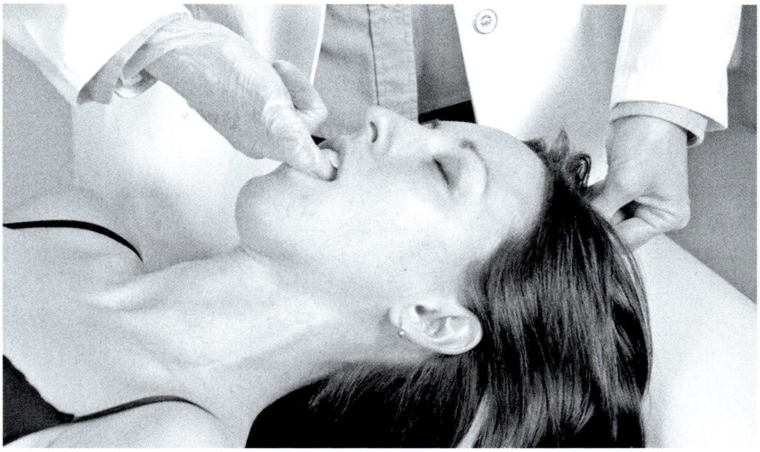

Abb. 19-3 Technik zur Stimulation der Hypothalamus-Hypophysen-Achse, Liquortechnik.

Position des Patienten

Rückenlage.

Position des Therapeuten

Der Therapeut sitzt am Kopfende der Behandlungsliege und legt den behandschuhten Zeigefinger seiner dominanten Hand intraoral auf die Sutura intermaxillaris an der Verbindung zum Os palatinum. Die zweite Hand liegt flach auf dem Vertex um die Liquorbewegung zu spüren. Der Therapeut gibt mit dem intraoralen Finger einen leichten Impuls und legt die Fingerkuppen seiner äußeren Hand an die Stelle, an der der Impuls empfangen wird, üblicherweise in der Region des Bregmas.

Technik (➢ Abb. 19-3)

Nachdem die Stelle, an der die Technik ausgeführt werden soll, definiert wurde (s. o.), übt der Therapeut leichten Druck auf diese Stelle am Vertex aus. Durch diesen Druck versucht er eine Flüssigkeitsbewegung in Richtung Palatinum zu induzieren, die über die Sella turcica erfolgt. Diese Flüssigkeitsbewegung stimuliert die Mobilität der Hypophyse und des Hypothalamus und sollte vorhandene Spannungen lösen, sodass eine Pumpbewegung zwischen den beiden Kontaktpunkten spürbar wird, die weit und harmonisch sein sollte.

N. B.: Vor der Durchführung dieser Technik sollten folgende Strukturen untersucht und gegebenenfalls behandelt werden: Maxilla, Palatinum, Ethmoidale, Vomer und SSB.

19

KAPITEL

20 Epiphyse

20.1 Technik zur Normalisierung der Epiphyse

Prinzip

Die Behandlung von Zygomatikum und Frontale führt üblicherweise zu einer emotionalen Entspannung und zur Normalisierung der Epiphysenfunktion.

Position des Patienten

Rückenlage.

Position des Therapeuten

Der Therapeut sitzt am Kopfende der Behandlungsliege und legt Zeige-, Mittel- und Ringfinger links und rechts auf die Zygomatika, die Daumen liegen auf der Sutura metopica. Die Kleinfingerballen unterstützen die lateralen Winkel des Frontale.

Technik (➤ Abb. 20-1)

Vor Beginn der Technik ist sicherzustellen, dass zwischen Sphenoidale und Maxilla keine Verschiebung (*shift*) besteht, die die Durchführung der Technik beeinträchtigen und ineffizient machen könnte.

Der Therapeut hebt Zygomatikum und Frontale leicht in Richtung Decke an und verwendet dabei die Daumen als Drehpunkte, um die der Ausgleich im Bereich der Epiphyse erfolgt. Die Dehnung erfolgt im Einklang mit den Geweben und wird bis zum Erreichen des Stillpunkts beibehalten.

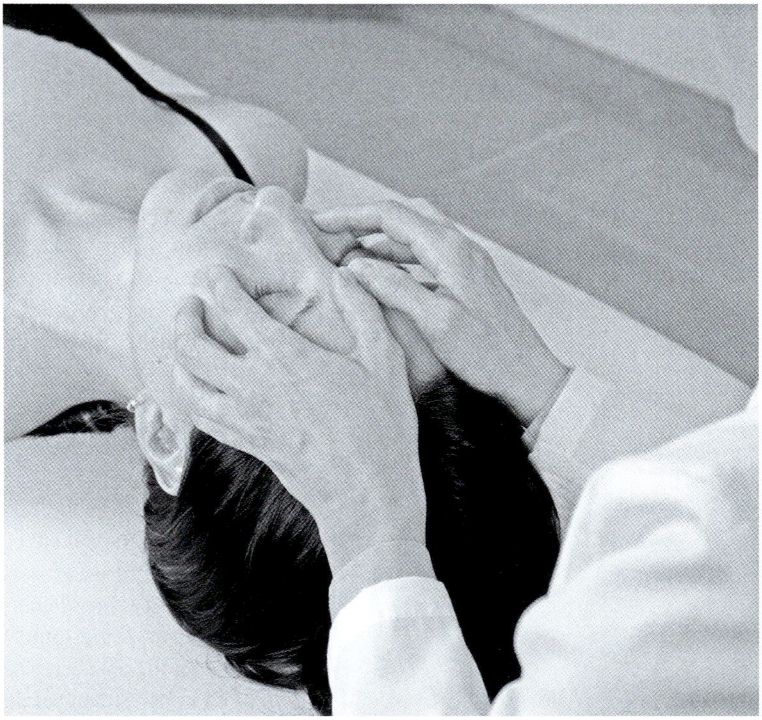

Abb. 20-1 Technik zur Normalisierung der Epiphyse.

N. B.: Alle Techniken, die das parasympathische Nervensystem fördern, haben einen stimulierenden Effekt auf die Epiphyse.

20.2 Technik zur Normalisierung der Epiphyse mit lateralem Kontakt

Nach P. Druelle, D. O., modifiziert von N. Camirand, D. O.

Prinzip

Reziproker Ausgleich der Volumina.

Position des Patienten

Rückenlage.

Position des Therapeuten (➤ Abb. 20-2)

Der Therapeut sitzt am Kopfende der Behandlungsliege und stützt seine Unterarme auf der Liege auf. Die Epiphyse liegt auf einer durch Glabella und Lambda verlaufenden antero-posterioren Achse und einer durch den posteromedianen Anteil der Temporallappen verlaufenden Querachse. Der Therapeut legt Daumen, Zeige- und Mittelfinger auf Höhe der Querachse seitlich an den Schädel, also an den posterioren Anteil der Squama temporalis, etwas oberhalb von Asterion. Die Finger sind so positioniert, dass zwischen den beiden Kontaktpunkten eine transversale Achse entsteht, die durch die Epiphyse führen sollte.

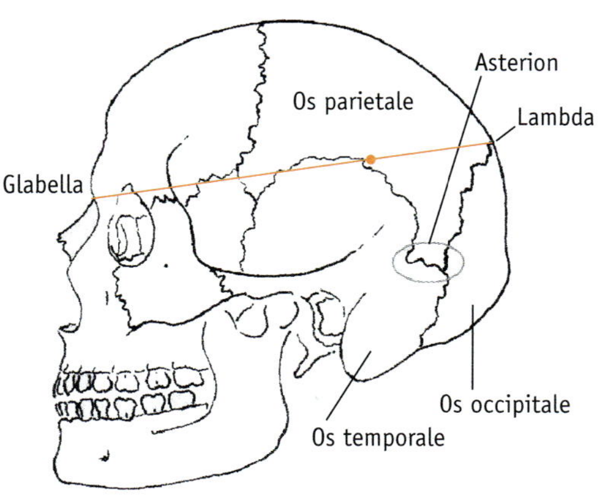

Abb. 20-2 Lage der Epiphyse.

Technik

Vor Beginn der Technik ist sicherzustellen, dass es an den Knochen, die das Asterion bilden, und den Suturen keine Restriktionen gibt. Auch die SSB sollte vor dieser Technik normalisiert werden.

Der Therapeut gleicht zunächst die beiden intrakranialen Volumina, die er unter seinen Fingern spürt, einzeln aus. Dann gleicht er die beiden Volumina gegeneinander und um einen zentralen, im Bereich der Epiphyse liegenden Punkt aus und wartet auf den Stillpunkt.

N. B.: Während der Durchführung dieser Technik kann man den Patienten auffordern, sich eine Farbe vorzustellen, die ihm gut tut und ihn entspannt – meist sind es die Farben Blau, Violett oder Weiß.

20.3 Normalisierung der hinteren Schädelgrube

Nach P. Druelle, D. O.

Prinzip

Durch die reziproke Spannung der verschiedenen Elemente, die die hintere Schädelgrube bilden – Hirnstamm, Kleinhirn, Gefäße und Hirnnerven – soll ein Ausgleich und eine Harmonisierung erreicht werden. Ziel ist es, die das Reptilienhirn bildenden Strukturen zu normalisieren.

Position des Patienten

Rückenlage.

Position des Therapeuten

Der Therapeut sitzt am Kopfende der Behandlungsliege und stützt seine Unterarme auf der Liege auf. Er legt seine kleinen Finger über das Inion und die Zeige-, Mittel- und Ringfinger links und rechts neben die Falx cerebelli auf das Okziput, die Daumenkuppen ruhen auf dem Processus mastoideus.

20

Technik

Der Therapeut erzeugt eine longitudinale und transversale Spannung auf der membranösen, Flüssigkeits- und zerebralen Ebene und versetzt damit die beiden Volumina des Kleinhirns zu beiden Seiten der Falx cerebelli in eine reziproke Spannung, deren Fulkrum durch die beiden Procc. mastoidei gebildet wird und die bis zum Erreichen des Stillpunkts erhalten bleibt.

KAPITEL

21 Schilddrüse

21.1 Untersuchung und viszerofasziale Behandlung der Schilddrüse

Prinzip

Zunächst muss mithilfe des Listening-Tests festgestellt werden, in welchen Geweben die Ursache für eine verminderte Mobilität der Schilddrüse liegt. Zur Behandlung wird eine myofasziale Technik verwendet.

Position des Patienten

Rückenlage.

Position des Therapeuten

Der Therapeut sitzt am Kopfende der Behandlungsliege und umgreift mit den Fingern seiner dominanten Hand die Schilddrüse von beiden Seiten. Die zweite, passiv spürende Hand liegt unter der Halswirbelsäule.

Technik (➤ Abb. 21-1)

Der Therapeut bittet den Patienten tief einzuatmen. Bei der thorakalen Einatmung lässt sich Folgendes feststellen: Verringerung der HWS-Lordose, die tiefe Halsfaszie wird nach hinten und oben angespannt, die Schultern öffnen sich und nehmen die oberflächliche Halsfaszie nach lateral mit und das Diaphragma senkt sich und spannt die Ligg. thyreopericardiacae. Diese Strukturen bewegen die Schilddrüse während der thorakalen Einatmung nach kaudal, komprimieren die Drüse und drücken die Flüssigkeit aus der Drüse. Während der thorakalen Ausatmung kehren die genannten Strukturen zu ihrem Ausgangspunkt zurück und entspannen sich. Dadurch strömt Flüssigkeit in die Schilddrüse ein. Es entsteht eine Pumpbewegung.

Die über der Schilddrüse liegende Hand nimmt also während der Einatmung eine kaudale Verschiebung und während der Ausatmung eine kraniale Verschiebung der Drüse war. Der Therapeut kann die Mobilität der Schilddrüse überprüfen, indem er die kraniokaudale Verschieblichkeit und die Translations- und Rotationsbewegungen nach rechts und links testet.

Wenn sich die Schilddrüse nicht gut nach kaudal bewegt, müssen die kranial der Drüse liegenden Faszienansätze behandelt werden. Wenn die Schilddrüse sich nicht gut nach kranial bewegen lässt, sind es die kaudal liegenden Strukturen und Ansätze, die die Rückbewegung behindern.

In dieser Position kann der Therapeut auch eine Hoover-Technik verwenden, bei der alle Mobilitätsparameter (Translation kranial-kaudal, links-rechts, Rotation links-rechts, Kompression / Dekompression) zunächst ausgetestet und anschließend „übereinandergestapelt" werden (*Stacking*). Der anschließende Dialog mit den Geweben wird bis zur Erlangung des Stillpunkts beibehalten.

Es kann auch eine direkte Technik ausgeführt werden, bei der die verschiedenen Parameter gegen die Geweberestriktion anspannt werden, bis der Neutralpunkt erreicht ist und die Entspannung eintritt.

Diese Technik löst nicht nur Spannungen in der viszerofaszialen Loge der Schilddrüse, sondern wirkt sich auch positiv auf die Arterien und Venen aus.

Diese Technik stellt eine globale viszerofasziale Behandlung der Schilddrüsenloge dar. In der Folge sind die verschiedenen faszialen Strukturen ober- und unterhalb der Schilddrüse spezifisch zu behandeln.

21.2 Untersuchung und Normalisierung der Schilddrüsenfunktion

Prinzip

Untersuchung der Schilddrüsenfunktion über den PRM-Rhythmus und die Bewegungsqualität mit Hilfe einer Listening-Technik. Ein normaler Rhythmus begünstigt die Funktion und das nervale

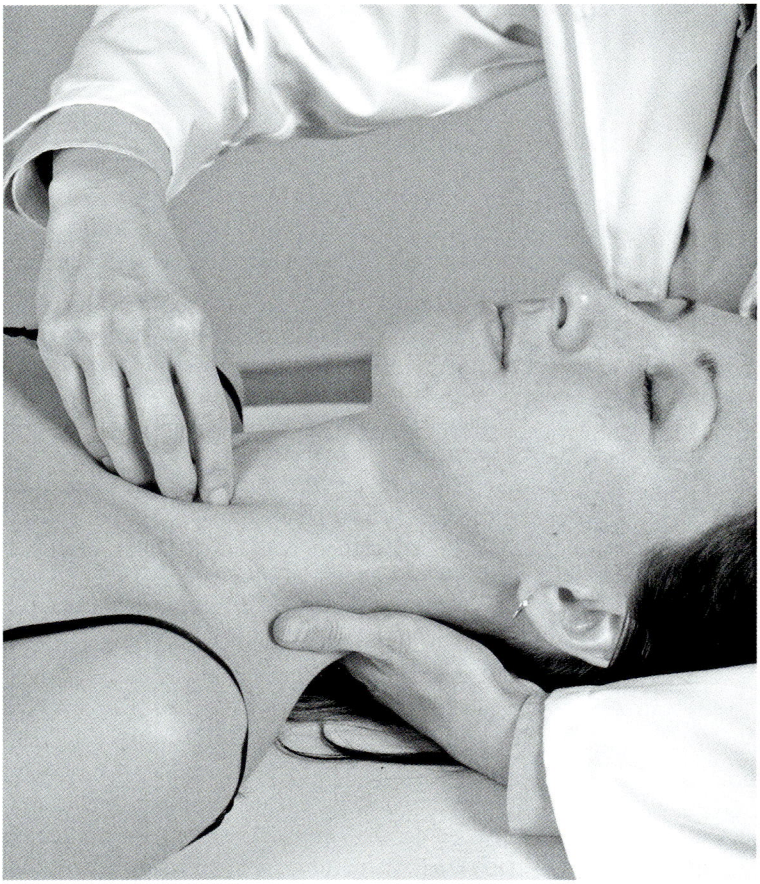

Abb. 21-1 Untersuchung und viszerofasziale Behandlung der Schilddrüse.

Gleichgewicht der Drüse. Ist der Rhythmus zu schnell, besteht eine Tendenz zur Überfunktion, während mangelnde Motilität eher ein Hinweis auf eine Schilddrüsenunterfunktion ist.

Position des Patienten

Rückenlage.

Position des Therapeuten

Der Therapeut sitzt am Kopfende der Behandlungsliege und umgreift mit den Fingern seiner dominanten Hand die Schilddrüse. Die andere Hand liegt unter der Halswirbelsäule (s. Handposition ➤ Abb. 21-1).

Technik

In dieser Position führt der Therapeut einen Listening-Test durch, um die Motilität der Schilddrüse zu evaluieren.

In der kranialen Inspiration, die durch die SSB und die Fascia pharyngobasilaris beeinflusst wird, bewegt sich die Schilddrüse nach kranial und weitet sich aus. In der kranialen Exspiration bewegt sie sich nach kaudal und zieht sich zusammen. Durch diese Expansions- bzw. Retraktionsbewegung entsteht ein Pumpeffekt, der für die Funktion der Schilddrüse wesentlich ist.

Die Motilität liegt bei 8 bis 10 Zyklen pro Minute, sodass die kraniale Inspiration und die kraniale Exspiration jeweils ungefähr 4 Sekunden betragen. Ein verlangsamter Rhythmus ist ein Hinweis auf eine Unterfunktion, ein beschleunigter Rhythmus auf eine Überfunktion der Schilddrüse.

Ist der Rhythmus zu schnell, sollte er schrittweise verlangsamt werden und die normale Motilität wiederhergestellt werden.

Wenn der wahrgenommene Rhythmus zu langsam ist (weniger als 8 Zyklen pro Minute) oder keine Bewegung festgestellt werden konnte, muss die Bewegung zunächst wiederhergestellt und anschließend beschleunigt werden. Strukturelle Techniken an den oberen Halswirbeln und am zervikothorakalen Übergang stimulieren die Schilddrüse. Inhibitionstechniken am Ganglion cervicale superius und inferius unterstützen die Normalisierung der Schilddrüsenüberfunktion. Techniken zur Stimulation des Parasympathikus oder zur Inhibition des Sympathikus können ebenfalls zur Behandlung der Überfunktion eingesetzt werden.

N. B.: Der Therapeut sollte zunächst die Mobilität der Schilddrüse auf viszerofaszialer und nervaler Ebene wiederherstellen und erst im Anschluss daran die Motilität korrigieren.

N. B.: Auch wenn die Benennung der kranialen Inspiration bzw. Exspiration und der thorakalen Ein- und Ausatmungsbewegungen etwas widersprüchlich erscheint (s. o.), gilt dennoch, dass die Translation in kranialer Richtung mit einer Expansion und die Translation nach kaudal mit einer Retraktion verbunden ist. Damit entsteht die für die Funktion der Schilddrüse wichtige Pumpbewegung.

21.3 Technik zur Normalisierung von Spannungen oberhalb der Schilddrüse: M. digastricus und Platysma

Prinzip

Lösung von Spannungen, die die kaudale Translation der Schilddrüse beeinträchtigen, durch die Behandlung der suprahyoidalen Muskulatur und des Platysmas.

Position des Patienten

Der Therapeut sitzt am Kopfende der Behandlungsliege und legt seine Finger beidseits unter die Mandibula, die Handflächen liegen auf dem Ramus mandibulae.

Technik (➤ Abb. 21-2)

Der Therapeut führt eine leichte Gewebedehnung nach kranial, lateral und posterior aus und wartet auf den Stillpunkt und die Entspannung.

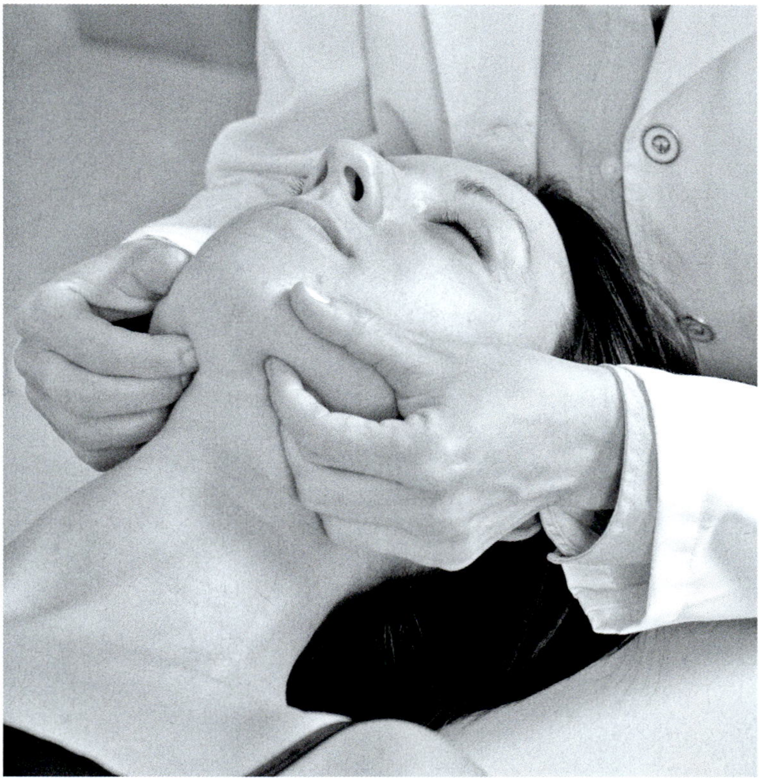

Abb. 21-2 Technik zur Normalisierung von Spannungen oberhalb der Schilddrüse: M. digastricus und Platysma.

21

N. B.: Die SSB und der Übergang C0-C1-C2 sind aufgrund ihrer Verbindung zur Fascia pharyngobasilaris bei Spannungen oberhalb der Schilddrüse ebenfalls zu behandeln.

21.4 Technik zur Entspannung des Mundbodens

Prinzip

Behandlung der Mundbodenmuskulatur (Mm. mylohyoideus, geniohyoideus und digastricus), um die verlangsamte Bewegung von Schilddrüse und Hyoid zu normalisieren.

Wenn die Spannung am Mundboden sehr hoch ist, sollte der intraoralen Technik gegenüber der in ➤ Kap. 21.3 beschriebenen externen Technik der Vorzug gegeben werden.

Position des Patienten

Rückenlage.

Position des Therapeuten

Der Therapeut steht seitlich neben dem Kopf des Patienten und legt den Zeigefinger seiner dominanten Hand innerhalb der Mundhöhle auf die entlang der Mandibula verlaufende Muskulatur. Der Zeigefinger der externen Hand liegt auf der Muskulatur unterhalb der Mandibula, direkt gegenüber dem intraoralen Finger.

Technik (➤ Abb. 21-3)

Die beiden Zeigefinger treffen sich durch die Muskulatur und dehnen diese gegen den mit den Fingern wahrgenommenen Widerstand der Muskelfasern. Sie stellen einen Dialog mit den Geweben her, bis die Entspannung eintritt. Auf diese Art wird die gesamte Muskulatur durch eine reziproke Gewebespannung behandelt, wobei man an der Symphysis mentis be-

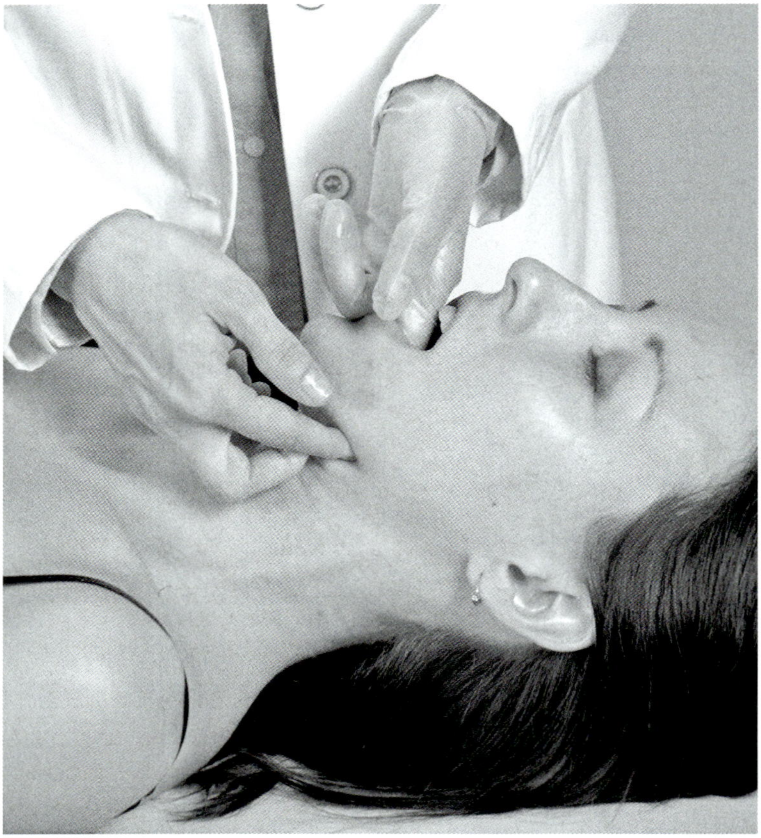

Abb. 21-3 Technik zur Entspannung des Mundbodens.

ginnt, sich den horizontalen Teil der Mandibula entlangarbeitet und dabei alle Spannungszonen behandelt. Die Gewebe sollten sanft und langsam in Spannung gebracht werden, um Schmerzen zu vermeiden.

21.5 Technik zur Entspannung der infrahyoidalen Strukturen

Prinzip

Behandlung der unterhalb des Hyoids liegenden Muskeln und Wiederherstellung der Mobilität. Das Zungenbein ist ein wichtiger faszialer Kreuzungspunkt, an dem nicht nur die supra- und infrahyoidalen Muskeln, sondern auch die oberflächliche und die mittlere Halsfaszie und die Fascia pharyngea ansetzen.

Mit dieser Technik werden zudem die superioren faszialen Verbindungen der Schilddrüse beeinflusst.

Position des Patienten

Rückenlage.

Position des Therapeuten

Der Therapeut steht seitlich neben dem Kopf des Patienten, er legt seine Hand unter die Mandibula und umgreift das Kinn. Daumen und Mittelfinger der zweiten Hand umgreifen das Hyoid von beiden Seiten.

Technik (➤ Abb. 21-4)

Der Therapeut erzeugt mit beiden Hände eine reziproke Spannung in den Geweben, er kommuniziert mit den Geweben bis zur Erreichung des Stillpunkts.

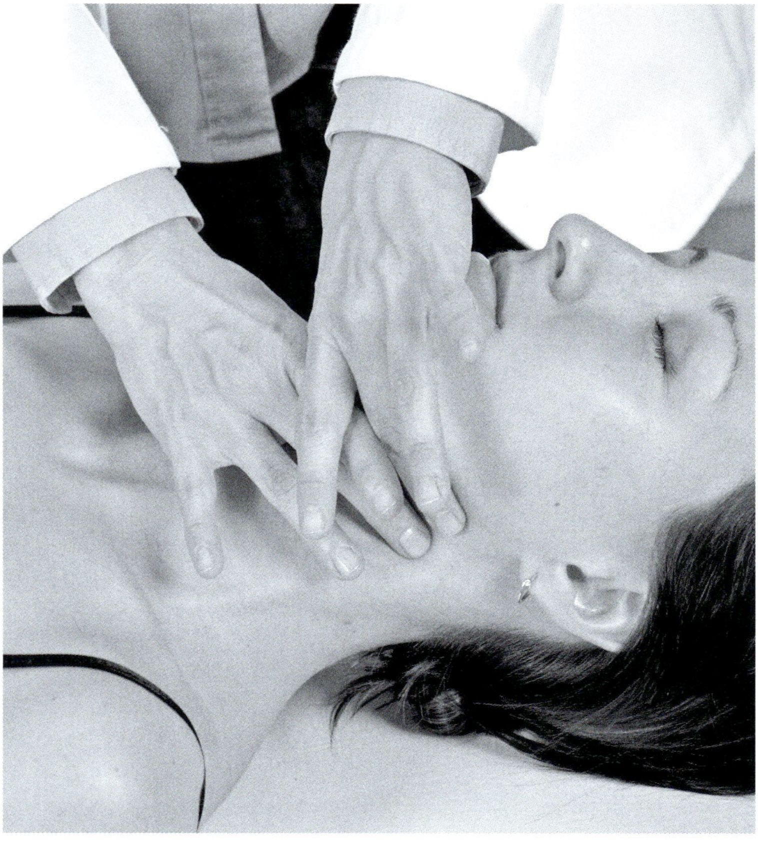

Abb. 21-4 Technik zur Entspannung der infrahyoidalen Strukturen.

Um die Schilddrüse etwas mehr zu stimulieren, kann ein kleiner *Recoil* (plötzliches Loslassen) eingesetzt werden.

21.6 Technik zur Entspannung von Ringknorpel-Schilddrüse-Hyoid

Prinzip

Mit dieser in drei Etappen auszuführenden Technik soll die superiore fasziale Verbindung zwischen der Schilddrüse, dem Hyoid und der mittleren Halsfaszie behandelt werden.

Position des Patienten

Rückenlage.

Position des Therapeuten

Der Therapeut steht seitlich neben dem Kopf des Patienten, legt eine Hand auf das Hyoid und umgreift es mit Daumen und Mittelfinger. Die zweite Hand umfasst die Schilddüse und den Ringknorpel.

Technik (➤ Abb. 21-5)

Der Therapeut erzeugt mit beiden Händen eine longitudinale und reziproke Spannung der Gewebe, er tritt mit den Geweben in einen Dialog, bis der Stillpunkt und die Entspannung eintreten.

Der Therapeut kann die Gewebe auch quer nach links und rechts dehnen und so den Stillpunkt und die Entspannung erreichen, um die Schilddrüse von lateralen Restriktionen zu befreien.

Um die Schilddrüse etwas mehr zu stimulieren und eine schnellere Entspannung zu erzielen, kann ein leichter Recoil hinzugefügt werden. Diese letzte Etappe befreit nicht nur die Faszien, sondern erzeugt auch

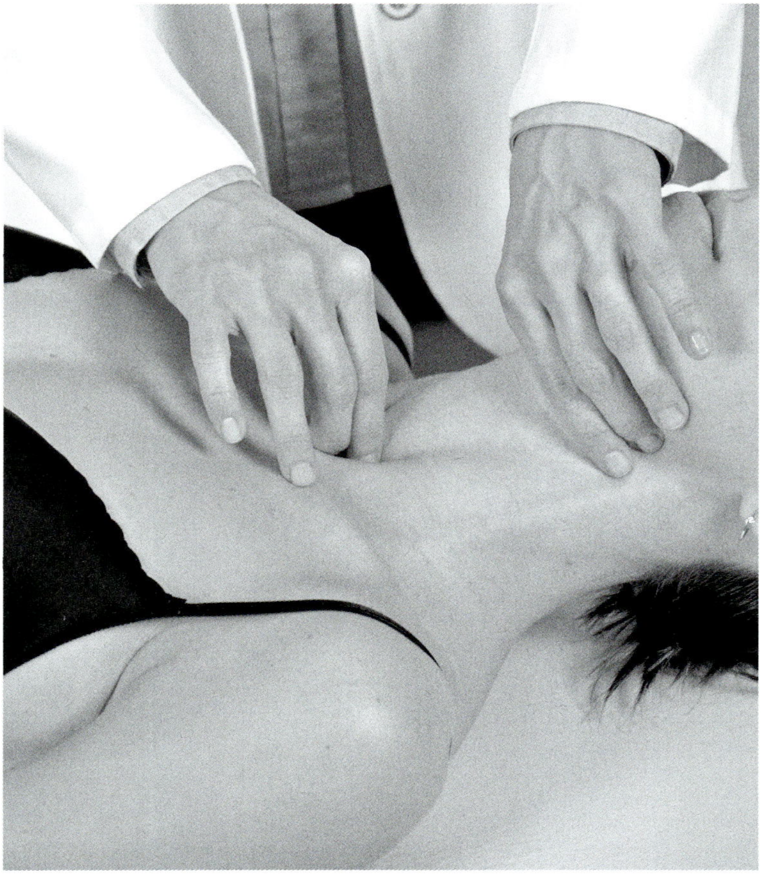

Abb. 21-5 Technik zur Entspannung von Ringknorpel-Schilddrüse-Hyoid.

einen Pumpeffekt. Der Recoil sollte sanft ausgeführt und nicht öfter als dreimal wiederholt werden, um eine Überstimulation der Drüse zu vermeiden. Bei Schilddrüsenüberfunktion ist der Recoil kontraindiziert.

N. B.: Nach der Behandlung von Mobilität und Motilität (Rhythmus) der Drüse sollte immer nachgetestet werden, um sicherzugehen, dass eine vollständige Normalisierung erreicht wurde und die normale Funktion wiederhergestellt werden konnte.

21.7 Technik zur Normalisierung der Lamina thyreopericardiaca

Prinzip

Lösung von faszialen Spannungen zwischen der Schilddrüse, ihrer viszeralen Loge und dem Mediastinum über die Lamina thyreopericardiaca.

Position des Patienten

Rückenlage.

Position des Therapeuten

Der Therapeut sitzt am Kopfende der Behandlungsliege und umfasst mit einer Hand die Schilddrüse. Die zweite Hand liegt flach auf dem Sternum im Bereich des Perikards, die Finger sind nach kaudal gerichtet.

Technik (➤ Abb. 21-6)

Der Therapeut bringt die Gewebe zwischen den beiden Händen in einen Zustand der reziproken Spannung und beginnt einen Dialog mit den Geweben, bis der Stillpunkt eintritt. Er kann auch einen leichten Recoil hinzufügen.

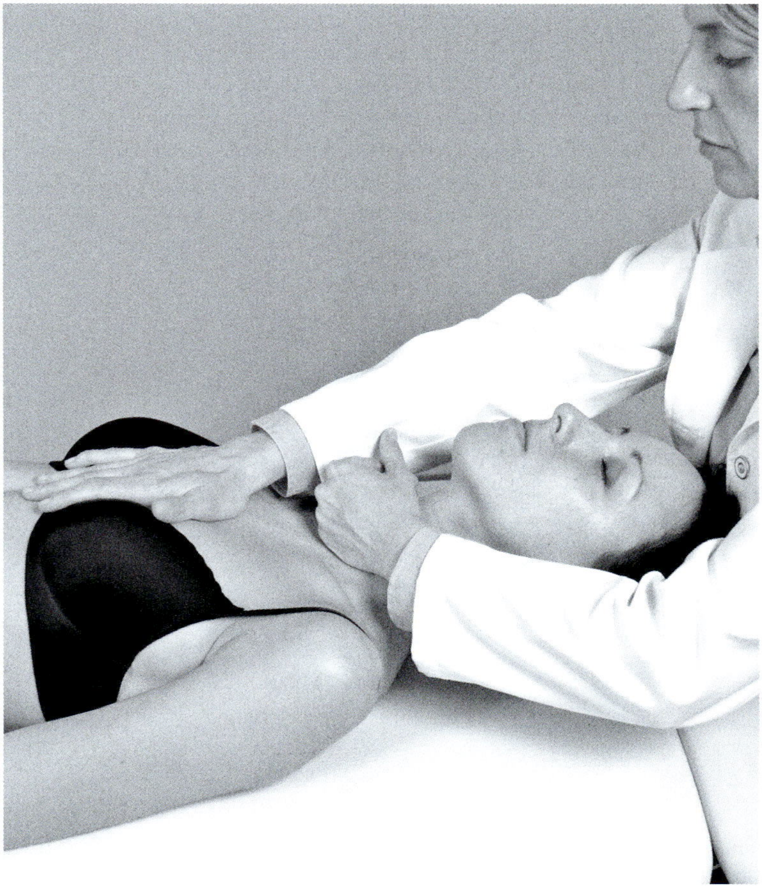

Abb. 21-6 Technik zur Normalisierung der Lamina thyreopericardiaca.

21.8 Technik zur Entspannung der anterioren und posterioren Halsfaszien

Prinzip

Befreiung der Schilddrüsenloge über die anterioren und posterioren, sich wie Zylinder um den Hals schließenden Faszien.

Position des Patienten

Rückenlage

Position des Therapeuten

Der Therapeut sitzt am Kopfende der Behandlungsliege und legt seine dominante Hand quer über die Schilddrüse, um die gesamte anteriore Halsfaszie zu umschließen, und die posteriore Hand um die posterioren Faszien und Muskeln.

Technik (> Abb. 21-7)

Der Therapeut testet mit der anterioren Hand die anterioren Faszien in allen Bewegungsrichtungen (kranio-kaudale Translation, Links-rechts-Verschiebung, axiale Rotation), während die unter der HWS liegende Hand die posterioren Faszien stabilisiert. Anschließend stabilisiert er die anterioren Faszien und testet die posterioren Halsfaszien. Er behandelt die weniger mobile Seite, wobei er alle Parameter in ein reziprokes Gleichgewicht bringt, indem er der bevorzugten Richtung (*direction of ease*) folgt, während die andere Hand fixiert. In dieser Position beginnt er einen Dialog mit den Geweben, erreicht einen Stillpunkt und die Entspannung. Nun führt er die Technik an der anderen Seite aus.

N. B.: Ein erfahrener Therapeut kann alle (anterioren und posterioren) Parameter gleichzeitig übereinanderstapeln und dann in einen Dialog mit den Geweben eintreten, bis die gesamte Gewebespannung vollständig nachlässt. Die Technik kann wiederholt werden, wenn die Entspannung nicht vollständig war.

21.9 Technik zur Normalisierung von Frontale und Schilddrüse

Prinzip

Der Frontallappen hat enge Beziehungen zum limbischen System und ermöglicht damit – über seine Verbindungen zum Thalamus und zum Hypothala-

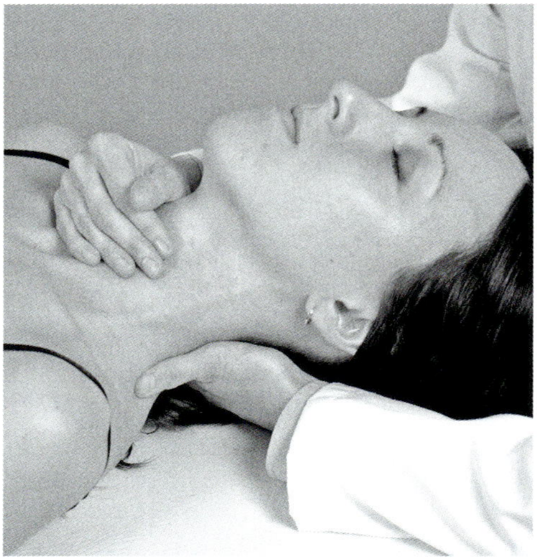

Abb. 21-7 Technik zur Entspannung der anterioren und posterioren Halsfaszien.

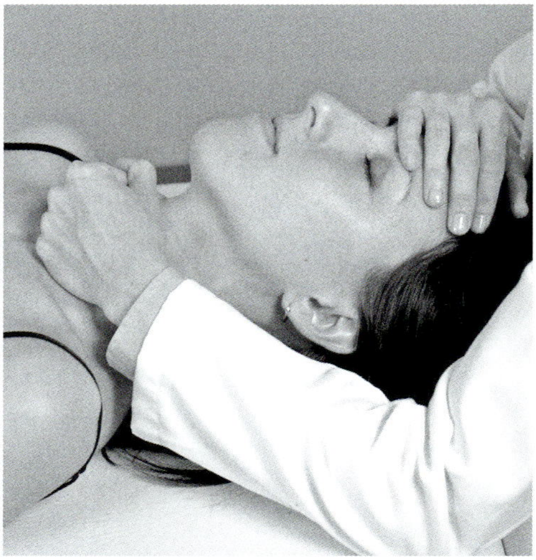

Abb. 21-8 Technik zur Normalisierung von Frontale und Schilddrüse.

mus – eine adäquate Reaktion auf affektive Ereignisse. Der Frontallappen ist das Organ, das für das rationale, instinktive und affektive Gleichgewicht sorgt. Ziel dieser Technik ist es, einen bewussten und propriozeptiven Bezug zur Schilddrüse herzustellen und die in ihr gespeicherten Emotionen ins Gleichgewicht zu bringen.

Position des Patienten

Rückenlage.

Position des Therapeuten

Der Therapeut sitzt am Kopfende der Behandlungsliege und legt seine dominante Hand über die Schilddrüsenregion, seine andere Hand liegt quer über dem Frontale.

Technik (➤ Abb. 21-8)

Der Therapeut erzeugt ein Gleichgewicht zwischen beiden Händen und eröffnet einen globalen und auf die Flüssigkeiten bezogenen Dialog, bis der Stillpunkt eintritt.

KAPITEL

22 Immunsystem: Thymus und Milz

22.1 Palpation der Milz

Prinzip
Bei dieser Palpation sucht man eine Splenomegalie, also eine Pathologie, da die gesunde Milz nicht direkt tastbar ist. Die nachfolgenden Techniken werden über den Brustkorb ausgeführt.

Position des Patienten
Rückenlage.

Position des Therapeuten
Der Therapeut steht rechts neben dem Patienten und legt seine linke Hand in Höhe der Milz auf den Brustkorb. Die Fingerkuppen seiner rechten Hand dringen unter den linken Rippenbogen in die Gewebe ein und bewegen sich Richtung Milz.

Technik (➤ Abb. 22-1)
Ohne den Druck der Finger zu verringern, bittet der Therapeut den Patienten tief einzuatmen. Ist die Milz pathologisch vergrößert, spürt man ihre unregelmäßigen Konturen unter den Fingern. Diese Palpationstechnik kann auch in Seitenlage ausgeführt werden, dabei steht der Therapeut hinter dem Patienten.

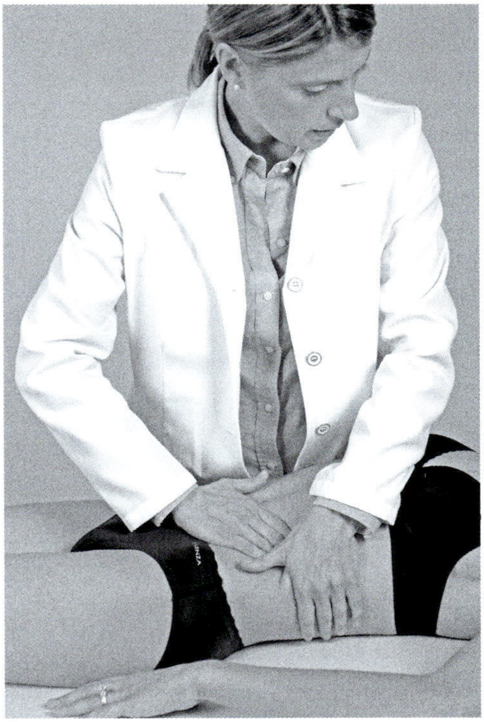

Abb. 22-1 Palpation der Milz.

22.2 Normalisierung der Milz

Prinzip
Die Mobilität der Milz in allen Ebenen verbessern und die viszerofaszialen Spannungen über den Kontakt am Brustkorb lösen.

Position des Patienten
Rückenlage.

Position des Therapeuten
Der Therapeut steht rechts neben dem Patienten und legt seine Hände übereinander in Höhe der Milzregion auf den Brustkorb. Die Hände liegen seitlich über der X. Rippe.

Technik (➤ Abb. 22-2)
Der Therapeut lässt seine Hände durch die Muskelebene und die Rippen auf die viszerale Ebene sinken. Er spürt zunächst die Bewegung der Milz. In der thorakalen Einatmung bewegt sich die Milz nach kaudal und in die Außenrotation, in der Ausatmung bewegt sie sich nach kranial und in die Innenrotation. Diese Bewegung wird auf der Motilitätsebene

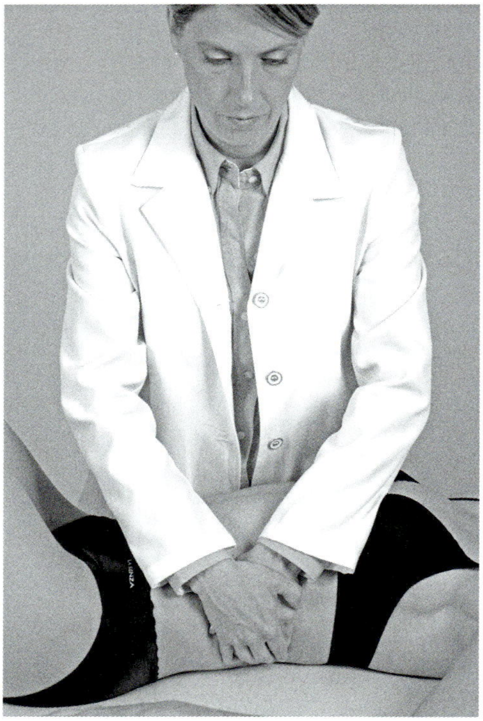

Abb. 22-2 Normalisierung der Milz.

von einer Expansions- und Retraktionsbewegung begleitet.

Der Therapeut behält den Druck bei und testet die verschiedenen Bewegungsparameter aus – Translation kranial-kaudal und links-rechts, Innen- und Außenrotation – und stapelt sie in Dysfunktionsrichtung auf. Anschließend folgt er der viszerofaszialen Ausrollbewegung bis zum Stillpunkt. Er kann diese Technik mehrmals wiederholen, um die Beweglichkeit der Milz vollständig wiederherzustellen. Wenn ein Dysfunktionsparameter sich nicht lösen lässt, müssen die gelenkigen Verbindungen der Milz einzeln überprüft werden, wobei eine Hand in Kontakt mit der Milz bleibt, um herauszufinden, welches Organ sie beeinflusst. So werden Pankreas, Magen, linke Niere / Nebenniere und die Flexura coli sinistra getestet und gegebenenfalls durch eine Ausgleichstechnik gegenüber der Milz behandelt bis die Mobilität der Drüse vollständig wiederhergestellt ist. Im Anschluss an diese Technik sollte die Milz noch gegenüber der Leber ins Gleichgewicht gebracht werden. Dazu verwendet man eine bilaterale Technik am Brustkorb in Rückenlage.

22

In einem zweiten Schritt wird die Motilität der Drüse behandelt und die Drüse entweder beschleunigt oder verlangsamt, um den normalen PRM-Rhythmus wiederherzustellen.

N. B.: Diese Technik kann auch in rechter Seitenlage ausgeführt werden. Je nach Körperbau des Patienten ist es in dieser Position vielleicht leichter, in die Gewebe einzudringen.

22.3 Technik zur Stimulation der Milz

Prinzip

Stimulation der Blutzufuhr und der Drainage der Milz durch eine direkte Technik. Diese Technik sollte nach der Leberpumpe und nach der Normalisierung der viszerofaszialen Strukturen der Milz durchgeführt werden.

Position des Patienten

Rechte Seitenlage.

Position des Therapeuten

Der Therapeut steht vor dem Patienten und legt seine Hände übereinander in Höhe der Milzregion auf den Brustkorb. Die Hände liegen über der X. Rippe.

Technik (➤ Abb. 22-3)

Der Therapeut führt rhythmische Kompressions- und Dekompressionsbewegungen aus. Nachdem der Patient zu zwei Dritteln eingeatmet hat, nimmt der Therapeut den Druck weg, begleitet die Rippen in die Ausatmung und erhöht dabei langsam den Druck auf die Rippen. Am Ende der Ausatmung fügt er kleine Vibrationen hinzu. Diese Technik kann bis zu 10- bis 12-mal wiederholt werden.

Variante

Die beschriebene Technik kann auch für eine gestaute oder vergrößerte Milz verwendet werden, man lässt dann allerdings die Stimulation während der Einatmung weg. In der Ausatmung wird nur die Vibration ausgeführt. Zusätzlich kann die linke Hand unter den Rippenrand gelegt und zusätzlicher

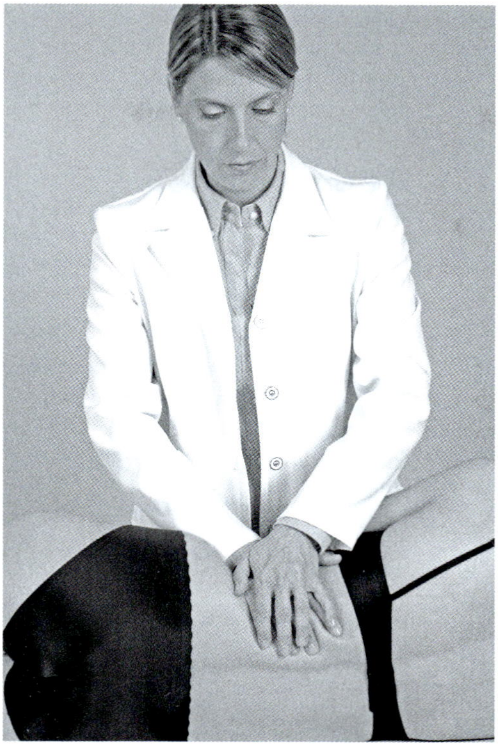

Abb. 22-3 Technik zur Stimulation der Milz.

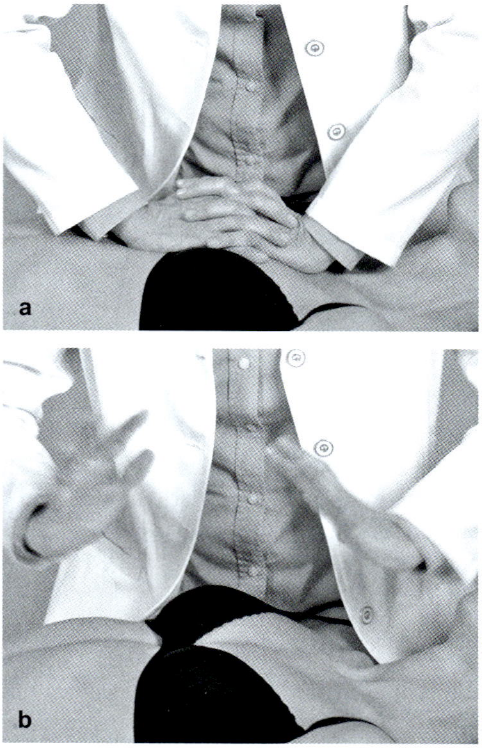

Abb. 22-4 Recoil am Sternum.

Druck ausgeübt werden, um den Kompressionseffekt während der Ausatmung zu verstärken.

22.4 Recoil am Sternum

Prinzip

Stimulation des Thymus durch eine Sternummobilisation.

Position des Patienten

Rückenlage.

Position des Therapeuten

Der Therapeut steht seitlich neben dem Patienten und legt den Handtellerrand seiner kranialen Hand unterhalb des Manubriums, den Handtellerrand der kaudalen Hand oberhalb des Processus xiphoideus auf das Sternum. Er verschränkt seine Hände über dem Sternum.

Technik (➤ Abb. 22-4)

Ausgehend von dieser Position ersucht er den Patienten tief auszuatmen, während er seinen Oberkörper nach vorne beugt und mit beiden Händen das Sternum in Längsrichtung komprimiert. Während der Patient einzuatmen beginnt, lässt der Therapeut seinen Druck plötzlich los und erzeugt damit eine Expansion am Sternum und im Thorax. Die Technik kann mehrmals wiederholt werden, wenn das Sternum sehr fest ist und wenn die gewünschte Expansion noch nicht erreicht wurde.

22.5 Technik zum Ausgleich von Sternum, BWS und Thymusloge

Prinzip

Das fasziale Gleichgewicht der Thymusloge über den Kontakt am Sternum und an der Brustwirbelsäule wiederherstellen und die Flüssigkeitszufuhr fördern.

Position des Patienten

Rückenlage.

Position des Therapeuten

Der Therapeut sitzt am Kopfende der Behandlungsliege und legt eine Hand unter die obere Brustwirbelsäule. Die zweite Hand liegt flach auf dem Sternum, der Handtellerrand direkt unter dem Manubrium, die Finger sind nach kaudal gerichtet. Die beiden Hände dringen durch die Muskel- und Gelenkschichten zur viszeralen Ebene vor. Um die mittlere Halsfaszie auszugleichen, kann man sich auch mit den Fingern der posterioren Hand bei C3 einhaken und die andere Hand am Sternum über dem Thymus platzieren.

Technik (➢ Abb. 22-5)

Der Therapeut beginnt mit einer lokalen Listening-Technik am Thymus. Bei der thorakalen Einatmung bewegt sich die Drüse nach kaudal und zieht sich zusammen, bei der Ausatmung bewegt sie sich nach kranial und dehnt sich aus. Daran, wo die Bewegungseinschränkung liegt, erkennt der Therapeut, ob er die Faszienverbindungen ober- oder unterhalb des Thymus zu behandeln hat, um die Beweglichkeit dieser Drüse zu verbessern. Er kann die Thymusloge auch lokal behandeln, indem er mit der Hand am Sternum eine Verstärkungstechnik in die bevorzugte Richtung ausführt und einen Dialog zwischen den beiden Händen einleitet bis der Stillpunkt und die Entspannung erreicht werden.

In einem zweiten Schritt wird die Motilität der Drüse getestet, um festzustellen, ob der Thymus eine Über- oder eine Unterfunktion aufweist. Je nach Testergebnis wird der PRM-Rhythmus anschließend verlangsamt oder beschleunigt, um das Gleichgewicht der Drüse wiederherzustellen.

Die Technik kann mit einem Listening abgeschlossen werden. Dabei übt der Therapeut nur sehr geringen Druck aus, um auf energetischer und Flüssigkeitsebene einen Stillpunkt zu erreichen.

22.6 Perkussionstechnik am Sternum

Prinzip

Die Funktion des Thymus wird durch Klopfbewegungen stimuliert Gleichzeitig wird die Verbindung zwischen den beiden Hemisphären verbessert.

Position des Patienten

Stand oder Rückenlage.

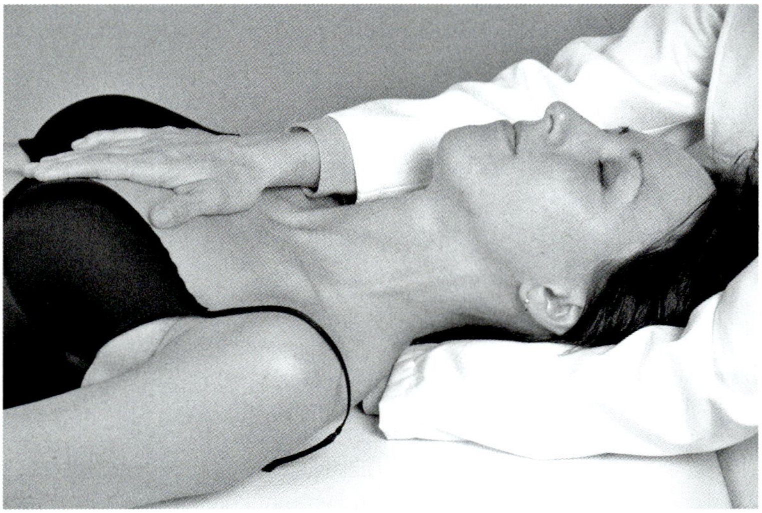

Abb. 22-5 Technik zum Ausgleich von Sternum, BWS und Thymusloge.

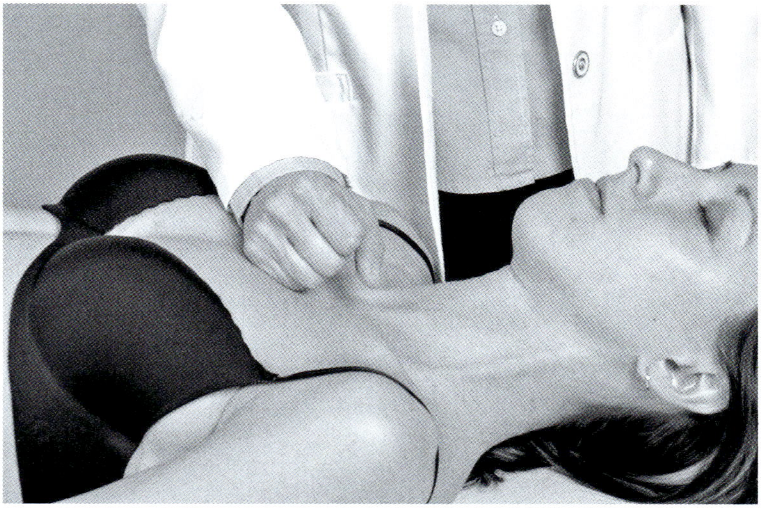

Abb. 22-6 Perkussionstechnik am Sternum.

Position des Therapeuten und Technik (➤ Abb. 22-6)

Der Therapeut steht seitlich neben dem Patienten und legt seine zur Faust geformten Finger unterhalb des Manubriums auf das Sternum. Nun führt er 10 bis 12 kleine Perkussionsbewegungen am Sternum aus.

Der Patient kann seine Thymusdrüse auch selbst stimulieren, indem er zwei- bis dreimal pro Tag Klopfbewegungen am Sternum durchführt. Gut geeignet bei Immunschwäche oder in Stresssituationen.

KAPITEL

23 Leber

23.1 Normalisierung der Leber und des Leberparenchyms

Prinzip

Im ersten Schritt werden die Mobilität und die Motilität der Leber auf der Grundlage der verschiedenen Bewegungsparameter ausgetestet. Im zweiten Schritt wird das Leberparenchym mittels Listening-Test untersucht und anschließend behandelt. Durch die Wiederherstellung von Mobilität und Motilität des Organs und des Parenchyms wird die Leberfunktion normalisiert und optimiert.

Position des Patienten

Rückenlage mit aufgestellten Beinen.

Position des Therapeuten

Der Therapeut steht rechts neben dem Patienten und legt seine rechte Hand parallel zur Leberachse auf die untersten Rippen, die linke Hand bildet das Widerlager für die rechte Hand und übt Gegendruck aus.

Der Therapeut lässt seine rechte Hand durch die Rippen hindurch nach unten sinken, um die viszerale Ebene zu erreichen.

Technik

Erste Phase

Der Therapeut untersucht mithilfe des Listening-Tests die Motilität der Leber. In der Inspirationsphase kippt die Leber nach anterior, neigt sich nach rechts und rotiert nach links. Das Parenchym expandiert. In der Exspirationsphase bewegt sich die Leber in die Gegenrichtung. Der Rhythmus sollte bei ungefähr 8 Zyklen pro Minute liegen.

Anschließend untersucht der Therapeut die Mobilität (Kippung, Seitneigung und Rotation) und testet mithilfe der Induktion das Bewegungsausmaß. Damit kann er feststellen, welche Bewegungen durch Ligamenta oder nicht mobile Organverbindungen eingeschränkt sind.

Es ist wichtig, dass zunächst die viszerofasziale Beweglichkeit der Leber behandelt wird. Hierfür kann der Therapeut zunächst eine Verstärkungstechnik verwenden. Er muss auch die Verbindungen der Leber zu den umliegenden Organen normalisieren: Pleura- und Diaphragmaregion (rechte Lunge und Herz), Magen, Ösophagus, Pars superior des Duodenum, Flexura coli dextra, rechte Nebenniere und rechte Niere. Mit Inhibitionstests kann er herausfinden, welche Verbindungen die Mobilität der Leber einschränken. Die zweite Hand wird dabei auf die verschiedenen Organe gelegt (Listening). Alle Organverbindungen, bei denen die Inhibition die Leberbewegung verbessert, müssen korrigiert werden. Die Ligg. triangulare und coronarium sind unbedingt zu normalisieren, um die Verschieblichkeit zwischen Leber und Diaphragma sicherzustellen (➤ Kap. 23.2). Dazu kann man kleine Recoils entlang des Oberrands der Leber (5. und 6. Interkostalraum) durchführen, wobei eine Hand auf der Diaphragmakuppel und die andere auf dem Oberrand der Leber platziert wird. Die Hände werden für den anterioren Teil der Leber üblicherweise ober- und unterhalb der V. Rippe positioniert. Es sollten der gesamte Oberrand der Leber und ihre superioren Ansätze getestet und gegebenenfalls behandelt werden. Ob Leber und Diaphragma verschieblich und in ihrer Bewegung frei sind, erkennt man an der Links- und Rechtsrotation der Leber, die um eine vertikale Achse entlang der V. cava inferior verläuft.

Auf Ebene der Motilität ist ein zu schneller Rhythmus zu verlangsamen und ein zu langsamer Rhythmus zu beschleunigen, bis der normale PRM-Rhythmus wiederhergestellt ist. Es können auch kleine Vibrationen eingesetzt werden, um die Leber noch stärker zu anzuregen.

Zweite Phase

Die **Arbeit am Leberparenchym** wurde ursprünglich von P. Druelle, D.O. entwickelt. Ich habe sie nach meinen eigenen Erfahrungen etwas abgewandelt. Diese Technik dient dazu, die Leberzellen zu stimulieren und ihre Vitalität und ihren Ausdruck zu verbessern bzw. die Zirkulation der Flüssigkeiten im Parenchym in Gang zu bringen. Die Vitalität des Parenchyms kann durch verschiedenste Faktoren beeinträchtigt werden: Stress, Umweltverschmutzung, osteopathische Dysfunktionen der Leber oder der Segmente, die ihre Innervation sicherstellen, Trauma, Autounfall, extreme Müdigkeit, Infektion oder Viruserkrankung, hormonelles Ungleichgewicht, Allergien, Nahrungsmittelunverträglichkeiten, Darmdysbiose, Emotionen usw. Bei der Palpation können wir vier Arten von Parenchym unterscheiden: expandiert-verdichtet, expandiert-hypoton, retrahiert-verdichtet, retrahiert-hypoton.

Expandiert-verdichtetes Parenchym: Stauungsleber von Patienten, die sich schlecht ernähren oder unter schlechten Lebensbedingungen leiden. Sie kann langfristig zur Entwicklung einer Zirrhose oder einer Steatose führen. Eine Leber mit angiomatösen Dysfunktionen oder Zysten kann sich stellenweise ebenfalls expandiert und verdichtet anfühlen. Wenn die Dysfunktion sehr klar umschrieben ist, kann es sich um eine emotionale Verdichtung handeln. Diese Dysfunktionen müssen einzeln behandelt werden. Bei Karzinomen sollte man diese Dysfunktionen nicht behandeln, da die Gefahr der Ausbreitung der Krebszellen besteht. In diesem Fall sollte nur an der Mobilität gearbeitet werden. Das expandiert-verdichtete Parenchym kann Zeichen einer Überfunktion der Leber sein.

Expandiert-hypotones Parenchym: zeigt energetische Leere, Abflussschwierigkeiten, Herzprobleme an.

Retrahiert-verdichtetes Parenchym: kann ein Hinweis auf Gallenblasenprobleme oder eine frühere Hepatitis sein bzw. eine Leberunterfunktion anzeigen.

Retrahiert-hypotones Parenchym: kann ein Hinweis auf Energiemangel, Depression, postvirale Müdigkeit, Schilddrüsenschwäche, Leberunterfunktion oder eine andere schwere Erkrankung sein, die, sofern weitere Symptome und Krankheitszeichen vorliegen, eine weitergehende Untersuchung erfordert.

23

Ausführung der Technik

Der Therapeut begibt sich palpatorisch auf die Ebene des Organs, wobei er nicht an der Oberfläche bleibt, sondern in das Parenchym eindringt, um die Expansions- und Retraktionsbewegungen wahrzunehmen. Ziel ist es, die Konsistenz des Lebergewebes zu normalisieren.

Bei Vorliegen eines **expandiert-verdichteten Parenchyms** sollte man in der kranialen Exspirationsphase die Retraktion unterstützen, indem man Mikrovibrationen ausführt und in der kranialen Inspirationsphase die Expansion eindämmt. Man folgt dem Motilitätszyklus bis zum Stillpunkt und zur Entspannung.

Bei Vorliegen eines **expandiert-hypotonen Parenchyms** sollte man in der kranialen Exspirationsphase die Retraktion mit Mikrovibrationen unterstützen und am Anfang der kranialen Inspirationsphase Mikropumpbewegungen ausüben, um die Flüssigkeitsfluktuation anzuregen.

Ist das **Parenchym retrahiert-verdichtet**, so tut man das Gegenteil und begünstigt die Expansion mit kleinen Pumpbewegungen, ohne dabei den Kontakt mit dem Parenchym zu verlieren. Die Verdichtung kann auch durch kleine begleitende Stöße behandelt werden.

Ist das **Parenchym retrahiert-hypoton**, muss man in der Inspirationsphase die Expansion unterstützen und in der kranialen Exspirationsphase die Retraktion limitieren. Nachdem die Vitalität verbessert wurde, kann man während der Inspiration sanfte Mikropumpbewegungen hinzufügen.

Diese Techniken führt man bis zum Erreichen eines Neutralpunkts aus und bis sich das Parenchym hinsichtlich seiner Expansions- und Retraktionsbewegung, seiner Textur sowie auch seines Motilitätsrhythmus normalisiert hat.

23.2 Normalisierung der superioren Ansätze der Leber mit Recoil

Prinzip

Die superioren Ansätze der Leber werden mit Vibrationen behandelt, um die Mechanorezeptoren „aufzuwecken“, die durch ein Trauma, bei dem die Leber in ihrer Bewegung erstarrte, inaktiv wurden. In der Folge kommt es zu einem Verlust der anterior-posterioren und der Links-rechts-Rotation. Die Vibrationstechnik eignet sich besonders gut zur Behandlung einer Leber, die aufgrund mangelnder Mobilität erstarrt ist. Ihr Einsatz bei adhäsiver Kapsulitis verbessert die Gelenksbeweglichkeit der Schulter erheblich.

Position des Patienten

Rückenlage mit aufgestellten Beinen.

Position des Therapeuten

Der Therapeut steht rechts neben dem Patienten und legt seine rechte Hand unter den Brustkorb und somit unter die Leber, und die Ulnarkante der linken Hand auf die superioren Ansätze der Leber in Höhe der V. Rippe und der Diaphragmakuppel.

Technik

Der Therapeut erzeugt mit beiden Händen eine leichte Kompression, um das Volumen der Leber zu spüren, gleichzeitig aber eine gewisse Nachgiebigkeit zu erhalten. Während der Patient langsam ausatmet, erhöht der Therapeut den Kompressionsdruck auf die Leber und löst diesen Druck plötzlich am Beginn der Einatmung, um einen Recoil zu erzeugen.

KAPITEL 24 Pankreas

24.1 Listening und Normalisierung des Pankreasrhythmus

Prinzip

Überprüfung der Pankreasmotilität. Ein normaler Rhythmus liegt bei ungefähr 8 Zyklen pro Minute und unterstützt die Funktion sowie das nervale Gleichgewicht der Drüse. Ein zu schneller Rhythmus (unter 4 Sekunden für die kraniale Inspirations- bzw. Exspirationsphase) ist ein Hinweis auf eine Hypoglykämieneigung, während ein Mangel an Motilität (oder auch Mobilität) bzw. ein verlangsamter Rhythmus ein Hinweis auf eine Insulinresistenz oder einen prädiabetischen Zustand ist. Ist keine Bewegung spürbar, steht der Diabetes unmittelbar bevor.

Dysfunktionen des Pankreaskopfs stehen eher mit Enzym- bzw. Verdauungsproblemen in Verbindung, während Dysfunktionen im Bereich des Pankreaskörpers und -schwanzes vor allem auf Blutzuckerprobleme hinweisen (➤ Kap. 9). Bei Diabetes ist die Bauchspeicheldrüse oft immobil.

Position des Patienten

Rückenlage.

Position des Therapeuten

Der Therapeut steht rechts neben dem Patienten und legt seine rechte Hand entlang der Pankreasachse auf das Abdomen, wobei sich der Handtellerrand an den medialen Rand der Pars descendens duodeni anschmiegt. Die Finger zeigen Richtung Milzhilus und gleiten, sofern möglich, unter den linken Rippenbogen. Die ulnare Handkante liegt auf dem Pankreaskörper.

Technik (➤ Abb. 24-1)

Der Therapeut macht einen Listening-Test am Pankreas. Während der kranialen Inspirationsphase (eine Bewegung, die durch die thorakale Atmung verstärkt werden kann) senkt sich das Pankreas entlang einer schrägen Achse in Richtung rechter Crista

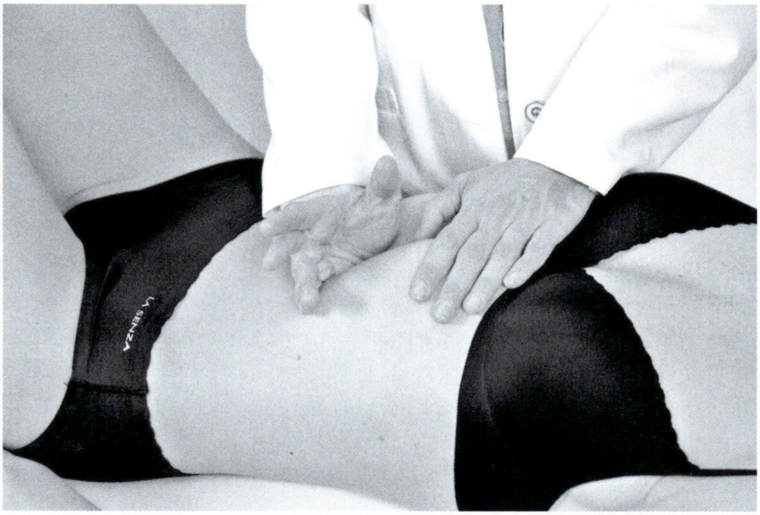

Abb. 24-1 Listening und Normalisierung des Pankreasrhythmus.

iliaca und macht eine Eversion, die zu einer leichten Kippbewegung nach anterior führt. Während der Exspirationsphase steigt das Pankreas entlang der schrägen Achse in Richtung des linken Rippenbogens an. Ein zu schneller Rhythmus muss schrittweise verlangsamt werden, um die normale Motilität wiederherzustellen. Wenn das Pankreas zu langsam oder immobil ist, muss man die Bewegung in Gang bringen (s. u. weitere Pankreastechniken) und dann schrittweise beschleunigen. Um das Pankreas zusätzlich zu stimulieren, kann man kleine Vibrationen hinzufügen.

N. B.: Vor jeder Korrektur des Pankreas sollte der Sphincter Oddii normalisiert werden, um den Abfluss aus den pankreatischen und hepatobiliären Ausführungsgängen zu unterstützen. Hierfür legt der Therapeut das Os pisiforme seiner dominanten Hand im Bereich der Pars descendens duodeni über den Sphincter Oddii. Die zweite Hand verstärkt den Druck der ersten. Der Therapeut verstärkt alle Bewegungsparameter (Translation kranial-kaudal, links-rechts, Rotation im und gegen den Uhrzeigersinn), bis der Stillpunkt erreicht ist.

Die Bauchspeicheldrüse muss auf viszerofaszialer Ebene in allen Richtungen beweglich sein, erst dann kann man den Rhythmus korrigieren. Die Verbindungen zwischen dem Pankreas und den angrenzenden Strukturen und Organen (Duodenum, Magen, Colon transversum, Radix mesenterii, Flexura coli sinistra, Milz, linke Niere und Nebenniere) müssen frei sein.

24.2 Technik zur Separation von Pankreas und Duodenum

Prinzip

Test und Normalisierung von Pankreaskopf und -körper durch reziproke Separation von Duodenum und Pankreas und durch leichte Dehnung des Ductus pancreaticus und des Ductus choledochus. Diese Art von Dysfunktion findet man häufig bei Verdauungsstörungen, die mit der Leber, den Gallengängen bzw. mit einer Enzymstörung des Pankreas verbunden sind.

Position des Patienten

Rückenlage mit angewinkelten Beinen.

Erste Phase

Position des Therapeuten

Der Therapeut steht rechts neben dem Patienten, seine kaudale Hand lokalisiert mit der Ulnarkante das Pankreas. Der Zeigefinger folgt der Achse und zeigt schräg von rechts nach links und von unten nach oben Richtung linken Brustkorb. Die zweite Hand umgreift den medialen Rand der Pars descendens duodeni.

Technik (➤ Abb. 24-2)

Der Therapeut beugt seinen Oberkörper leicht nach vorne und erzeugt durch die reziproke Spannung der Gewebe eine Separation von Pankreas und Duodenum. Er testet die relative Gleitfähigkeit der beiden Organe zueinander und damit die Bewegungsfreiheit des Pankreaskopfs gegenüber dem Duodenum und dem Ductus pancreaticus. Falls erforderlich, hält er die Spannung bis zum Stillpunkt und zur vollständigen Entspannung der Gewebe aufrecht.

Zweite Phase

Position des Therapeuten

Der Therapeut steht rechts neben dem Patienten und legt seine kaudale Hand mit der Ulnarkante auf

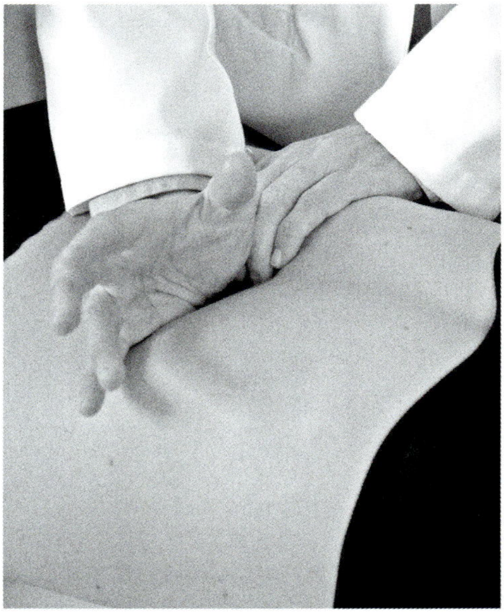

Abb. 24-2 Technik zur Separation von Pankreas und Duodenum.

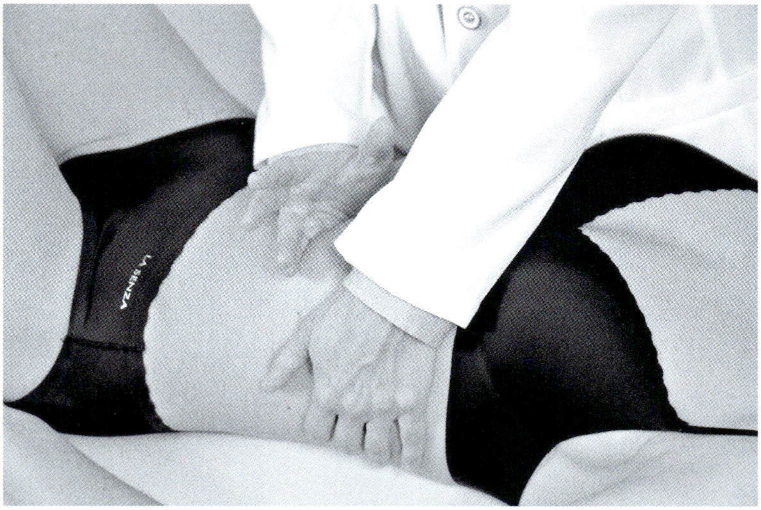

Abb. 24-3 Technik zur Separation von Pankreasschwanz und Milz.

den Kopf des Pankreas. Die zweite Hand umgreift den Unterrand der Leber auf Höhe der Gallengänge.

Technik

Der Therapeut fixiert die Gallengänge in ihrem obersten Abschnitt unter dem Leberrand und führt eine längsverlaufende und kaudale Gewebedehnung mit der am Pankreas liegenden Hand aus. Er testet die Gleitfähigkeit des Pankreaskopfs gegenüber dem Ductus choledochus. Falls erforderlich, hält er die Spannung bis zum Stillpunkt und zur vollständigen Entspannung der Gewebe aufrecht.

24.3 Technik zur Separation von Pankreasschwanz und Milz

Prinzip

Normalisierung des Pankreasschwanzes durch eine reziproke Separation von Pankreas und Milz.

Position des Patienten

Rückenlage mit angewinkelten Knien.

Position des Therapeuten

Der Therapeut steht rechts neben dem Patienten und legt seine kaudale Hand mit der Ulnarkante auf das Pankreas, der Zeigefinger folgt dem Verlauf der Pankreasachse. Die zweite Hand palpiert die Milz durch den Brustkorb.

Technik (➤ Abb. 24-3)

Der Therapeut bringt die Gewebe in eine reziproke Spannung und führt mit beiden Händen eine Separation aus, er nimmt den Dialog mit den Geweben auf und wartet, bis der Stillpunkt und die Entspannung eintreten. Wenn die Spannung sehr stark ist, kann man zunächst die Dysfunktionsparameter jedes Organs verstärken und der bevorzugten Richtung folgen, bis der Stillpunkt und die Entspannung eintreten.

KAPITEL

25 Nebennieren

25.1 Test und Technik für die Crura diaphragmatica

Prinzip

Test der Crura, um Mobilitätseinschränkungen, die die Nebennieren in ihrer Mobilität beeinflussen, zu finden.

Position des Patienten

Neutrale Sitzposition.

Position des Therapeuten

Der Therapeut sitzt hinter dem Patienten. Seine Händen liegen auf Höhe des thorakolumbalen Übergangs auf der Paravertebralmuskulatur, die Daumen parallel zur Wirbelsäule nach kranial gerichtet, die anderen Finger seitlich ausgebreitet.

Technik (➤ Abb. 25-1)

Der Therapeut ersucht den Patienten tief einzuatmen und spürt diese Bewegung unter seinen Händen. Werden die Hände weggedrückt, bewegen sie nach anterior oder posterior?

Bei der thorakalen Einatmung sollten die Hände insgesamt nach kranial und lateral verschoben werden, während sie sich bei der Ausatmung nach kaudal und medial bewegen. Jede Einschränkung in diesen Bewegungen muss korrigiert werden, um eine bestmögliche Flexibilität der Region sicherzustellen. Ausgehend von der Testposition kann man eine Verstärkungstechnik in die bevorzugte Richtung ausführen und auf den Stillpunkt warten und damit die Synchronizität in Bewegung und Amplitude auf beiden Seiten wiederherstellen.

25.2 Technik zur Normalisierung der Crura diaphragmatica

Prinzip

Die durch die Diaphragmaschenkel erzeugten Spannungen lösen und damit die Bewegungsfreiheit von Nieren und Nebennieren verbessern.

Position des Patienten

Rückenlage mit aufgestellten Beinen oder mit einem Kissen unter den Knien.

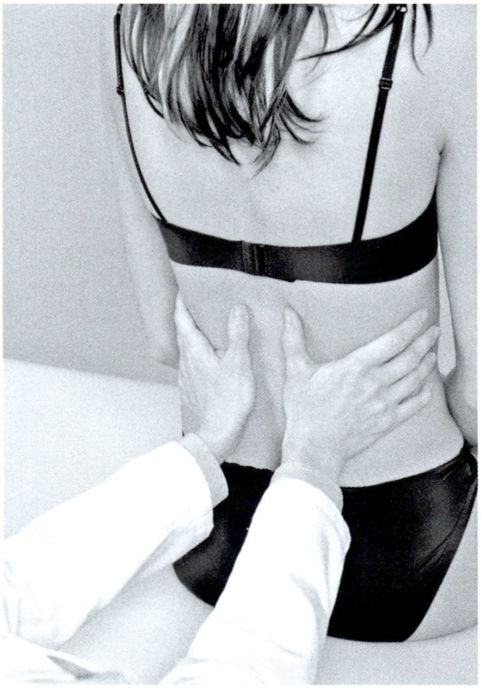

Abb. 25-1 Test und Technik für die Crura diaphragmatica.

Position des Therapeuten

Der Therapeut steht auf der zu behandelnden Seite neben dem Patienten und legt eine Hand unter den Rücken des Patienten, seine Finger liegen unter der Paravertebralmuskulatur und haken sich an den Dornfortsätzen ein. Der Zeigefinger hat Kontakt mit Th12, der Mittelfinger mit L1, der Ringfinger mit L2 und der kleine Finger mit L3. Die zweite Hand liegt über dem Rippenbogen. Die Finger sind nach außen gerichtet und folgen dem Rippenverlauf, der Daumen hat Kontakt mit der Diaphragmakuppel.

Technik (➤ Abb. 25-2)

Die anteriore Hand bewegt den Brustkorb nach lateral während der Daumen unter den Rippenbogen gleitet und Spannung in der Diaphragmakuppel erzeugt. Die posteriore Hand stabilisiert die Dornfortsätze und verhindert damit, dass sie durch die Rippenbewegung in Rotation gedreht werden. Die Spannung wird so lange aufrechterhalten bzw. verstärkt, bis sich die Gewebe entspannen.

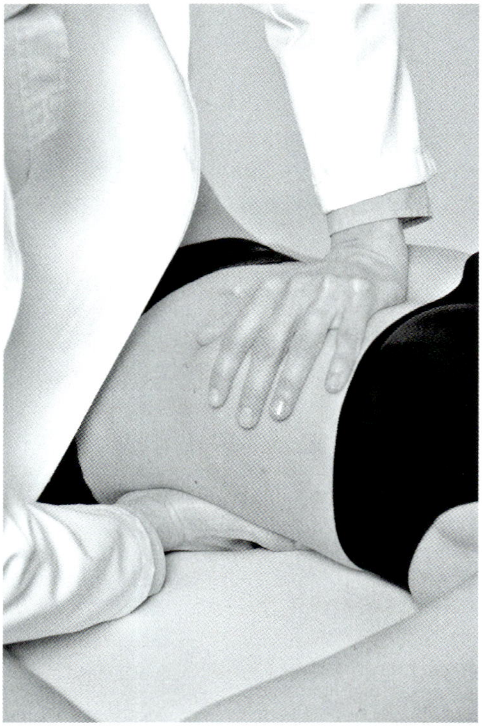

Abb. 25-2 Technik zur Normalisierung der Crura diaphragmatica.

25.3 Technik zur Normalisierung der Nieren

Prinzip

Korrektur der Nierendysfunktion mit anteriorem und posteriorem Kontakt. Vor der Durchführung von spezifischen Techniken an der Nebenniere muss die Niere unbedingt korrigiert werden.

Position des Patienten

Rückenlage mit aufgestelltem Bein auf der Behandlungsseite.

Position des Therapeuten

Der Therapeut steht auf der Seite der zu testenden Niere. Für die linke Niere legt er die Finger seiner rechten Hand unter die XII. Rippe in den Grynfeltt-Raum (Trigonum lumbale) und palpiert mit dem Zeigefinger durch die Faszie des M. latissimus dorsi die Niere. Die Hand steht im rechten Winkel zur Muskelebene, der Daumen ist nach oben abgespreizt. Die linke Hand wird auf der Körpervorderseite unter dem inferioren Nierenpol positioniert.

Technik (➤ Abb. 25-3)

Der Therapeut übt zunächst mit seiner posterioren Hand Druck auf die Niere aus und hebt sie nach anterior. Die leicht schräg gestellte anteriore Hand liegt unter die Niere. Der Therapeut hat mit seinem Oberkörper Kontakt mit dem angewinkelten Bein des Patienten. Er bewegt das Bein in jene Position, die es ihm ermöglicht, mit der Hand so weit wie möglich in die Gewebe einzudringen. Mithilfe des Beins findet er jene Position, die die Korrektur der Niere ermöglicht. Anschließend lässt er den Patienten tief ausatmen, während er dessen Bein gleichzeitig mit einer kombinierten Abduktions- und Außenrotationsbewegung zu strecken beginnt. Dabei sollte die Ferse des Patienten über die Liege gleiten, um zu starke Spannungen zu vermeiden. Während das Bein ausgestreckt wird, begleitet die vordere Hand die Korrekturbewegung der Niere und die hintere Hand hebt die Niere nach anterior und leicht nach medial, um sie aus der Dysfunktionsposition zu lösen und die Gleitbewegung gegenüber dem M. psoas wiederherzustellen. Liegt die Niere

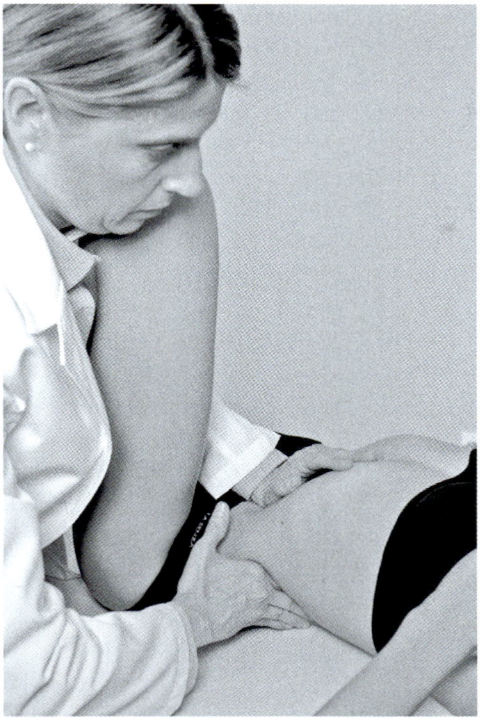

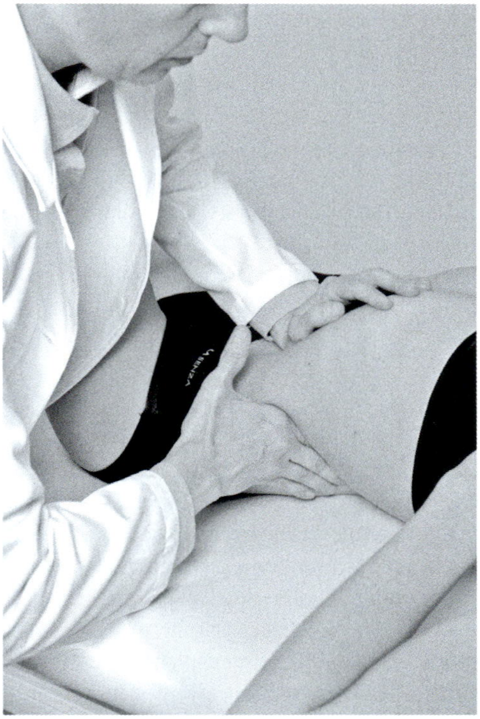

Abb. 25-3 Technik zur Normalisierung der Nieren.

mehr medial, führt die posteriore Hand statt der anteriomedialen Bewegung eine anterolaterale Bewegung aus.

Wenn die Niere fixiert ist, entstehen im posterioren Anteil der Fascia renalis Verdickungen und Verspannungen, die sich bei der Palpation als schmerzhaft erweisen können und damit auf eine Nierendysfunktion hinweisen.

Dysfunktionen der Nieren sollten immer korrigiert werden, um das zwischen den beiden Nieren bestehende fasziale Gleichgewicht wiederherzustellen und den arteriellen Druck auf beiden Seiten auszugleichen.

Variante

Bei sehr beleibten Patienten, bei denen die Beinbewegung nur schwer zu kontrollieren ist, kann man den Patienten ersuchen das Bein zu beugen, während die Korrekturparameter eingestellt werden, und während der Ausatmung – also während die Niere in der Korrekturposition gehalten wird – das Bein selbst auszustrecken, die Ferse über die Liege nach unten gleiten und das Knie nach außen fallen zu lassen.

N. B.: Der Grynfeltt-Raum wird durch folgende Strukturen begrenzt: kranial durch den M. serratus posterior und den Unterrand der XII. Rippe, medial durch den M. iliocostalis und lateral durch die posterioren Fasern des M. obliquus internus abdominis (Rouvière 1967).

25.4 Technik zur Normalisierung der Nebennieren

Prinzip

Zunächst wird in einer ersten Phase das viszerofasziale Umfeld der Drüse behandelt, um die Mobilität und die Gefäßversorgung zu verbessern. In der anschließenden zweiten Phase werden der Rhythmus und die Amplitude normalisiert, um das nervale und funktionelle Gleichgewicht der Nebenniere zu unterstützen.

Position des Patienten
Bauchlage.

Position des Therapeuten
Der Therapeut steht seitlich neben dem Patienten und blickt zum Kopfende der Behandlungsliege. Er legt seine Handflächen links und rechts der Querfortsätze von Th11-Th12-L1 über die Nebennierenregion, die Daumen liegen parallel und relativ nahe an der Wirbelsäule.

Technik (➤ Abb. 25-4)
Erste Phase
Der Therapeut beugt den Oberkörper nach vorne und durchdringt palpatorisch mit seinen Händen die verschiedenen Schichten aus Muskeln und Rippen, um die viszerale Ebene zu erreichen. Dabei übt er keine Kraft aus, sondern passt seinen Druck an die Gewebe und ihre unterschiedliche Konsistenz an. So erreicht er die Ebene der Organe und Drüsen, die sich in Textur und Konsistenz von den darüber liegenden Schichten unterscheidet. Sobald er sich auf der richtigen Ebene befindet, reduziert er den Druck seiner Hände, um den Dialog der Gewebe zu fördern.

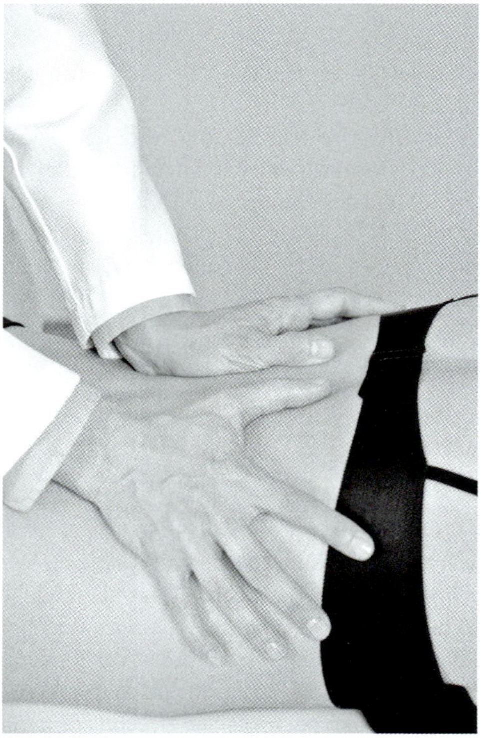

Abb. 25-4 Technik zur Normalisierung der Nebennieren.

Während der thorakalen Einatmung vertikalisiert sich die Drüse und der Therapeut spürt eine leicht nach kaudal verlaufende Bewegung im Uhrzeigersinn an der linken Nebenniere (bzw. gegen den Uhrzeigersinn an der rechten Nebenniere). Während der Ausatmung nimmt der Therapeut die Gegenbewegung wahr. Die gleiche Bewegung kann auch auf der Motilitätsebene der Drüse gespürt werden, wobei der PRM von einer Expansions- und Retraktionsbewegung begleitet wird.

Zunächst verstärkt der Therapeut die Dysfunktion in die von seinen Händen erspürte bevorzugte Richtung an einer oder an beiden Drüsen gleichzeitig, bis der Stillpunkt erreicht ist und die Entspannung der Gewebe einsetzt.

Anschließend bringt er die Gewebe zwischen seinen beiden Händen in Spannung, erzeugt einen Dialog und wartet auf den Stillpunkt sowie die nachfolgende Entspannung der Gewebe.

Zweite Phase
Beim Listening-Test sollten die Nebennieren während der thorakalen Ein- und Ausatmung synchron und mit gleicher Amplitude bewegen. Ebenso sollte der PRM-Rhythmus auf beiden Seiten gleich sein. Der normale Motilitätsrhythmus beträgt 8 bis 10 Zyklen pro Minute. Ein zu schneller Rhythmus ist ein Hinweis auf eine Überfunktion der Drüse und sollte verlangsamt werden. Ein zu langsamer Rhythmus verweist auf eine Unterfunktion und sollte schrittweise beschleunigt werden, um die normale Motilität wiederherzustellen. Wenn eine der beiden Nebenniere langsamer erscheint, kann sie über kleine Vibrationsbewegungen stimuliert werden.

25.5 Technik zur Stimulation der Nebennieren

Prinzip
Die Funktion der Nebenniere wird durch eine Recoil-Technik angeregt.

Position des Patienten
Bauchlage.

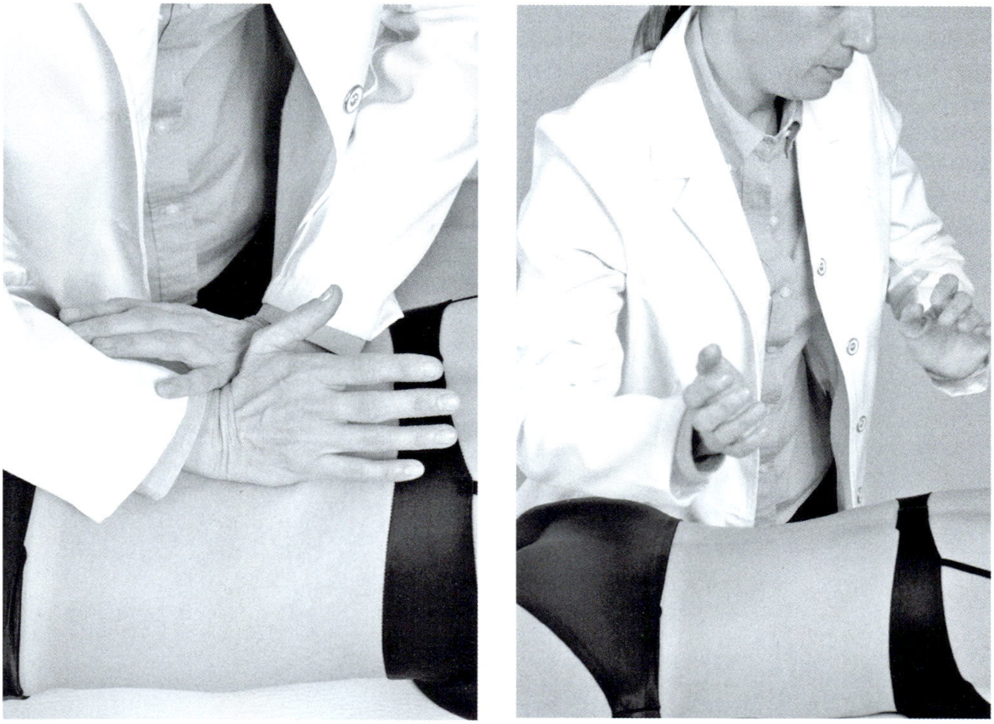

Abb. 25-5 Technik zur Stimulation der Nebennieren.

Position des Therapeuten

Der Therapeut steht seitlich neben dem Patienten und dreht seinen Körper Richtung Kopf des Patienten. Er überkreuzt seine Hände und legt sie im Bereich von Th10-Th11-Th12 über die Nebennierenregion. Mit dem Os pisiforme testet er beidseits die Kostovertebralgelenke auf der Suche nach der größten Restriktion. Zudem werden die darüber- und darunterliegenden Wirbel getestet, um zu beiden Seiten die Querfortsätze mit der größten Dichte zu finden.

Technik (➤ Abb. 25-5)

Während der thorakalen Ausatmung übt der Therapeut Druck auf die beiden festen Querfortsätze aus, sucht sich die richtige Position für die Korrektur und lässt anschließend, während der Patient einzuatmen beginnt, den Kontakt plötzlich los (Recoil). Anschließend testet er die Amplitude und den Rhythmus mit einem Listening-Test an den Nebennieren und wiederholt die Behandlung, bis der gewünschte Rhythmus und die entsprechende Amplitude erreicht sind.

N. B.: Techniken zur Korrektur der Rippenköpfchen auf Höhe von Th10-Th11-Th12 mit gekreuzten Händen stimulieren ebenfalls die Nebennieren und sollten daher Teil der Behandlung von Nebennierenunterfunktionen sein.

KAPITEL

26 Spezifische Techniken für das Nervensystem

26.1 Globale Normalisierung der beiden Hemisphären: Frontal- und Parietallappen

Nach P. Druelle, D. O., modifiziert von N. Camirand, D. O.

Prinzip

Aktivierung der globalen Bewegung der Hemisphären durch reziproken Ausgleich der Volumina.

Der Frontallappen ermöglicht eine gewisse Distanz zu Stress und hilft uns, unsere Kreativität zu nutzen. Er ist das Organ des rationalen, instinktiven und affektiven Ausgleichs, ohne dessen Beteiligung wir allein mit dem limbischen System und dem Reptilienhirn auf Stress reagieren würden – und diese kennen nur eine Reaktion: Flucht oder Kampf. Die Technik kann verwendet werden, um den Körper nach einem somato-emotionalen Release in einer anderen Körperregion zu harmonisieren bzw. den Release zu integrieren oder um eine Stressreaktion zu unterbrechen.

Position des Patienten

Rückenlage.

Position des Therapeuten

Der Therapeut sitzt am Kopfende der Behandlungsliege und stützt seine Unterarme auf der Liege ab, seine Hände liegen beidseits auf dem Schädeldach links und rechts neben der Sutura sagittalis und somit über den Hemisphären, wobei die Finger hauptsächlich über dem Frontallappen ruhen.

Technik

Der Therapeut nimmt zunächst Kontakt mit dem Schädeldach auf und spürt den PRM-Rhythmus. Dann sinkt er mit seiner Palpation eine Etage tiefer, um die Hemisphären zu spüren. Diese Palpation erfolgt ohne Kraft und mit so viel Feingefühl, dass der Therapeut mit einer anderen Realität, der Realität des Gehirns, in Kontakt treten kann. Dabei sollte er spüren, dass sich die Textur unter seinen Händen verändert. Zunächst muss jede Hemisphäre in Bezug auf ihr Volumen ins Gleichgewicht gebracht werden. Dazu folgt man der bevorzugten Richtung und lässt sich zum Neutralpunkt führen. Anschließend erzeugen die beiden Hände eine reziproke Spannung zwischen den beiden Hemisphären und gleichen die Spannung bis zum Stillpunkt und zur darauf folgenden Entspannung aus. Das Fulkrum, um das dieser Ausgleich erfolgt, liegt in der Tiefe des ZNS, am Corpus callosum. Sobald der Neutralpunkt erreicht ist, sollte man eine Rückbewegung der Hemisphären spüren.

Frontal- und Parietallappen führen während der kranialen Inspiration eine anteriore Einroll-Expansions-Bewegung, während der Exspiration dann die entgegengesetzte Bewegung durch. Die Kleinhirnregion sollte dabei der Flexions-Extensions-Bewegung des Okziputs folgen. Um diese Bewegung zu palpieren, legt der Therapeut seine Hände unter das Okziput und konzentriert seine Palpation auf das Tentorium cerebelli.

Diese Bewegung kann im Verlauf der kranialen Atmung gefördert und harmonisiert werden, bis der Ausgleichs- oder Neutralpunkt erreicht wird.

Wenn der Therapeut während seiner Palpation neben der globalen Bewegung der Hemisphären eine Spannungszone wahrnimmt, kann er seine Palpation auf diese Ebene absenken und sich ins Zentrum der Dysfunktion begeben, einen Ausgleich aller Parameter in der bevorzugten Richtung durchführen, mit den Spannungen einen Dialog eingehen bis der Stillpunkt erreicht ist und sich die Zone entspannt.

Nach Abschluss der Technik sollte sich die globale Bewegung der Hemisphären harmonischer anfühlen und die Amplitude größer geworden sein.

26.2 Aktivierung der Temporallappen

Prinzip

Reziproker Ausgleich des Volumens, Aktivierung der globalen Bewegung der Temporallappen mit dem Ziel, auch die in der Tiefe liegenden Strukturen des limbischen Systems zu normalisieren. Diese Strukturen verarbeiten unsere Emotionen und sind für Überlebensreaktionen verantwortlich. Zu ihnen zählt die aus einem Neuronenkern bestehende Amygdala, die Ausgangspunkt unserer Angstreaktionen ist. Es handelt sich um eine exzellente Technik, um diese Reaktionen, die bei Angstsyndromen oft beharrlich weiterbestehen, neu zu programmieren.

Position des Patienten

Rückenlage.

Position des Therapeuten

Der Therapeut sitzt am Kopfende der Behandlungsliege und stützt seine Unterarme auf der Liege auf. Seine Hände umgreifen global die Temporallappen, wobei der Ring- und der kleine Finger auf dem Mastoid liegen, während die anderen Finger über die Squama temporalis verteilt sind und die Daumen auf den Parietalia ein Fulkrum bilden.

Technik

Der Therapeut spürt zunächst die Bewegung und den Rhythmus auf ossärer und membranöser Ebene. Anschließend sinkt er mit seiner Palpation eine Etage tiefer auf die Ebene der Temporallappen. Diese Art der Palpation verwendet keine Kraft, sondern eine sehr subtile Form der Berührung, bei der der Therapeut mit einer anderen Realität, der Realität des Gehirngewebes, in Kontakt kommt. Die Textur, die er dabei wahrnimmt, sollte sich unter seinen Händen verändern. Zunächst sollte jeder Lappen einzeln im Hinblick auf sein Volumen ausgeglichen werden, dabei lässt man sich, auf der Suche nach dem Neutralpunkt, von der bevorzugten Richtung leiten. Im nächsten Schritt werden die beiden Temporallappen durch reziproke Spannung ins Gleichgewicht gebracht. Dabei visualisiert man einen zentralen Punkt und wartet auf den Stillpunkt und die darauffolgende Entspannung. Nun sollte man eine verbesserte Bewegung der Temporallappen spüren.

Die Temporallappen bewegen sich während der kranialen Inspiration in Außenrotation und Expansion und während der kranialen Exspiration in Innenrotation und Retraktion.

Wenn der Therapeut bei seiner Palpation neben der globalen Bewegung der Temporallappen eine Spannungszone wahrnimmt, durch die die Bewegung verlangsamt wird, kann er seine Palpation auf diese Ebene absenken und sich ins Zentrum der Dysfunktion begeben, einen Ausgleich aller Parameter in der bevorzugten Richtung durchführen und mit den Spannungen einen Dialog eingehen, bis der Stillpunkt erreicht ist und sich die Zone entspannt. Wenn die Zone weit in der Tiefe liegt, kann er die Fingerkuppen aneinanderlegen und seine Aktion direkt auf die Zone konzentrieren und mit der anderen Hand wie bei der V-Spread-Technik ein globales Fulkrum bilden, wobei diese Hand in der ursprünglichen Ausgangsstellung verbleibt. Anschließend wird die verspannte Zone ins Gleichgewicht gebracht, indem man der bevorzugten Richtung folgt, einen Dialog mit den Spannungen beginnt und wartet, bis der Stillpunkt entsteht und sich die Zone entspannt. Nach Abschluss der Technik sollte die globale Bewegung der Temporallappen größer und harmonischer geworden sein.

26.3 Technik zur Normalisierung des Corpus callosum

Prinzip

Verbesserung der Kommunikation zwischen den beiden Hemisphären durch eine spezifische Behandlung des Corpus callosum. Dazu ist zunächst die Technik zur Normalisierung der Hemisphären (➤ Kap. 26.1) durchzuführen, um ein Gleichgewicht zum Corpus callosum herzustellen. Es kann zuerst auch der kinesiologische Test durchgeführt werden, um zu überprüfen, ob die Kommunikation zwischen den Hemisphären vorhanden ist.

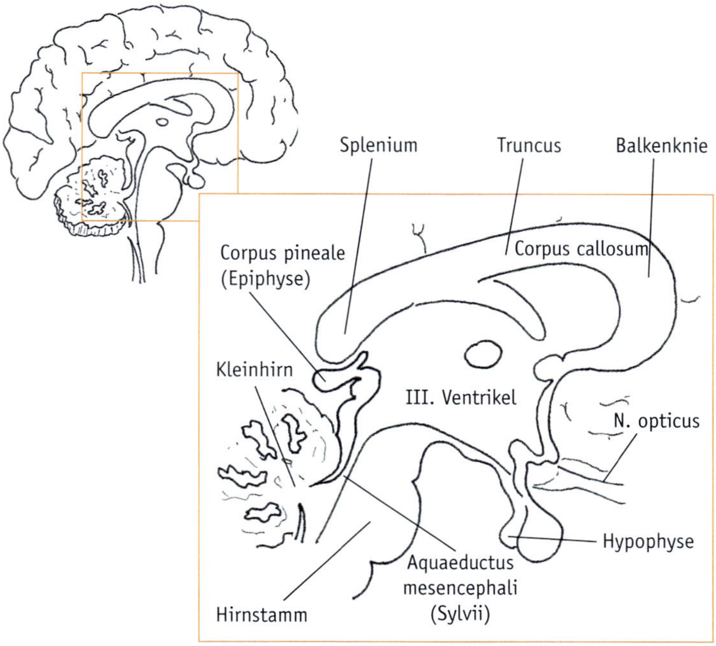

Abb. 26-1 Die verschiedenen Anteile des Corpus callosum.

Position des Patienten

Rückenlage.

Position des Therapeuten

Der Therapeut sitzt am Kopfende der Behandlungsliege und stützt seine Unterarme auf der Liege ab. Er legt seine Hände zunächst beidseits auf das Schädeldach links und rechts der Sutura sagittalis und somit über die beiden Hemisphären. Die Daumen liegen parallel zur Sutur, während die Finger über den Frontal- bzw. Parietallappen ruhen.

Technik

Erste Phase (➤ Abb. 26-1)

Der Therapeut nimmt zunächst Kontakt zum Schädeldach auf und spürt den kranialen Rhythmus (PRM). Anschließend verlegt er seine Palpation in die Tiefe, um die Hemisphären und das Corpus callosum im Zentrum wahrzunehmen. Dabei zeigt sich, dass sich das Corpus callosum im Vergleich zu den Hemisphären palpatorisch dichter anfühlt.

Der Therapeut überprüft zunächst die Flexibilität des Corpus callosum, indem er am Balkenknie (Genu) im Frontlappen beginnt und sich dann über den Balkenstamm (Truncus) zum hinten gelegenen Balkenwulst (Splenium) im Bereich des Parietallappens vorarbeitet. Dabei übt er mit seinen beiden Händen sehr leichten Druck aus und lässt seine Aufmerksamkeit auf der Suche nach Spannungszonen über das Corpus callosum gleiten.

Zweite Phase (➤ Abb. 26-2)

Wenn eine Spannungszone am Corpus callosum lokalisiert wurde, legt der Therapeut seine gekreuzten Daumen links und rechts neben die Schädelmittellinie und die Finger auf die Hemisphären.

Er senkt seine Palpation auf das Zentrum der Spannungszone ab und folgt den Bewegungsparametern in die bevorzugte Richtung, erzeugt damit ein Gleichgewicht, tritt mit den Spannungen in Dialog und wartet auf den Stillpunkt und die Entspannung der Zone. Während man die Technik ausführt, kann man den Patienten ersuchen sich einen Lichtpunkt vorzustellen, der sich von der aktiveren Hemisphäre zur anderen Hemisphäre bewegt. Der Patient sollte in der Lage sein, dem Licht zu folgen, während es das Corpus callosum überquert. Dabei wird man feststellen, dass der vom Patienten visualisierte Lichtpunkt fast immer zeitgleich mit der vollständigen Korrektur

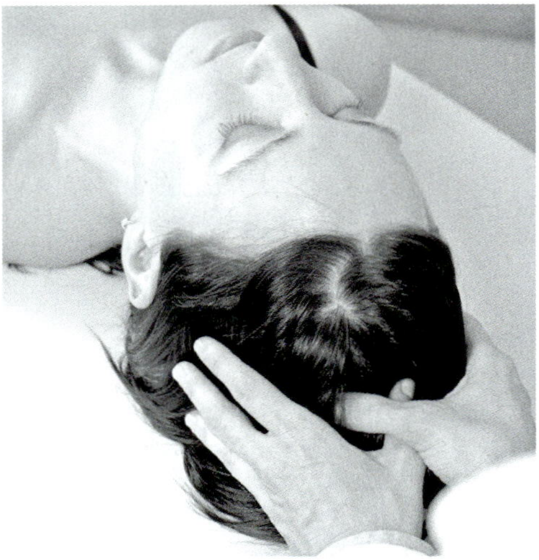

Abb. 26-2 Normalisierung des Corpus callosum, zweite Phase.

der behandelten Zone die andere Hemisphäre erreicht.

Sobald die Zone gelöst ist, kann man die globale Flexibilität des Corpus callosum nochmals, wie in Phase 1 beschrieben, nachtesten und gegebenenfalls die beiden Hemisphären gegeneinander ausgleichen.

N. B.: Wenn das Corpus callosum angespannt ist und die Dysfunktion eine größere Zone umfasst, kann man aus der beschriebenen Ausgangsposition heraus sehr gut die Dysfunktionszone auch großräumiger mit den Daumen bearbeiten.

26.4 Kinesiologischer Test für die Verbindung zwischen den beiden Hemisphären

Prinzip

Überprüfung der Kommunikationsfähigkeit der beiden Großhirnhemisphären über das Corpus callosum mithilfe eines kinesiologischen Tests.

Position des Patienten

Der Patient steht vor dem Therapeuten, streckt seinen linken Arm in einem 45°-Winkel nach vorne und stellt das gegenseitige (rechte) Bein wie in der Schrittstellung etwas weiter vorne auf dem Boden auf. Diese Position begünstigt die Kreuzung zwischen dem oberen und dem unteren Teil des Körpers. Man kann natürlich auch den rechten Arm und das linke Bein austesten, wichtig ist nur, dass während des Tests keine Schmerzen auftreten.

Position des Therapeuten

Der Therapeut steht vor dem Patienten und legt seine linke Hand auf die rechte Schulter des Patienten, um ihn zu stabilisieren. Die rechte Hand führt den Test am linken Arm des Patienten aus.

Technik (➤ Abb. 26-3)

Der Therapeut übt leichten Druck auf den Unterarm aus, um festzustellen, ob sich der Arm dem Druck widersetzen kann. Der Druck darf dabei nur gerade groß genug sein, um die muskuläre Spannkraft, d. h. die Fähigkeit des Muskels zur Verriegelung des Schultergelenks, zu testen. Wenn der Arm dem Druck standhält, kann davon ausgegangen werden, dass es eine Kommunikation zwischen den beiden Gehirnhälften gibt. Wenn der Arm nachgibt und wieder stärker wird, sobald der Patient sein linkes Bein (also das Bein auf der Seite des getesteten Arms) etwas weiter vor sich auf den Boden stellt, lässt sich daraus ableiten, dass es keine Kommunikation zwischen den Hemisphären gibt.

N. B.: Wenn der Patient „nicht verbunden" ist, also die Muskelreaktion sowohl bei der Kreuzung von Arm und Bein als auch bei Nichtkreuzung gleich ist, muss der Therapeut

- den Patienten ersuchen den Thymus mit kleinen Klopfbewegungen am Sternum zu stimulieren,
- ihn bitten Überkreuzungsübungen zu machen,
- gegebenenfalls die SSB-Kompression behandeln.

26.5 Gehirngymnastik: der Cross-Crawl

(➤ Abb. 26-4)

Bei dieser Überkreuzungsübung (Cross-Crawl) bewegt der Patient abwechselnd den Arm und das gegenüberliegende Bein und berührt dabei mit der Hand das Knie. Damit werden die beiden Hemisphären gleichzeitig aktiviert und die Kommunikation verbessert. Die Übung unterstützt auch Aktivitäten, die das Kreuzen der Mittellinie erfordern.

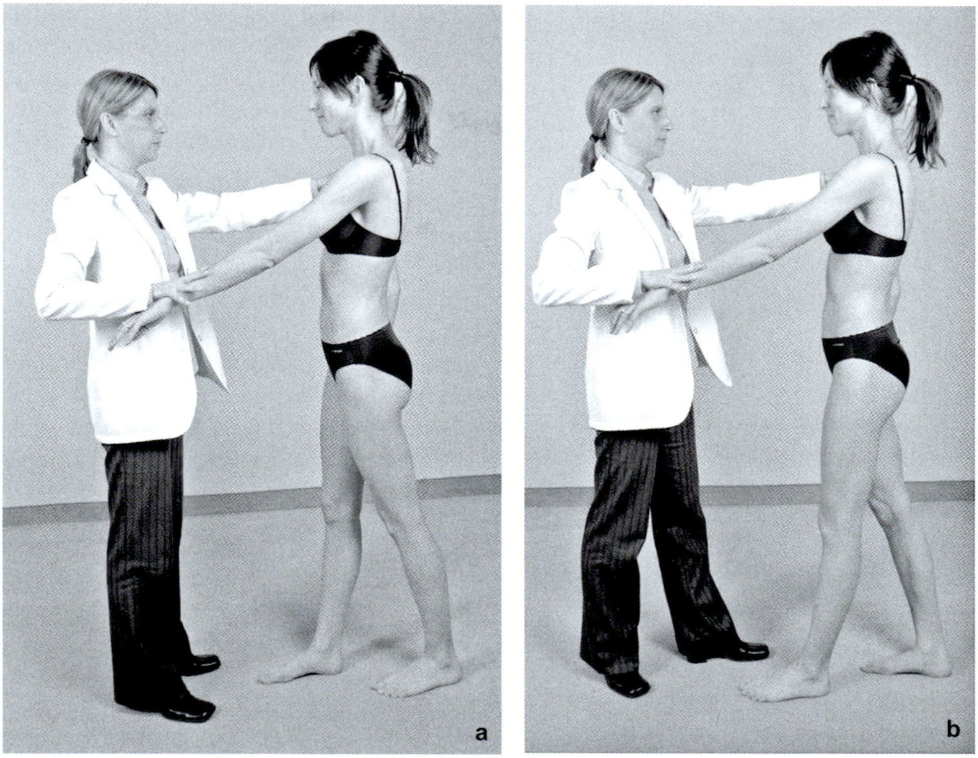

Abb. 26-3 Kinesiologischer Test für die Verbindung zwischen den beiden Hemisphären. a) Wenn der linke Arm und das rechte Bein (oder umgekehrt) nach vorne gestreckt werden, sollte der Arm stark sein, sofern die Verbindung zwischen den Hemisphären vorhanden ist. b) Wenn der linke Arm und das linke Bein (oder der rechte Arm und das rechte Bein) nach vorne gestreckt werden, sollte der Arm schwach sein. (N. B.: Ist die Verbindung zwischen den Hemisphären unterbrochen, so ist der Arm bei a) schwach und bei b) stark.)

26.6 Alternierende Rotation der Ossa temporalia: Pussy-Foot-Technik

Bei dieser Technik gibt es große Unterschiede in der Anwendung und den Indikationen, insbesondere in Europa. Die folgende Beschreibung beruht auf Magoun, Sutherland und Lippincott sowie auf den Erklärungen von Busquet.

Prinzip

Normalisierung der transversalen Fluktuation durch alternierende Rotationsbewegungen der Ossa temporalia. Diese Fluktuation ist nachts und in Ruheposition verstärkt vorhanden. Nach Angaben von Caporossi erhöht sie den parasympathischen Tonus.

Diese Technik wird je nach Ausgangssituation und Behandlungsziel entweder zur Verlangsamung und Beruhigung oder zur Beschleunigung und Dynamisierung der primären Respiration verwendet.

Die alternierende Rotation zur Beschleunigung des PRM und schrittweisen Verringerung der Amplitude ist bei Parasympathikotonie angezeigt und regt das sympathische Nervensystem an. Dabei wird die transversale Fluktuation in longitudinale Fluktuation umgewandelt. Im Gegensatz dazu ist eine alternierende Rotation zur schrittweisen Reduzierung des Rhythmus und Erhöhung der Amplitude bei Sympathikotonie zu empfehlen. Ziel dieser Ausgleichstechnik ist es, die Homöostase und damit die *Stillness* des Nervensystems wiederherzustellen.

Position des Patienten

Rückenlage.

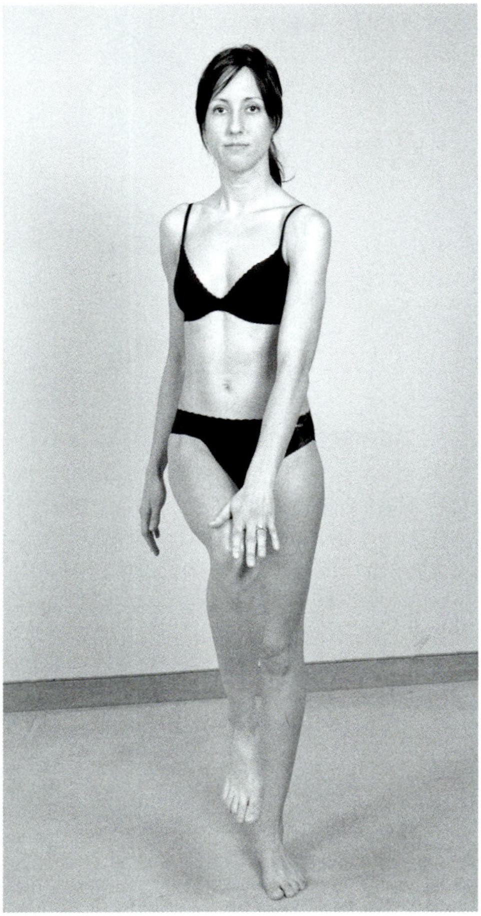

Abb. 26-4 Überkreuzungsübung (Cross-Crawl).

Position des Therapeuten

Der Therapeut sitzt am Kopfende der Behandlungsliege und stützt seine Unterarme auf der Liege auf. Er legt die Finger beider Hände ineinander (oder verschränkt die Finger) und die Hände unter das Okziput, sodass die Daumenballen auf den Partes mastoideae und die Daumen auf den Spitzen der Processus mastoidei liegen. Der Druck sollte sehr leicht sein, deshalb wird die Technik auch „Pussy-Foot-Technik" genannt.

Technik (➢ Abb. 26-5)

Nachdem der Therapeut einen Listening-Test am Kranium durchgeführt und festgestellt hat, dass eine transversale Fluktuation vorliegt, führt er über die Temporalia die entsprechende Beschleunigungs- oder Verlangsamungstechnik aus, normalisiert den Rhythmus und wartet auf den Stillpunkt.

Der Therapeut bringt die beiden Temporalia zunächst in eine leichte Außenrotation und verlagert anschließend seinen Oberkörper auf seinen rechten Unterarm. Damit erzeugt er eine Außenrotation auf der rechten Seite und eine Innenrotation auf der linken Seite. Nun verlagert er sein Gewicht auf den linken Unterarm und erzeugt die Außenrotation auf der linken und die Innenrotation auf der rechten Seite. Durch diese Schaukelbewegung kann die Amplitude vergrößert oder verkleinert bzw. der Rhythmus verlangsamt oder beschleunigt werden. Im Laufe der Schaukelbewegungen verlangsamt der Therapeut den Rhythmus und erhöht die Amplitude oder er beschleunigt den Rhythmus und verkleinert die Amplitude, bis er einen Stillpunkt bzw. eine normale primäre Respirationsbewegung erreicht.

Die Außenrotation des Temporale zieht das Tentorium cerebelli auf die betreffende Seite und neigt die Falx in die gleiche Richtung. Die alternierenden Bewegungen begünstigen die Seitneigungen und damit die transversale Fluktuation des LCS. Diese Fluktuation kann auch zur Dynamisierung der LCS-Zirkulation beitragen. Es wird empfohlen, zuerst die transversale Fluktuation zu harmonisieren und anschließend die longitudinale Fluktuation zu normalisieren.

Nach Abschluss der Technik müssen die Temporalia über ein bilaterales Listening wieder in eine synchrone Bewegung, die dem neuen Flexions- und Extensionsrhythmus entspricht, begleitet werden.

26.7 Bilaterale Rotation der Ossa temporalia

Prinzip

Durch eine bilaterale Bewegung der Temporalia kann die longitudinale Fluktuation normalisiert werden. Diese Technik kann, je nach Indikation, zur Verlangsamung oder zur Beschleunigung des PRM verwendet werden. Eine verlangsamte LCS-Fluktuation ist ein Hinweis auf einen vagotonen Zustand (Lippincott Conrow und Lippincott 1943). Eine schnelle Fluktuation weist auf eine Sympathikotonie hin (Magoun 1994, Lippincott Conrow und Lippincott 1995). Indem man den Rhythmus beschleunigt, verstärkt man entsprechend die Funktion des

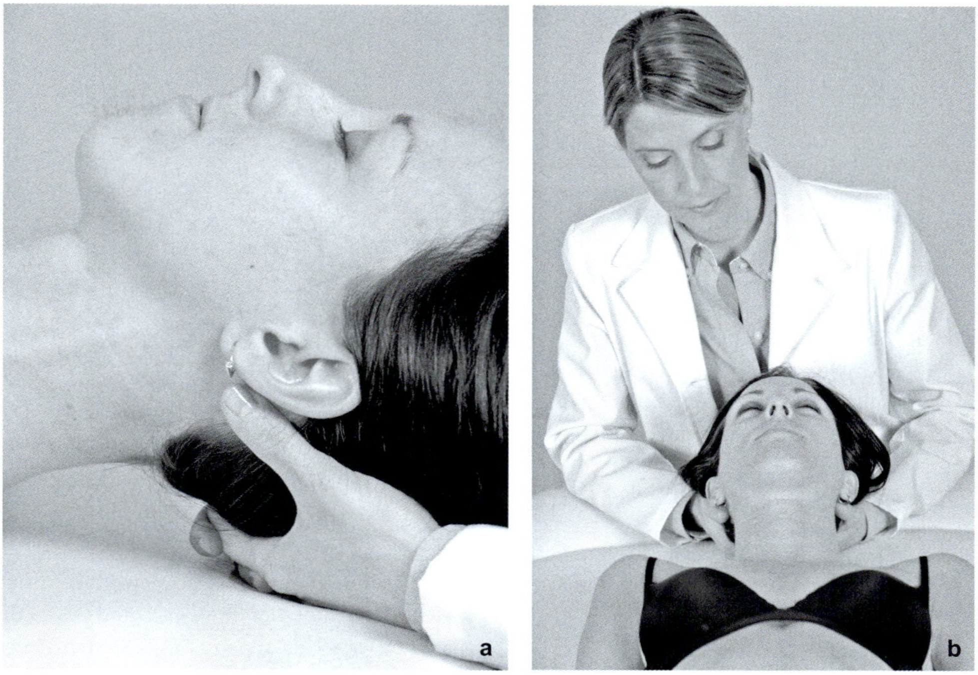

Abb. 26-5 Alternierende Rotation der Ossa temporalia. a) Ausgangsposition. b) Alternierende Schaukelbewegung.

Sympathikus und stimuliert die zentrale Region des Thalamus sowie die benachbarten Nervenkerne, wenn diese sich durch Trägheit auszeichnen. Durch die Verlangsamung des Rhythmus verringert man ihren Tonus. Ziel ist es, einen neurovegetativen Normalzustand herzustellen und die Aktivität des sympathischen und parasympathischen Nervensystems zu regulieren.

Position des Patienten

Rückenlage.

Position des Therapeuten

Der Therapeut sitzt am Kopfende der Behandlungsliege und legt seine Hände so unter den Kopf des Patienten, dass die Daumenballen auf den Partes mastoideae und die Daumen auf den Spitzen der Processus mastoidei liegen.

Technik (➢ Abb. 26-6)

Der Therapeut überprüft zunächst mittels Listening am Kranium die Qualität und Frequenz der lon-

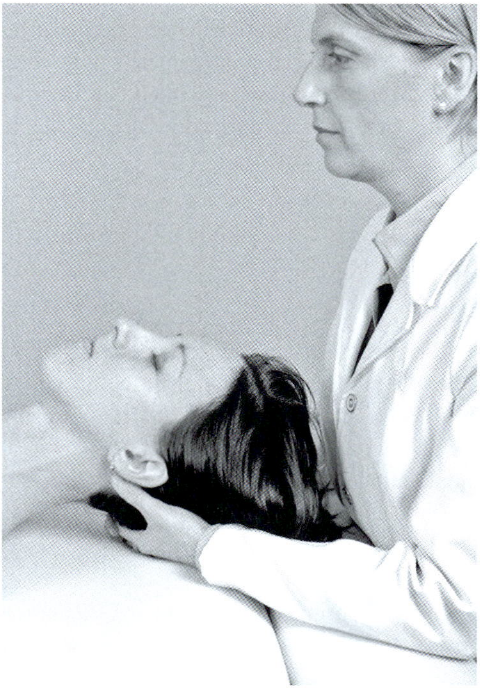

Abb. 26-6 Bilaterale Rotation der Ossa temporalia.

gitudinalen Fluktuation sowie die Flexions- und Extensionsbewegung der SSB. Anschließend führt er über die Temporalia eine Technik zur Verlangsamung oder Beschleunigung des Rhythmus und zur Verstärkung oder Verminderung der Amplitude der Flüssigkeitsbewegung aus.

Der Therapeut beugt seinen Oberkörper etwas nach vorne und bewegt damit die Temporalia sanft in die Außenrotation, dann richtet er seinen Oberkörper wieder etwas auf, um die Temporalia in Innenrotation zu bewegen. Dabei passt er sich an den vorhandenen Rhythmus an. Anschließend beschleunigt bzw. verlangsamt er schrittweise den Rhythmus bis dieser sich normalisiert und eine Frequenz von 8 bis 10 Zyklen pro Minute mit einer normalen Amplitude vorliegt.

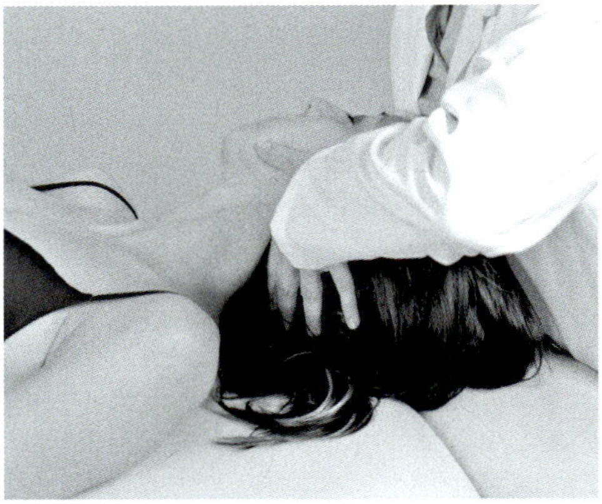

Abb. 26-7 Technik zur Stimulation des Ganglium cervicale superius und medium und Stretch-Reflex-Technik.

26.8 Technik zur Stimulation des Ganglion cervicale superius und medium und Stretch-Reflex-Technik

Prinzip

Anregung des sympathischen Nervensystems über die Stimulation der Zervikalganglien unter Bezug auf ihre Lage entlang der Halswirbelsäule. Beeinflussung der Hemisphären durch die Anregung der intrakranialen Membranen.

Position des Patienten

Rückenlage.

Position des Therapeuten

Der Therapeut sitzt am Kopfende des Patienten. Er verwendet die klassische Handhaltung für strukturelle HWS-Techniken, die in Rotation ausgeführt werden. Der radiale Rand des Zeigefingers hat festen Kontakt mit der Massa lateralis bzw. der Lamina des zu behandelnden Wirbels.

Technik (➤ Abb. 26-7)

Der Therapeut bringt den Kopf in die Ausgangsposition für eine strukturelle HWS-Technik, wobei die Rotation und die Seitneigung jeweils in die entgegengesetzte Richtung erfolgen, und stimuliert die Ganglien durch rhythmische Bewegungen auf der Gelenkebene: Rotation für C1-C2 und C2-C3 für das Ganglion cervicale superius und Stretch-Reflex für C5-C6 für das Ganglion cervicale medium. Diese Bewegungen müssen sehr genau dosiert werden, um Verstärkungsreaktionen zu verhindern, und sollten auf beiden Seiten ausgeführt werden.

26.9 Technik zur Stimulation des Ganglion cervicale inferius und des Grenzstrangs entlang der oberen BWS

Prinzip

Segmentale Stimulation des sympathischen Nervensystems durch einseitige oder beidseitige Artikulationstechniken eines Wirbels gegenüber seinem Nachbarwirbel oder durch Mobilisierung der Rippenköpfchen des jeweiligen Segments. Diese Technik sollte u. a. bei Schilddrüsenunterfunktion eingesetzt werden.

Position des Patienten

Seitenlage, die zu behandelnde Seite oben.

Position des Therapeuten

Der Therapeut steht vor dem Patienten.

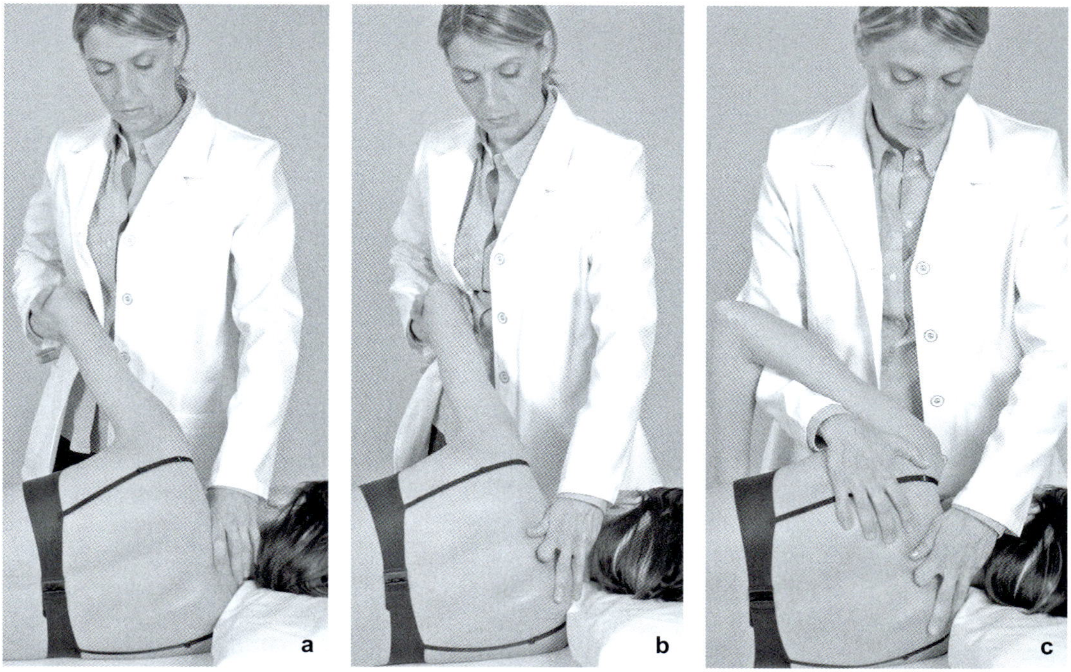

Abb. 26-8 a) Rotation des darunterliegenden Wirbels gegenüber dem zu behandelnden Wirbel, das proximale Fingerglied des Zeigefingers stabilisiert den Wirbel durch Druck auf den Dornfortsatz, b) Dehnung und Rotation der Rippe, c) Stimulation des Kostovertebralgelenks mit Kompression.

Technik (➤ Abb. 26-8)

Der Therapeut umgreift den Arm des Patienten mit seiner Hand oder platziert ihn auf seinem Unterarm und sucht den richtigen Winkel für die Behandlung eines bestimmten Segments. Mit der anderen Hand kontaktiert er den Dornfortsatz des zu behandelnden Wirbels und fixiert den Dornfortsatz mit dem proximalen Fingerglied des Zeigefingers. Durch rhythmische Zugbewegungen am Arm stimuliert er über die Rotation den darunterliegenden Wirbel gegenüber dem betroffenen Wirbel. Er wiederholt diese Bewegungen zwei- oder dreimal und geht dann zum nächsten Segment weiter. Zur Stimulation des Ganglion cervicale inferius konzentriert er sich auf C6-C7 und Th1. Für die oberen Brustwirbel stabilisiert der Therapeut den Dornfortsatz und führt mit seiner anderen Hand eine Dehnungs- und Rotationsbewegung der Rippe sowie anschließend, mithilfe der Kompression, eine Stimulation des Kostovertebralgelenks aus.

26.10 Technik zur Stimulation des sympathischen Grenzstrangs entlang der mittleren und unteren BWS

Prinzip

Segmentale Stimulation des sympathischen Nervensystems durch Artikulation eines Wirbels gegenüber dem darunterliegenden Wirbel oder durch Mobilisation des Rippenköpfchens im betroffenen Segment. Man versucht die sympathische Funktion der zu behandelnden Drüse anzuregen. Diese Techniken werden für eine bestimmte Zone und entsprechend der gewünschten Wirkung und der vorhandenen Dysfunktionen ausgewählt. Für die Leber und die Bauchspeicheldrüse konzentriert man sich auf den Bereich Th5 bis Th9. Für die Unterfunktion der Nebennieren wird der Bereich Th10 bis L1 stimuliert.

Position des Patienten

Rückenlage, die Hände sind hinter dem Nacken verschränkt. Um die Ganglien auf der linken Seite zu stimulieren, wird das linke Bein über das rechte Bein gelegt, für die Stimulation der rechten Seite das rechte Bein über das linke.

Position des Therapeuten

Der Therapeut steht vor dem Patienten.

Technik (➤ Abb. 26-9)

Der Therapeut bewegt den Patienten so weit in eine spiralförmige Rotation, bis die Spannung das gewünschte Segment erreicht, und stimuliert mit rhythmischen Rotationsbewegungen einen Wirbel gegenüber dem darunterliegenden Wirbel, der mit dem Mittelfinger der kaudalen Hand stabilisiert wird (zwei oder drei Bewegungen, je nach gewünschtem Effekt).

In dieser Position können die Rippenköpfchen spezifisch durch Dehnungs- und Kompressionsbewegungen mit der kranialen Hand stimuliert werden, während die kaudale Hand den darunterliegenden Wirbel stabilisiert.

Man kann auch den Arm des Patienten verwenden, um die Rippen einzeln durch Dehnungs- und Kompressionsbewegungen zu stimulieren. Die Technik kann auch durch eine Dog-Technik-Position ausgeführt werden (➤ Abb. 26-9d).

Diese Techniken werden auf beiden Seiten ausgeführt, um die Grenzstrangganglien auf beiden Seiten zu stimulieren.

26.11 Technik zur Inhibition des Ganglion cervicale superius

Prinzip

Inhibition der sympathischen Funktion des Ganglion cervicale superius durch das Spannen der Dura mater cranialis und der Wirbel. Diese Technik eignet sich gut zur Behandlung von globalen funktionellen Störungen des sympathischen Nervensystems sowie des Endokraniums, bei frontalem oder parietalem Stauungskopfschmerz, bei Über- und Unterfunktion der Hypophyse und der Schilddrüse sowie Unterfunktion der Epiphyse.

Position des Patienten

Rückenlage.

Position des Therapeuten

Der Therapeut sitzt am Kopfende der Behandlungsliege, seine Handflächen liegen unter dem Okziput in der Projektionslinie des Tentorium cerebelli, die Kuppen der Mittelfinger dringen tief in die subokzipitale Muskulatur ein und nehmen Kontakt mit den Querfortsätzen von C1 auf. Die gleiche Position wird anschließend auch für C2 und C3 verwendet.

Technik (➤ Abb. 26-10)

Der Therapeut bringt seine Hände in eine leichte Flexionsposition und übt einen schräg nach anterior (in Richtung der Augen des Patienten) gerichteten Druck aus. Die so erzeugte Kompression wird zwischen Tentorium und C1 gehalten. Dabei muss die erzeugte Spannung der vom Therapeuten wahrgenommenen Spannung in der Wirbelsäule entsprechen. Druck und Spannung werden ungefähr 90 Sekunden oder über die muskuläre und vertebrale Entspannung hinaus gehalten, um eine inhibierende Wirkung auf das Ganglion zu erzeugen. Die gleiche Technik wird bei C2 und C3 wiederholt, um das Ganglion cervicale superius von seinen vertebralen und duralen Restriktionen zu lösen. Nach dem ersten Stillpunkt und der folgenden Entspannung wartet man auf den zweiten, tiefer gehenden Stillpunkt, der sich mehr auf das Ganglion konzentriert.

Variante

Der Therapeut legt eine Hand unter das Okziput und ergreift mit Daumen und Mittelfinger der zweiten Hand die Querfortsätze von C1. Er hält C0, während er eine anteriore Spannung auf C1 bis zur Knochen-Gelenk-Barriere ausführt. Die ausgeführte Spannung muss der vom Therapeuten wahrgenommenen Spannung im Wirbel und in der Dura entsprechen. Der Druck und die Spannung werden ungefähr 90 Sekunden gehalten, also bis nach der muskulären und vertebralen Entspannung, um eine inhibierende Wirkung auf das Ganglion zu erzeugen. Nach dem Erreichen des ersten Stillpunkts und der darauf folgenden Entspannung auf Wirbel- und Duraebene wartet man auf den zweiten, tieferen Stillpunkt, der sich mehr auf das Ganglion auswirkt.

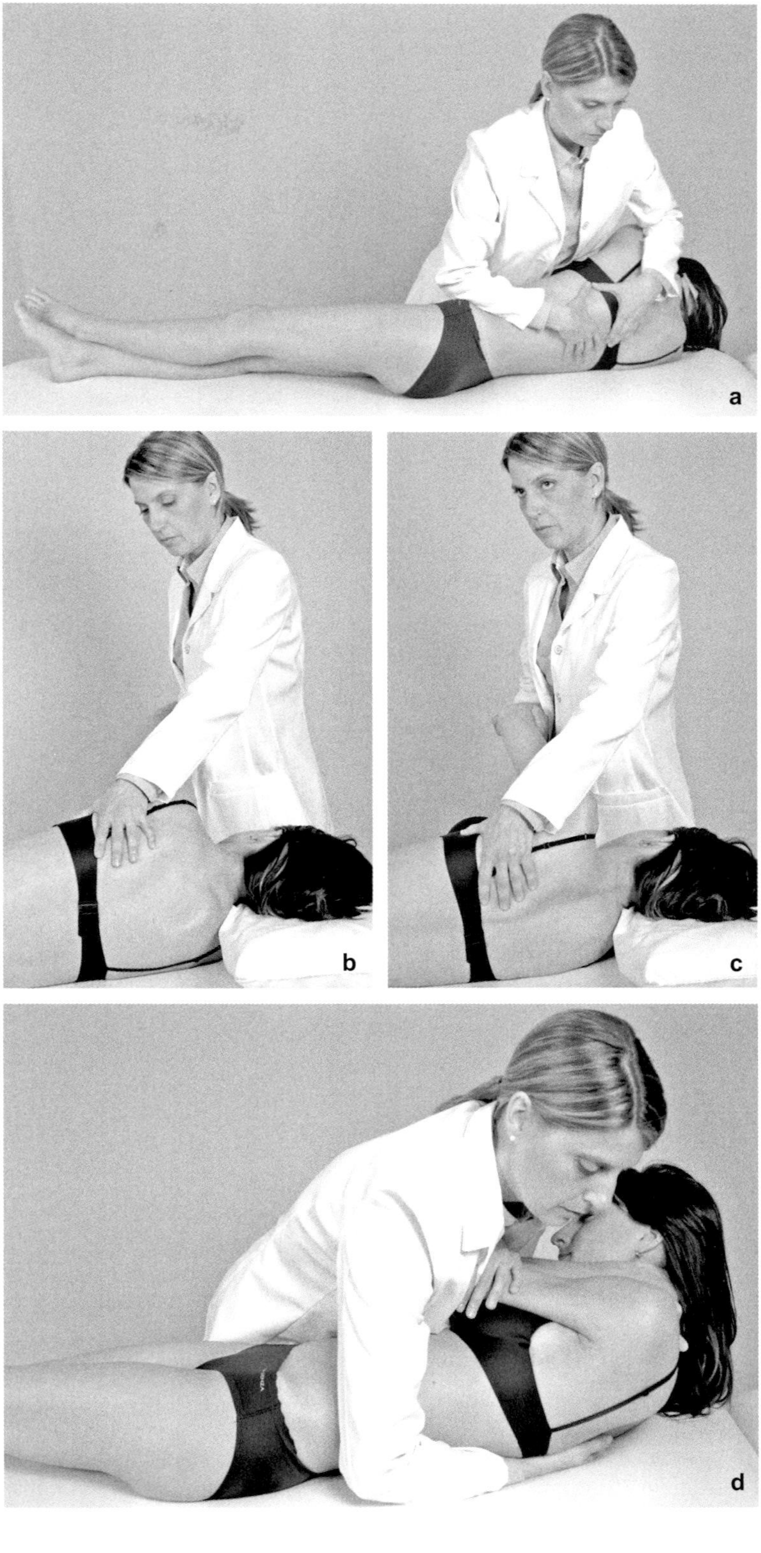

Abb. 26-9 a) Spiralförmige Rotation bis zum gesuchten Segment und rhythmische Stimulation durch Rotation des Wirbels gegenüber dem darunterliegenden Wirbel. b, c) spezifische Stimulation der Rippenköpfchen durch rhythmische Dehnungs- und Kompressionsbewegungen. d) Dog-Technik-Position zur Stimulation der Rippenköpfchen.

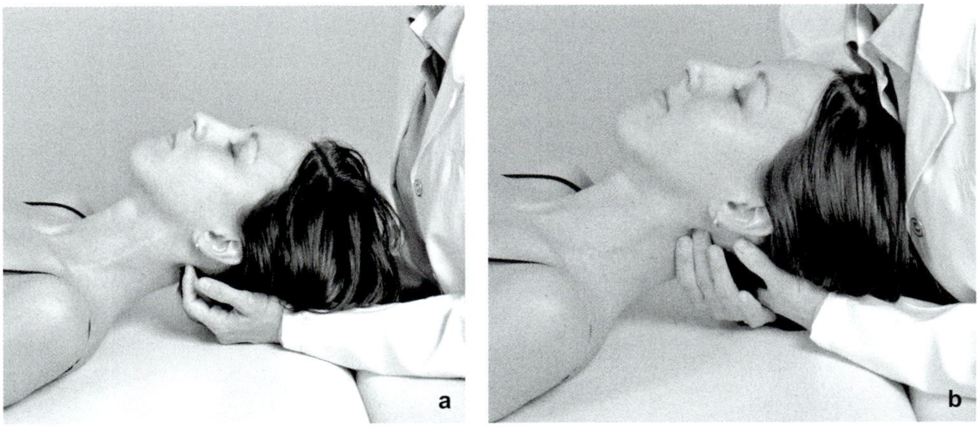

Abb. 26-10 a) Inhibitionstechnik für das Ganglion cervicale superius. b) Variante.

26.12 Technik zur Inhibition des Ganglion cervicale medium

Prinzip

Inhibition der sympathischen Funktion des Ganglion cervicale medium durch Spannung von Dura mater und Wirbeln. Diese Technik sollte insbesondere bei Schilddrüsenüberfunktion verwendet werden.

Position des Patienten

Rückenlage.

Position des Therapeuten

Der Therapeut sitzt am Kopfende der Behandlungsliege. Die Kuppen seiner Mittelfinger dringen tief in die Muskulatur ein und nehmen Kontakt mit den Querfortsätzen von C5 auf. Die gleiche Handposition wird auch für C6 verwendet.

Technik (➤ Abb. 26-11)

Der Therapeut übt mit seinen Fingerkuppen einen schräg nach anterior gerichteten Druck (in Richtung der Augen des Patienten) aus. Die dabei erzeugte Spannung sollte der vom Therapeuten wahrgenommenen Wirbelsäulenspannung entsprechen. Druck und Spannung werden ungefähr 90 Sekunden gehalten, also bis nach der muskulären und vertebralen Entspannung, um eine inhibierende Wirkung auf das Ganglion zu erzeugen.

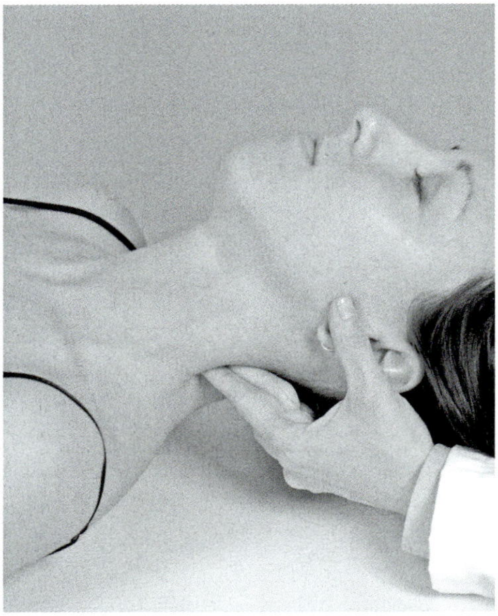

Abb. 26-11 Inhibitionstechnik für das Ganglion cervicale medium. (N. B.: Die Finger haben Kontakt mit C5 und anschließend mit C6.)

26.13 Technik zur Inhibition des Ganglion stellatum

Prinzip

Inhibition der sympathischen Funktion des Ganglion stellatum (Ganglion cervicale inferius) durch Druck auf die Köpfchen der ersten Rippen, vor denen das Ganglion zu finden ist.

Mit dieser Technik können allgemein ein sympathikotoner Zustand oder die Brustorgane inhibiert werden, um eine Schilddrüsenüberfunktion oder sympathische Symptome in den oberen Extremitäten zu normalisieren.

Position des Patienten

Rückenlage.

Position des Therapeuten

Der Therapeut sitzt am Kopfende der Behandlungsliege, sein Zeige-, Mittel- und Ringfinger sind auf den posterioren Winkel der ersten Rippe gerichtet.

Technik (➤ Abb. 26-12)

Der Therapeut nimmt über die Fingerkuppen Kontakt mit dem Winkel der ersten Rippe auf und erzeugt Druck nach anterior, anschließend nach superior und lateral, so als wollte er den Rippenwinkel in Richtung der Augen des Patienten bewegen. Er hält diese Position ungefähr 90 Sekunden lang, also über die muskuläre und vertebrale Entspannung hinaus aufrecht, um das Ganglion zu inhibieren und einen Stillpunkt zu erzeugen.

N. B.: Diese Technik kann auf alle Rippen bis einschließlich der X. Rippe verwendet werden, um die vor den jeweiligen Rippenköpfchen liegenden Grenzstrangganglien zu inhibieren.

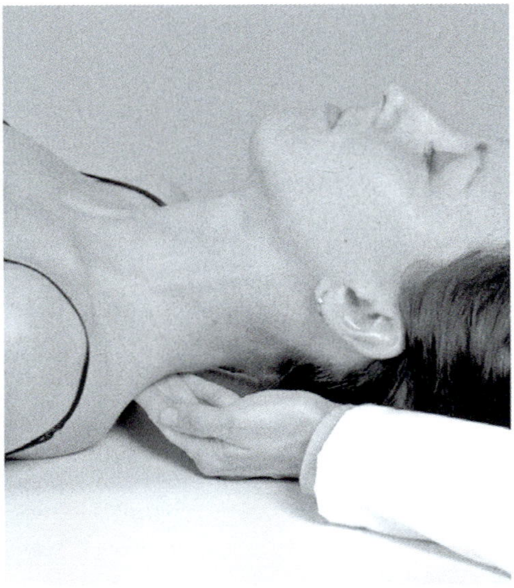

Abb. 26-12 Inhibition des Ganglion stellatum.

26.14 Technik zur Inhibition der Grenzstrangganglien in der BWS und der LWS

Prinzip

Inhibition der sympathischen Ganglien durch nachhaltigen Druck auf den Rippenköpfchen in der BWS-Region bzw. zwischen den Querfortsätzen in der LWS-Region. Man versucht die nervale Funktion der in Hyperfunktion befindlichen Drüse zu normalisieren. Diese Techniken konzentrieren sich auf eine bestimmte Region, die vorher aufgrund des angestrebten Behandlungsziels und der festgestellten Dysfunktionen ausgewählt wurde. Bei Nebennierenunterfunktion werden die Segmente Th10-Th11-Th12-L1 inhibiert.

Position des Patienten

Bauchlage.

Position des Therapeuten

Der Therapeut steht aufrecht neben dem Patienten in Höhe des zu behandelnden Segments. Seine Daumen liegen so nahe wie möglich am Dornfortsatz, parallel zu den Querfortsätzen.

Technik (➤ Abb. 26-13)

Der Therapeut erzeugt Druck von posterior nach anterior, um das vor den Rippenköpfchen liegende Ganglion zu erreichen. Der ausgeübte Druck muss der vom Therapeuten wahrgenommenen duralen und vertebralen Spannung entsprechen. Im Zuge der Entspannung werden die Daumen gedreht, um letztlich am Ende der Technik parallel zu den Dornfortsätzen zu liegen. Der Druck wird ungefähr 90 Sekunden lang gehalten, also bis über die vollständige Entspannung und das Erreichen des Stillpunkts hinaus. Im Anschluss wird der Druck sehr vorsichtig zurückgenommen, um die behandelte Region nicht zu stimulieren. In der Lendenregion richtet sich der Druck auf die Zone zwischen den Querfortsätzen, um die Ganglien besser zu erreichen.

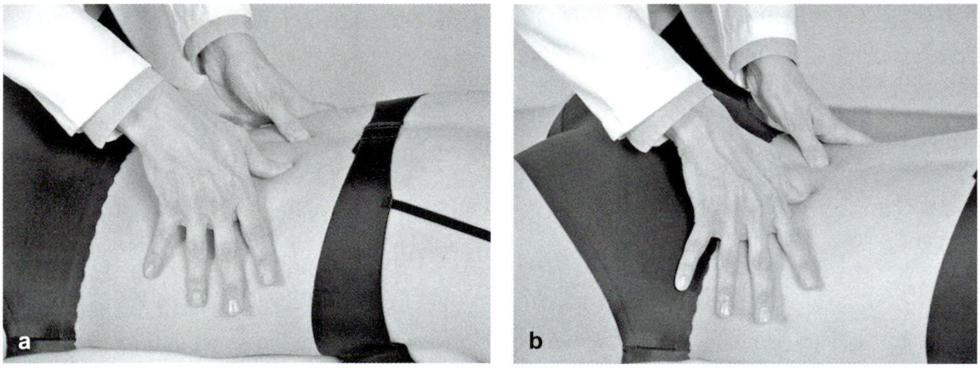

Abb. 26-13 a) Inhibition der Grenzstrangganglien in der BWS. b) Inhibition der Grenzstrangganglien in der LWS.

26.15 Technik zur Stimulation des Parasympathikus durch Perkussion am Sakrum

Prinzip

Stimulation der parasympathischen Funktion durch Perkussion der verschiedenen Sakralsegmente. Diese Technik kann verwendet werden, um eine verzögerte Menstruation auszulösen, bei erektiler Dysfunktion, vermindertem Tonus der Blase oder einfach um die parasympathische Funktion am Sakrum anzuregen.

Position des Patienten

Bauchlage.

Position des Therapeuten

Der Therapeut steht in Höhe des Beckens seitlich neben dem Patienten und legt die Handfläche seiner nicht dominanten Hand auf das Sakrum, die Finger zeigen dabei Richtung Steißbein. Zeige-, Mittel-, Ring- und Kleinfinger der anderen Hand führen gebündelt kleine Klopfbewegungen auf die erste Hand und damit auf das darunterliegende Sakrum aus.

Technik (➤ Abb. 26-14)

Der Therapeut beginnt bei S1 und führt auf jedem Sakralsegment mindestens fünf Perkussionen aus.

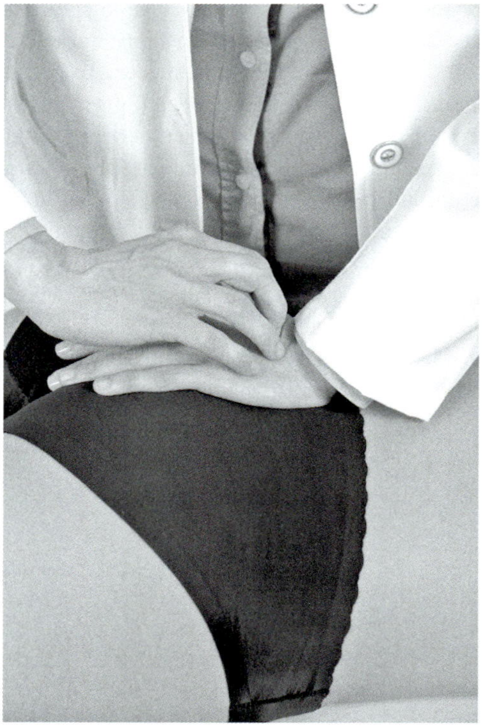

Abb. 26-14 Stimulation des Parasympathikus durch Perkussion am Sakrum.

26.16 Technik zur Inhibition des Parasympathikus über die Foramina sacralia

Prinzip

Mit dieser Technik wird die parasympathische Funktion in der Bauch- und Beckenregion über die Foramina sacralia inhibiert. Sie wird bei Stressinkontinenz, Enuresis und Stauungsphänomenen im Becken eingesetzt.

Position des Patienten

Bauchlage.

Position des Therapeuten

Der Therapeut steht in Höhe des Beckens neben dem Patienten und legt seine Daumen beidseits über die Foramina sacralia.

Technik (➢ Abb. 26-15)

Der Therapeut übt Druck von posterior nach anterior auf die ersten Foramina sacralia aus. Der Druck wird ungefähr 90 Sekunden oder bis zur vollständigen Entspannung aufrecht erhalten. Die Technik wird bei den anderen Segmenten bzw. Foramina wiederholt.

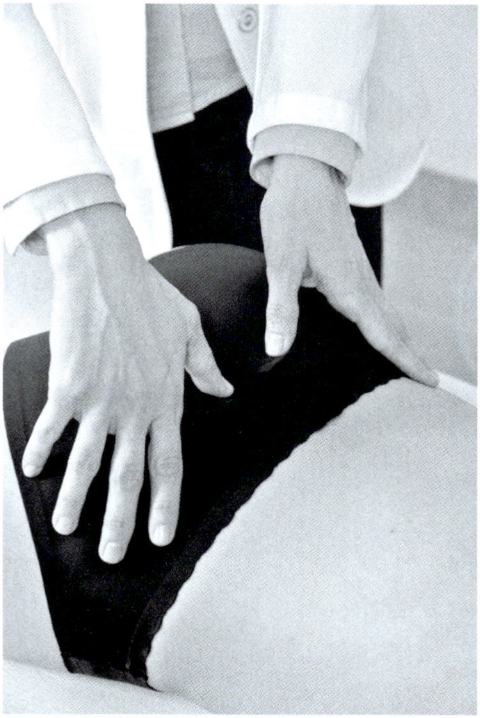

Abb. 26-15 Inhibition des Parasympathikus über die Foramina sacralia.

KAPITEL

27 Urogenitalregion

27.1 Technik zur Normalisierung des Leistenkanals

Prinzip

Myofasziale Normalisierung des Leistenkanals, um Spannungen an den durch den Kanal verlaufenden Strukturen sowie Fixierungen des Peritoneums zu lösen.

Position des Patienten

Rückenlage.

Position des Therapeuten

Der Therapeut steht seitlich in Höhe des Beckens neben dem Patienten und legt die Daumen links und rechts auf den Eingang des Leistenkanals, unmittelbar oberhalb des Tuberculum pubicum und lateral der Ansätze des M. rectus abdominis.

Technik (➤ Abb. 27-1 und ➤ Abb. 27-2)

Der Therapeut dringt zunächst mit dem Daumen beidseits in den Leistenkanal ein, um die Spannung im Seitenvergleich zu testen. Die Daumen zeigen schräg von kaudal nach kranial und von medial nach lateral in Richtung Spina iliaca anterior superior. Anschließend führt der Therapeut seinen Zeigefinger in den zu behandelnden Leistenkanal ein und folgt dessen Verlauf. Er prüft die Spannungen im Inneren des Kanals und verstärkt die bevorzugte Richtung zunächst durch eine axiale Rotation um die schräg verlaufende Achse des Leistenkanals und dann durch Bewegungen von kaudal nach kranial und von medial nach lateral, bis alle Spannungen

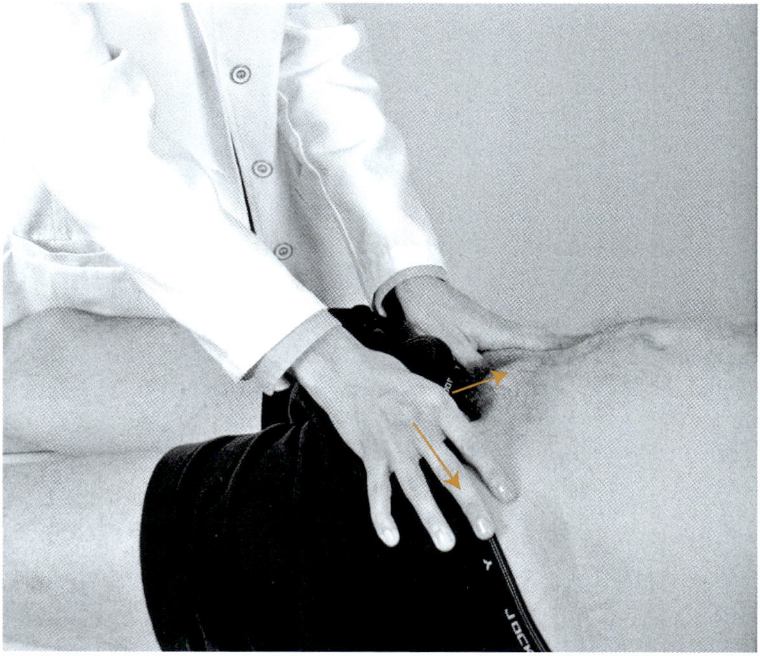

Abb. 27-1 Technik zur Normalisierung des Leistenkanals. Seitenvergleich der Spannungszustände.

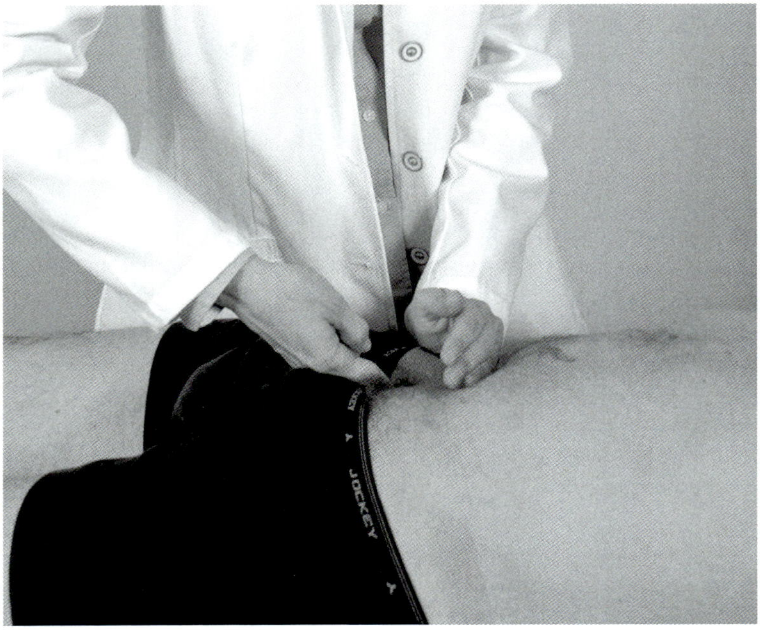

Abb. 27-2 Behandlung des Leistenkanals.

gelöst sind. Abhängig von dem unter seinen Fingern erspürten Widerstand kann er auch direkt gegen die Gewebespannung arbeiten.

Wenn sich das Eindringen in die Gewebe des Patienten als schwierig erweist, kann der Therapeut die abdominalen Gewebe mit der anderen Hand in Richtung der palpierenden Hand schieben, um die Zugspannung am Leistenkanal zu reduzieren (➤ Abb. 27-2).

27.2 Protokoll zur Palpation der Prostata: interne Technik

Prinzip

Testung und Behandlung von Mobilitätseinschränkungen der Prostata durch die Stimulation der elastischen Kapazitäten der die Prostata umgebenden Faszien und der intrinsischen Mobilität der Prostata. Ziel dieses Protokolls ist es, die Funktion und die Drainage der Prostata zu verbessern und die Ursachen für Stauungen des Harnblasen-Prostata-Apparates zu beheben.

1. Die rektale Untersuchung wird mit dem Zeigefinger der dominanten Hand ausgeführt. Es werden Handschuhe und Gleitmittel verwendet. Vorsicht bei äußeren oder inneren Hämorrhoiden, die oft schmerzhaft sind und unangenehmes Brennen hervorrufen können.
2. Das Os coccygis wird in allen Bewegungsrichtungen getestet und gegebenenfalls behandelt.
3. Palpation und Seitenvergleich des posterioren Anteils der Lamina sacro-recto-genito-pubicalis (SRGP) zwischen Sakrum und Rektum durch sanften Druck nach lateral. Die Bewegungen müssen langsam und leicht ausgeführt werden, da in dieser Region ein wichtiges Nervengeflecht (Plexus hypogastricus inferior) und zahlreiche Gefäße verlaufen. Jedes Spannungsungleichgewicht muss behandelt werden.
4. Kontakt mit der Rückseite der Prostata, um Textur und Homogenität sowie den Sulcus medianus prostatae zu untersuchen.
5. Vergleich der beiden Lappen und des Parenchyms. Die Prostata muss gleichmäßig fest und glatt sein, sie darf weder schmerzhaft sein noch kleine Knötchen oder Vergrößerungen aufweisen. Ihr Gewebe sollte elastisch sein. Sie ist 3 cm hoch, 4 cm lang und 2,5 cm breit. Normalerweise und bis zum Alter von 50 Jahren sollte die Prostata nicht mehr als 1 cm ins Rektum vorragen.

6. Palpation des Sulcus medianus auf der Suche nach Verhärtungen und Überprüfung seiner kaudokranialen Flexibilität. Mit diesem Test wird die Dehnbarkeit von Urethra und Prostata geprüft. Wenn der Sulcus palpatorisch nicht auffindbar ist und die Prostata mehr als 1 cm ins Rektum hineinragt, liegt vermutlich eine benigne Prostatahyperplasie (BPH) vor.
7. Palpation der die Prostata umgebenden Faszien und Behandlung der Spannungsasymmetrien durch lokale myofasziale Techniken. Die Prostata kann eine ungleichmäßige Vergrößerung eines Lappens aufweisen, wodurch die Beweglichkeit der Faszienstrukturen reduziert wird und Verhärtungen entstehen. Die Behandlung verbessert die Drainage der Prostata und reduziert das Ausmaß der Hyperplasie.
8. Palpation der Samenbläschen an der Basis der Prostata bei 11 und 13 Uhr. Diese Region fühlt sich weicher an und lässt sich leichter komprimieren. Der Patient verspürt dabei einen Harndrang. Stauungen oder Spannungen in dieser Region sind mit lokalen myofaszialen Techniken zu behandeln. Dabei folgt man der bevorzugten Richtung aller Parameter bis zum Erreichen des Stillpunkts und der anschließenden Entspannung.
9. Mobilisation der Prostata nach kranial und Evaluierung der Rückbewegung. Ist die Rückbewegung schwierig, könnte das ein Hinweis auf eine Dysfunktion in der anterioren Verbindung zwischen Leber und Blase sein. Eine Prostata, die sich nicht leicht nach kranial mobilisieren lässt, lässt eine Fixierung gegenüber dem Beckenboden oder den knöchernen Strukturen vermuten.
10. Mobilisation der Prostata nach anterior und posterior. Lässt sich die Prostata nicht gut nach anterior bewegen, bestehen meist erhöhte Spannungen in den posterioren Strukturen bzw. Dysfunktionen an den posterioren Bändern, am Os coccygis, am M. rectourethralis oder an der Fascia rectoprostatica (Denonvillier-Faszie).
11. Mobilisation der Prostata nach lateral und Suche nach Asymmetrien und Spannungen. Durch die Mobilisation ausgelöste Schmerzen sind ein Hinweis auf Spannungen der aus dem Plexus hypogastricus inferior kommenden Nervenfasern und der die Prostata umgebenden Faszien.
12. Wenn Schmerzen bzw. Entzündungen vorliegen, wird die Dysfunktion zunächst in die bevorzugte Richtung verstärkt. Anderenfalls kann mit direkten Spannungstechniken in die der Dysfunktion entgegengesetzte Richtung gearbeitet werden, um den Stillpunkt und eine vollständige Entspannung der Gewebe zu erreichen. Nach Abschluss der Behandlung sollte die Bewegung der Prostata in alle Richtungen die gleiche Amplitude aufweisen. Rebound-Reaktionen sind zu vermeiden. Die Behandlung sollte abgebrochen werden, wenn es zu lokaler Wärmeentwicklung kommt oder die Finger ein Anschwellen wahrnehmen. Bei sehr starken Entzündungen sollte die Behandlung über mehrere Sitzungen verteilt werden. Alle diese Behandlungen sollten innerhalb kurzer Zeit ausgeführt werden und dürfen zwar unangenehm sein, aber keine starken Schmerzen verursachen.

27.3 Untersuchung und Normalisierung des Uterus: externe Technik

Prinzip
Untersuchung und Normalisierung des Uterus durch eine direkte Technik. Diese Technik ist natürlich weniger spezifisch als die Untersuchung von Zervix und Uterus durch einen internen Zugang, sie ist aber eine gute Vorbereitung auf spezifische interne Techniken.

Position der Patientin
Rückenlage.

Position des Therapeuten
Der Therapeut steht seitlich neben der Patientin und nimmt mit Daumen und Zeigefinger seiner kranialen Hand Kontakt mit dem Uterus auf. Die andere Hand stabilisiert das Sakrum.

Technik (➤ Abb. 27-3a und b)
Der Therapeut bewegt den Uterus nach rechts und links, nach anterior und posterior und erzeugt eine Torsion nach links und nach rechts, um die Dysfunktionsparameter zu definieren. Für die Korrektur werden die einzelnen Parameter in direkter

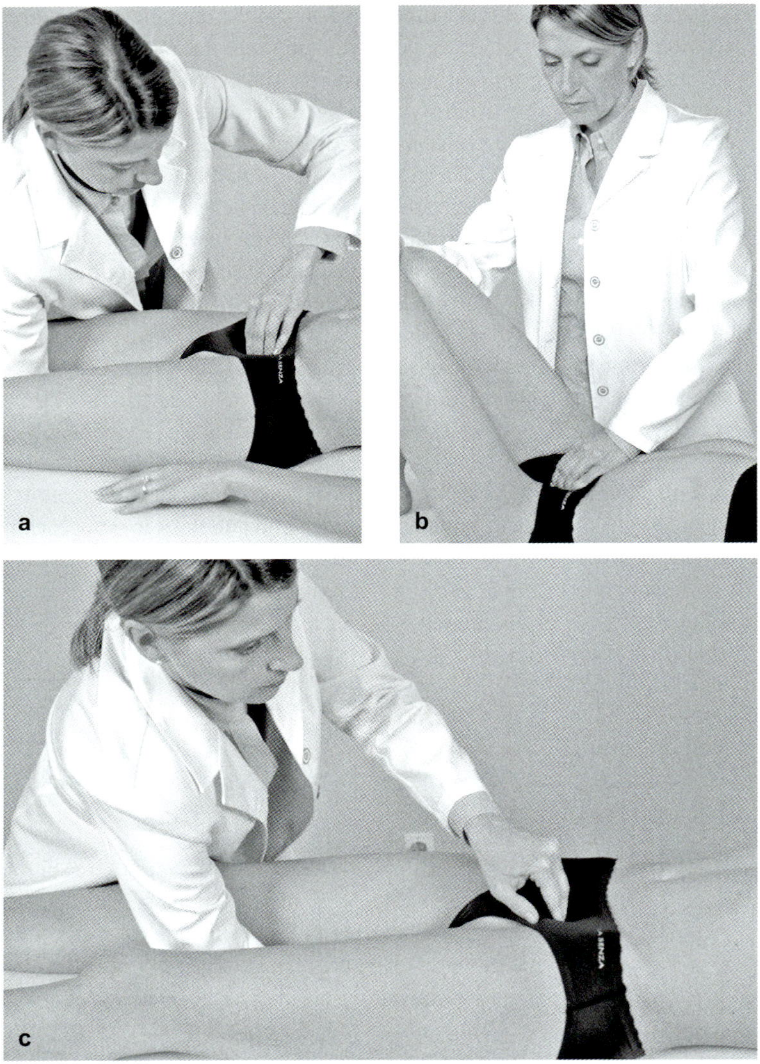

Abb. 27-3 Uterusbehandlung. a) Untersuchung und Normalisierung. b) Verwendung des Beins als Hebel zur externen Behandlung des Uterus. c) Untersuchung und Normalisierung des Uterus, externe Technik, Variante.

Korrekturrichtung übereinandergestapelt, sodass eine reziproke Spannung entsteht, die bis zur vollständigen Entspannung der Gewebe gehalten wird. Wenn die Spannung sehr stark ist, können auf den Geweben, die die Dysfunktion „festhalten" kleine Vibrationen ausgeführt werden. Die unter dem Sakrum liegende Hand hält das Sakrum während der Korrektur fest und hat somit eine Wirkung auf die Lamina sacro-recto-genito-pubicalis (SRGP) und auf die sich daraus ergebenden Sakrumläsionen.

Bei Lateroversionen und Lateroflexionen kann man die aufgestellten Beine der Patientin als Hebel verwenden, indem man sie zunächst zur Korrekturseite absenkt, um die Induktion zu erleichtern und anschließend zur Gegenseite senkt, um die Spannung zu erhöhen, während gleichzeitig der Uterus in der Korrekturposition gehalten wird.

Bei Entzündungen und bei Endometriose muss die Schmerzgrenze unbedingt respektiert werden, um Verstärkungsreaktionen zu vermeiden. In diesen Fällen wird empfohlen, die Dysfunktion zunächst zu verstärken.

Variante (➢ Abb. 27-3c)

Die Technik wird wie oben beschrieben ausgeführt, nur die auf dem Uterus liegende Hand hat eine andere Position. Man setzt die Fingerspitzen (Richtung Liege zeigend) direkt oberhalb des Uterus an und versucht das Corpus uteri zu erfassen, das insbesondere im Falle einer Retroversion sehr tief liegen kann. Für den Erfolg dieser Technik ist es wichtig, dass die Finger den Uterus tatsächlich umfassen. Diese Position eignet sich auch hervorragend, um einen myofaszialen Ausgleich bzw. einen Ausgleich auf PRM-Ebene zwischen Uterus und Sakrum durchzuführen, und kann im Anschluss an die oben beschriebene Technik ausgeführt werden, um die Ergebnisse zu integrieren und zu konsolidieren.

Die Handfläche kann auch flach auf den Uterus gelegt werden und „Löffelbewegungen“ am Uterus ausführen, um einen guten myofaszialen Ausgleich zu erziehen. Diese Technik ist weniger präzise als die vorher beschriebene.

27.4 Untersuchung und Normalisierung des Uterus: interne Technik

Prinzip

Untersuchung und Normalisierung des Uterus durch eine direkte Spannungstechnik über einen vaginalen Zugang.

Position der Patientin

Rückenlage am Ende der Behandlungsliege, die Knie gebeugt und die Füße flach auf der Liege aufgestellt. Diese Position ist für die Patientin angenehmer als die üblicherweise verwendete gynäkologische Position.

Position des Therapeuten

Der Therapeut steht seitlich neben der Patientin und legt die kraniale (externe) Hand mit den Fingern zur Liege gerichtet über den Uterus (s. o. „Variante“ mit ➤ Abb. 27-3c). Die andere (interne) Hand ergreift die Zervix mit Zeige- und Mittelfinger.

Test und Technik (➤ Abb. 27-4)

Der Therapeut kontaktiert die Zervix mit Zeige- und Mittelfinger der vaginalen Hand. Die abdominale Hand liegt über dem Corpus uteri, die Finger zur Liege gerichtet, auf der Suche nach dem Uterus, der insbesondere bei einer Retroversion sehr tief liegen kann.

Um den Uterus vom Dünndarm zu unterscheiden, sucht man nach einer Struktur, die ungefähr die Konsistenz einer Nasenspitze hat. Nachdem der Therapeut das Corpus uteri gefunden hat, bewegt er die externe Hand nach kaudal Richtung vaginaler Hand, um zu überprüfen, ob die Bewegung dort ankommt. Umgekehrt sollte leichter Druck an der Zervix, eine Reaktion am Uterus auslösen, sodass man nun sowohl die Zervix als auch den Uterus genau lokalisiert hat.

Während die abdominale Hand den Fundus uteri stabilisiert, wird die Zervix getestet: Ante- und Retroflexion, Lateroflexion links und rechts und axiale Rotation. Die Korrektur wird mit Unterstützung einer direkten Spannungstechnik in die der Dysfunktion entgegengesetzten Richtung durchgeführt (Details und weitergehende Behandlung siehe ➤ Kap. 27.6).

Während die vaginale Hand die Zervix stabilisiert, wird die Beweglichkeit des Uterus getestet: Anteflexion, Retroflexion, Lateroflexion links-rechts und axiale Rotation. Die Korrektur erfolgt mit einer direkten Spannungstechnik in die der Dysfunktion entgegengesetzten Richtung.

Anschließend werden die Versionsbewegungen getestet, bei denen Zervix und Uterus in die entgegengesetzte Richtung bewegt werden: Lateroversion links und rechts, Anteversion und Retroversion.

Die Korrektur wird gegen die bevorzugte Richtung von Uterus und Zervix ausgeführt, wobei eine reziproke Spannung erzeugt wird, die bis zur vollständigen Entspannung der Gewebe gehalten wird. Wenn die Spannung sehr groß ist, können Vibrationen jene Gewebe, die die Dysfunktion aufrechterhalten, zusätzlich entspannen.

Für die Korrektur der Anteversion und der Anteflexion kann die Position der abdominalen Hand verändert werden, um die Korrektur zu vereinfachen (➤ Abb. 27-4b).

Bei Entzündungen und bei Endometriose muss die Schmerzgrenze unbedingt respektiert werden, um Verstärkungsreaktionen zu vermeiden. In diesen Fällen wird empfohlen, zuerst eine Verstärkungstechnik zu verwenden.

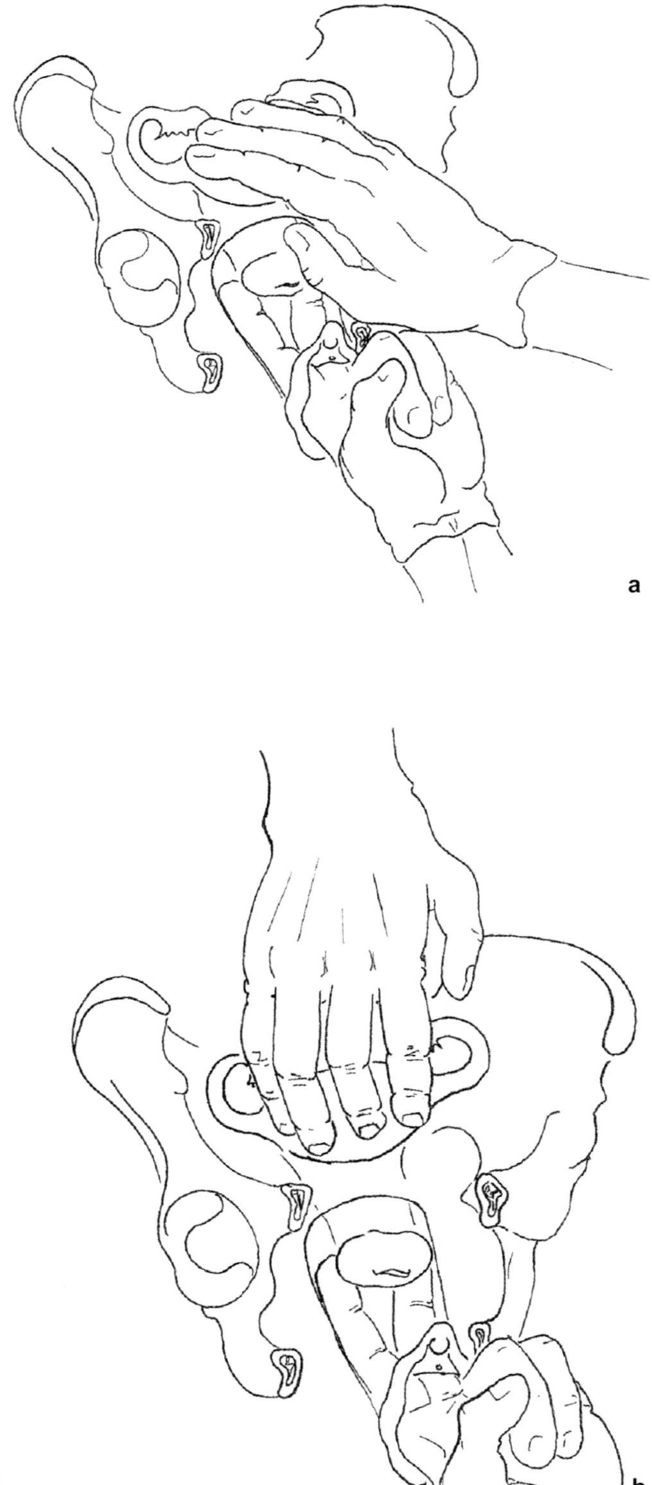

a

b

Abb. 27-4 a) Untersuchung und Normalisierung des Uterus mit interner Technik. b) Normalisierung von Anteversion und Anteflexion des Uterus.

27.5 Technik zur Untersuchung und Normalisierung des Lig. latum

Prinzip

Untersuchung und Normalisierung des Lig. latum durch eine direkte Technik unter Verwendung eines Hebels.

Position der Patientin

Rückenlage am Ende der Behandlungsliege, die Knie gebeugt und die Füße flach auf der Liege aufgestellt.

Position des Therapeuten

Der Therapeut steht seitlich neben der Patientin und legt seine kraniale Hand über den Uterus (Corpus uteri). Die andere Hand umgreift die Zervix mit Zeige- und Mittelfinger. Diese Technik kann auch extern durchgeführt werden, ist dann jedoch weniger präzise und effizient.

Test und Technik (➤ Abb. 27-5)

Der Therapeut nimmt zunächst mit Zeige- und Mittelfinger Kontakt mit der Zervix auf. Er positioniert seine andere Hand über dem Uterus und neigt ihn nach rechts und dann nach links, um die Dysfunktionsseite zu bestimmen. Anschließend positioniert er seine abdominale Hand seitlich neben das Corpus uteri auf der Dysfunktionsseite. Bei starken Dysfunktionen mit viel Spannung sollte der Therapeut zunächst mithilfe von Vibrationen und lokalen myofaszialen Techniken die Gewebe entspannen, sodass er seine Hand leichter seitlich neben dem Uterus in die Tiefe der Gewebe zwischen Zäkum bzw. Sigmoid und Corpus uteri gleiten lassen kann.

Während die vaginale Hand die Zervix stabilisiert, führt die abdominale Hand eine direkte Korrektur aus, indem sie die Gewebe in die der Dysfunktion entgegengesetzten Richtung bewegt.

Um diese Technik noch effizienter zu machen, kann man die gebeugten Beine als Hebel verwenden und sie zunächst zur Korrekturseite absenken, um die Induktion zu erleichtern, anschließend dann zur anderen Seite senken, um die Spannung zu erhöhen, während man gleichzeitig den Uterus in der Korrekturposition hält. Die Patientin kann zusätzlich ihr Zäkum oder ihr Sigmoid mit einer Hand fixieren, sodass sich das Lig. latum noch besser ausbreiten bzw. entfalten kann und Adhäsionen gelöst werden.

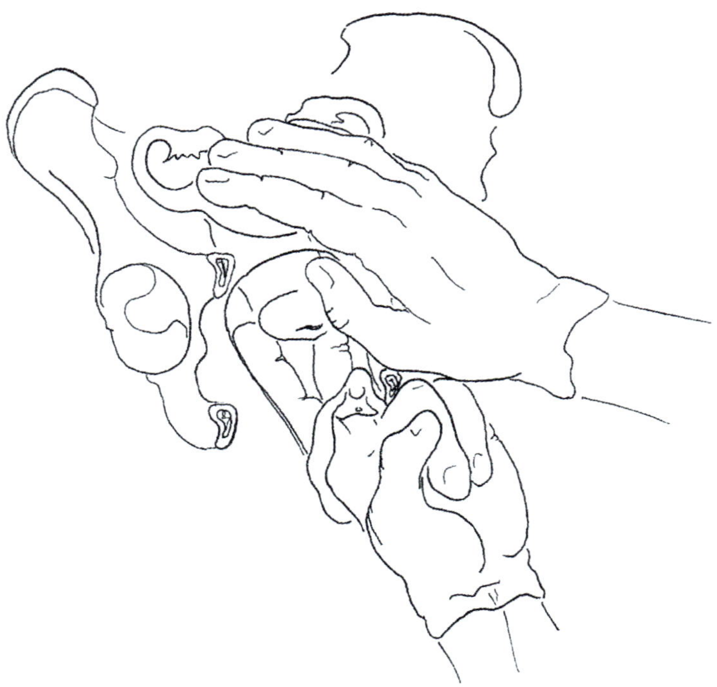

Abb. 27-5 Technik zur Untersuchung und Normalisierung des Lig. latum. Der Therapeut nimmt die Zervix zwischen Zeige- und Mittelfinger, lokalisiert mit der anderen Hand den Uterus und legt dann seine Hand auf der Dysfunktionsseite seitlich neben das Corpus uteri.

Diese Technik kann mehrmals wiederholt werden, um eine vollständige Befreiung des Lig. latum zu erreichen. Das gleiche Prinzip kann auch zur Korrektur von Lateroversionen und Lateroflexionen verwendet werden. In diesem Fall bringen die in der Vagina positionierten Finger die Zervix direkt in die der Dysfunktion entgegengesetzte Richtung.

27.6 Technik zur Untersuchung und Normalisierung der Excavatio vesicouterina und der Excavatio rectouterina

Prinzip

Untersuchung und Normalisierung der Zervix, ihrer Befestigungsstrukturen und der dort verlaufenden Gefäß- und Nervenstrukturen über einen vaginale Zugang unter Verwendung von myofaszialen und direkten Techniken. Die Arbeit an der Excavatio vesicouterina normalisiert das Lig. vesicouterinum und erhöht den Menstruationsfluss. Diese Technik sollte bei hämorrhagischer Menstruation nicht verwendet werden. Die Arbeit an der Excavatio rectouterina (Douglas-Raum) normalisiert die Ligg. sacrouterina und den Plexus hypogastricus inferior. Die Behandlung der seitlich des Uterus gelegenen Bauchfellduplikaturen normalisiert das Parametrium, die A. und V. uterina sowie den Plexus hypogastricus inferior. Dies zeigt, dass eine einfache Technik sehr effizient sein und gute Ergebnisse liefern kann.

Position der Patientin

Rückenlage am Ende der Behandlungsliege, die Knie gebeugt und die Füße flach auf der Liege aufgestellt.

Position des Therapeuten

Der Therapeut steht seitlich neben der Patientin, Zeige- und Mittelfinger seiner dominanten Hand umgreifen die Zervix. Die abdominale Hand stabilisiert den Fundus uteri.

Test und Technik

Der Therapeut palpiert zunächst mit dem Zeigefinger die Öffnung der Zervix, um ihre genaue Position zu bestimmen. Anschließend untersucht er mit Zeige- und Mittelfinger das Umfeld der Zervix und sucht nach perizervikalen Adhäsionen. Die Konturen der Portio vaginalis cervicis sollten klar umschrieben sein. Eventuell vorhandene Adhäsionen sollten zunächst mit myofaszialen und dann mit Spannungstechniken behandelt werden.

Im Anschluss gilt es die verschiedenen Bauchfellduplikaturen also das Parametrium (seitlich), die Excavatio vesicouterina (anterior, Lig. vesicouterinum) und die Excavatio rectouterina (posterior, Ligg. sacrouterina) zu untersuchen und zu behandeln. Dabei liegen Zeige- und Mittelfinger in der Tiefe der zu behandelnden Excavatio, um Dysfunktionen der Zervix zu behandeln und die Nachgiebigkeit der Bänder zu unterstützen. Die Vorgehensweise ist für die verschiedenen Excavationes die gleiche:

1. Lokale myofasziale Technik, sofern erforderlich, d. h. wenn die Finger nicht in die Tiefe der Excavatio vordringen können;
2. In der Tiefe der Excavatio Spannung der Bänder nach kranial, um ihre Entspannung zu erleichtern und die Gefäß- und Nervenversorgung zu verbessern, Dialog mit den Geweben bis zum Stillpunkt und zur Entspannung;
3. Progressive Anspannung der Zervix in die der Dysfunktion entgegengesetzten Richtung, um die Excavatio zu öffnen und die Adhäsionen bis zur vollständigen Entspannung zu behandeln;
4. Spreizen von Zeige- und Mittelfinger in der Tiefe der Excavatio, um sie gegenüber der Vaginalwand zu öffnen; Erzeugung einer reziproke Spannung, Dialog mit den Geweben bis zum Stillpunkt und zur Entspannung.

N. B.: Wenn die Excavatio rectouterina zu sehr angespannt ist und sich mit dieser Technik nicht richtig entspannen lässt, sollte über einen rektalen Zugang eine direkte Technik an der Rückseite der Zervix ausgeführt werden.

27.7 Test und Technik für die spezifische Mobilität de Ovars (> Abb. 27-6)

Das Ovar zeichnet sich durch eine spezifische Bewegung aus und dreht sich um die von Lig. suspensorium

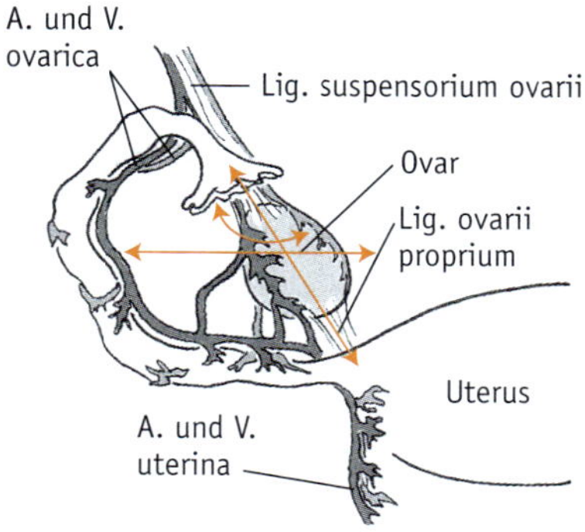

Abb. 27-6 Das Ovar und seine ligamentären und vaskulären Beziehungen. Die Pfeile zeigen die spezifische Mobilität des Ovars.

ovarii und Lig. ovarii proprium (Lig. uteroovaricum) gebildete schräge Achse wie um eine Türangel. Es liegt in der Mitte einer Verbindungslinie von der Spina iliaca anterior superior zur Symphysis pubis, meist hinter dem Uterus und, insbesondere bei Frauen, die nicht geboren haben, relativ nahe an der Mittellinie.

1. Palpation des Ovars über einen vaginalen und abdominalen Zugang. Die Finger der vaginalen Hand befinden sich in der Tiefe der lateralen Bauchfelltasche in Höhe der Zervix auf der Seite des zu behandelnden Ovars. Die andere Hand liegt auf dem Abdomen und schiebt die Gewebe zu den in der Vagina liegenden Fingern, sodass das Ovar von beiden Händen umfasst wird und die Fingerkuppen das Ovar palpieren. Das Ovar hat die Form einer Mandel und ist ungefähr 1 cm dick, 2 cm breit und 4 cm lang.
2. Überprüfung der Position, der Größe und der Konsistenz des Ovars, um Informationen über seinen Zustand (gestaut oder ischämisch) und seine Funktion zu sammeln. Ein verkleinertes Ovar lässt eine Unterfunktion vermuten. Stauungen im Ovar entstehen durch eine Überfunktion oder durch mangelnde Mobilität.
3. Test der Mobilität des Ovars gegenüber dem Mesovarium (Eigenbewegung des Ovars um die Angel der schrägen Achse).
4. Mobilisation des Ovars in den drei Ebenen des Raums, ausgehend von der Hauptachse, d. h. der schrägen Achse des Ovars. Spezifische Testung der verschiedenen Bewegungsachsen und ihrem Bezug zu den Haltestrukturen des Ovars:
   a. Lig. suspensorium ovarii, Bewegung entlang der schrägen Achse nach kaudal;
   b. Uterus (Lig. ovarii proprium), Spannung nach lateral und kranial;
   c. Ligamentstrukturen, die das Ovar mit dem Sigmoid (Lig. infundibulo-colicum) und der Appendix (Lig. appendiculo-ovaricum) verbinden, Anspannung in Richtung Mittellinie.
5. Behandlung durch direkte und reziproke Spannung gegenüber dem Ligament oder den Adhäsionen, die die Mobilität des Ovars einschränken, in allen Bewegungsebenen. Das normale Ovar sollte entlang aller seiner Achsen frei beweglich sein.

N. B.: Wenn man das Lig. suspensorium ovarii spannt, spürt man bei ovarialer Unterfunktion oft ein reaktives Anschwellen unter den Fingern. Dies erklärt sich aus der Normalisierung und der Stimulation der Gefäß- und Nervenstrukturen, die entlang des Ligaments verlaufen.

Ein gestautes Ovar befindet sich oft in einer relativ horizontalen Position. Die Spannung des Lig. ovarii proprium in schräger Richtung nach kranial und lateral begünstig die Gefäßversorgung und den venösen Rückfluss über die A. und die V. uterina und unterstützt die Drainage des Ovars. Gleichzeitig wird die Funktion des Ovars gefördert.

Es ist wichtig, dass zuerst die Mobilität des Ovars wiederhergestellt wird und erst dann die ovariale Stauung behandelt wird. Mit Mikrobewegungen wird das Ovar in seine bevorzugte Richtung bewegt und ein Stillpunkt erzeugt. Follikularzysten werden ebenfalls auf diese Art behandelt.

Es ist wichtig, dass zuerst die Mobilität des Ovars wiederhergestellt wird und erst dann das ischämische Ovar behandelt wird. Während der kranialen Inspiration werden Mikropumpbewegungen ausgeführt, während bei der Exspiration die Retraktionsbewegung behindert wird.

27.8 Test und Technik für die spezifische Mobilität der Tuben

Anmerkungen zur Anatomie (➤ Abb. 27-7)

- Die mediale Hälfte der Tuba uterina hängt von der Mobilität des Uterus ab, die laterale Hälfte in

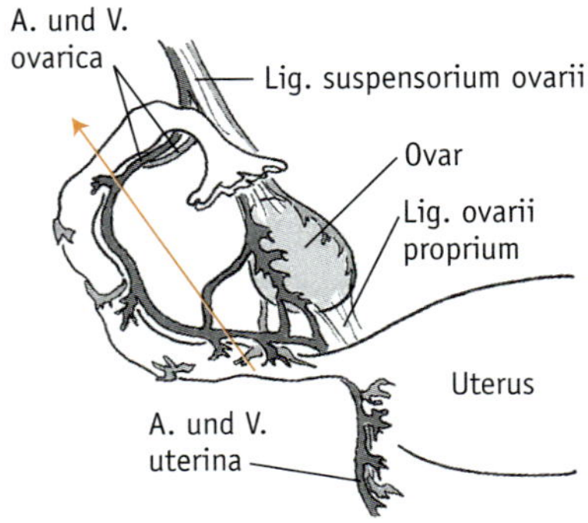

Abb. 27-7 Die Tuba und ihre ligamentären und vaskulären Beziehungen. Der Pfeil gibt die Dehnungsrichtung an.

ihrem distalen Anteil dagegen von der Mobilität des Ovars. Die gute Funktion des Eileiters wird somit von dem fein abgestimmten Gleichgewicht zwischen Uterus, Ovar und Tube bestimmt. Weitere wichtige funktionelle Aspekte sind das viszerofasziale Gleichgewicht sowie das Druckgleichgewicht im Inneren der Tuben.

- Die Tuben verlaufen vom Uterus aus zunächst in einer annähernd horizontalen Linie nach posterolateral zur Wand des kleinen Beckens, ziehen dann bogenförmig über das Ovar hinweg am Rand des Mesovariums nach kranial und nähern sich schließlich mit ihren Fimbrien von posterolateral dem oberen Pol des Ovars an. Damit verdecken die Tuben den lateralen Teil des Ovars.

Palpation der Tuben und Technik

1. Um das Ovar besser lokalisieren zu können, schiebt die abdominale Hand die Gewebe in Richtung der in der Vagina liegenden Finger. Die beiden vaginalen Finger befinden sich in der Tiefe der lateralen Bauchfelltasche auf der zu palpierenden Seite.
2. Nachdem man das Ovar gefunden hat, vermindert man den Druck der Finger und begibt sich auf die Suche nach der dünnen, röhrenförmigen, quer verlaufenden Struktur der Tube, die man unter den Fingern hin- und herrollen kann und die das Ovar bogenförmig umläuft. Da die Tube eine sehr feine Struktur ist, muss die Palpation sehr präzise, aber auch sehr leicht sein.
3. Sobald die Tube gefunden ist, folgt man ihrem Verlauf von proximal zum weiter posterior liegenden distalen Abschnitt und sucht nach Spasmen und kleinen Knicken.
4. Man macht leichte Dehnungen nach kranial und lateral und von proximal nach distal, um die globale Peristaltik der Tube zu verbessern.
5. Spasmen können gegebenenfalls spezifisch mit einer Mikroverstärkungstechnik auf lokaler Ebene behandelt werden.
6. Es ist wichtig, alle ligamentären Dysfunktionen oder Adhäsionen zu behandeln.
7. Vor der Behandlung der Tuben müssen der Uterus, das Ovar und die Ligg. lata behandelt werden. Die Technik für das Lig. latum (➤ Kap. 27.5) ist eine gute Vorbereitung für die spezifische Arbeit an den Tuben, da die Tuben dabei bereits gedehnt und indirekt von Spannungen befreit werden.
8. Es müssen immer beide Tuben behandelt werden, um den Druck in den Tuben auszugleichen.

Anhang

Schlusswort

Der französische Schriftsteller Eric Emmanuel Schmidt sagte: „Ein Buch ist wie eine ausgestreckte Hand".

Ich hoffe, dass dieses Buch eine „ausgestreckte Hand" zu einem besseren Verständnis der Behandlungsmöglichkeiten der verschiedenen Störungen des endokrinen und des nervalen Systems ist. Vor allem aber hoffe ich, dass ich die Antworten, die ich im Laufe meiner Recherchen gefunden habe, sowie meine in mehr als 20 Jahren Praxis erworbenen Erfahrungen im Umgang mit Patienten meinen Lesern verständlich vermitteln konnte. Es ist mein Wunsch, dass dieses Buch, das sich als Synthese versteht, Therapeuten dabei hilft, die bei ihren Patienten auftretenden Symptome besser zu verstehen und damit besser und spezifischer behandeln zu können. Der hier beschriebene Ansatz hat sich in der Praxis als sehr effizient erwiesen. Er ermöglicht es uns Therapeuten, zahlreiche Symptome zu verbessern und dem Patienten mehr Energie zu geben.

Wir wissen, dass zwischen Krankheit und optimaler Gesundheit eine oft sehr breite und mit zahlreichen Symptomen versehene Grauzone liegt. Was wir oft nicht wissen, ist, wie sehr die Hormone manche Menschen beeinflussen und wie sehr die kleinste Störung ihre Lebensqualität verändern kann. Oft ist es mangelndes Wissen, das uns daran hindert, das Leid unserer Patienten und die ihm zugrunde liegenden Symptome zu erfassen.

Es ist eine edle Tätigkeit, die wir als Osteopathen ausführen, und unser vornehmstes Werkzeug ist das Zuhören. Das ist unser erster Zugang zum Patienten. Es hilft Menschen sehr, wenn sie das Gefühl erhalten, dass sie gehört und vor allem verstanden werden. Die Hand des Osteopathen ist ein Werkzeug des Zu- und Hineinhörens in den Körper (Listening), sie ist vorurteilsfrei und neutral und sie ist bereit Spannungen aufzuspüren, mit den Geweben einen Dialog einzugehen und ihn so lange fortzusetzen, bis sich die Gewebe von ihrem Leid befreien.

Ich bin fest davon überzeugt, dass wir durch das Entmystifizieren von Krankheit immer mehr präventiv arbeiten und damit unseren Patienten in einem viel früheren Stadium helfen können werden. Indem wir den Patienten in seiner Ganzheit betrachten, tragen wir am besten zu seinem Heilungsprozess bei.

Indem wir versuchen die Homöostase zwischen dem Nervensystem, dem endokrinen System und allen Hormonen aufrechtzuerhalten, indem wir sowohl global als auch spezifisch arbeiten, gelingt es uns sowohl auf psychischer wie auch auf physischer Ebene das für die Aufrechterhaltung der Gesundheit erforderliche Gleichgewicht zu erlangen.

Es ist schwierig, ein Buch abzuschließen, das wie in einem Werkzeugkasten unterschiedliche Techniken und Methoden anbietet. Somit muss der Leser selbst entscheiden, welche der beschriebenen Techniken er sich aneignen möchte. Das eigentliche Werk ist nicht dieses Buch, sondern jenes, das jeder Leser durch seine eigene Praxis schreibt.

Das hormonelle Gleichgewicht ist ein komplexes System und nur durch beharrliches Lernen und viel praktische Erfahrung gelingt es uns, ein immer tieferes Verständnis dafür zu entwickeln. Umso wertvoller sind die Ergebnisse für Sie als Therapeuten und vor allem für Ihre Patienten.

Literatur

Bücher

Ageron-Marque C. Guide pratique d'ostéopathie en gynécologie. Brüssel: Satas, 2000.

Arem R. The thyroid solution. New York: Ballantine Books, 1999.

Arsenault C. Santé de l'appareil génito-urinaire. Montreal: Ecole d 'enseignement superieur de naturopathie du Quebec, 2001.

Balch PA, Balch JF. Prescription for nutritional healing. New York: Avery, 2000.

Barral JP, Ligner B, Paoletti S. Nouvelles techniques urogénitales. Aix-en-Provence: Verlaque, 1993.

Barral JP, Mercier P. Manipulations viscérales I. Paris: Frison-Roche, 1994.

Barral JP. Manipulations viscérales Il. Paris: Maleine, 1987.

Barral JP. Manipulations de la prostate. Paris: Elsevier, 2005.

Basmajian JV, Slonecker CE. Grant's Method of Anatomy. 11th ed. Baltimore, MD: Kimberley Kist, 1989.

Becker KL. Principles and practice of endocrinology and metabolism. 3rd ed. Baltimore, MD: Lippincott Williams & Wilkins, 2006.

Béliveau R. Cuisiner avec les aliments anticancer. Paris: Robert Laffont, 2008.

Bland J. La digestion, les enzymes et l'absorption des nutriments (frz. Übersetzung von Gilles Parent). Stewart Seminars 1984. p. 39–51.

Bochurberg C. Une approche osteopathique de l'angoisse. Paris: Maloine, 1996.

Bouchet A, Cuilleret J. Anatomie topographique descriptive et fonctionnelle. Tome 2. Paris: Simep / Masson, 1991.

Busquet L. L'ostéopathie crânienne, 4e éd. Paris: Frison-Roche, 1999.

Caporossi R. Le système neurovégétatif et ses troubles fonctionnels. Symposium international d'osteopathie de Montréal, 1987.

Caporossi R. Le système neuro-végétatif et ses troubles fonctionnels. Aix-en-Provence: Ed. de Verlaque, 1989.

Champagne MA. L'hormone du desir. Montreal: Libre Expression, 1999.

Chauffour P, Prat E. Mechanical link. Berkeley: North Atlantic Books, 2002.

Clauzade M, Daraillans B. L'homme, le crâne, les dents. Perpignan: SEOO, 1992.

Collins J. Advanced integrative management of menopause. International conference, Montreal, 2005.

Costat JM, Delatour F, Girod C, et al. Dictionnaire de Medecine. Paris: Flammarion-Médecine Sciences, 1998.

Cotran RS, Kumar V, Collins T. Pathologic basis of disease. Philadelphia: Robbins, 1999.

Curtil P, Métra A. Traité pratique d'ostéopathie viscérale. Paris: Frison-Roche, 2002.

D'Adamo PJ. L'encyclopédie des groupes sanguins. Montreal: Du Roseau, 2003.

Diamond J. Le corps ne ment pas. Barret-le-Bas: Le Souffle d'Or, 1989.

Dupont P. Les glandes endocrines et notre santé. Le Tremblay: Diffusion Rosicrucienne, 1997.

Fadem B. Behavioral Science in Medicine, 2nd ed. Baltimore, MD: Lippincott Williams & Wilkins, 2004.

Fritsch H, Kühnel W, Bourjat P. Atlas de poche d'anatomie. Tome 2. Paris: Flammarion-Médecine Science, 2007.

Gabarel B, Roques M. Les fascias en médecine ostéopathique. Tome 1. Paris: Maloine, 1985.

Geneuil P (Ausbildungsbeauftragter für das Unternehmen Labcatal). Résumé de Ia Conference sur l'oligothérapie I. Lyon: Université de Lyon 1.

Geneuil P (Ausbildungsbeauftragter für das Unternehmen Labcatal). Conférence sur l'oligothérapie niveau 4 gynécologie. Lyon: Université de Lyon 1.

Guyton C. Neuroscience, neuroanatomie et neurophysiologie. Padua: Piccin, 1996.

Gilson G, Marsden T. La thérapie hormonale plus efficace et sécuritaire, c'est possible. Alberta (Canada): RMA, 2003.

Gilson G, Roeske P. Conference. La sante hormonale au naturel. 2006.

Hébert M. La médecine des femmes. Montreal: Éd. du Roseau, 2003.

Houle D. Guide professionnel des produits. Toronto: Genestra (Seroyal), 2001.

Kahle W, Leonhardt H, Platzer W. Anatomie des viscères. Paris: Flammarion-Médecine Sciences, 1989.

Kahle W, Leonhardt H, Platzer W. Anatomie 1. Appareil locomoteur. Paris: Flammarion-Médecine Sciences, 1982.

Kamen B. Hormone replacement therapy yes or no? Novato, CA: Nutrition and Encounter, 1993.

Kamina P. Anatomie gynécologique et obstétricale. Paris: Maloine, 1984.

Kamina P. Petit bassin et périnée. Tome 1. Paris: Maloine, 1995.

Kamina P. Petit bassin et périnée, Tome 2. Paris: Maloine, 1995.

Kamina P. Anatomie clinique: Tome 4. Organes urinaires et génitaux, pelvis, coupes du tronc. 2e éd. Paris: Maloine, 2008.

Kuchera M, Kuchera W. Osteopathic considerations in systemic dysfunction. Colombus, OH: Greyden Press, 1994.

Lambert-Lagacé L. Ménopause nutrition et santé. Montreal: Les Éditions de L'homme, 2004.

Langman J (éd). Embryologie médicale. Paris: Masson, 1972.

Lee JR. Équilibre hormonal et progestérone naturelle. Vannes: Suily, 2002.

Lee JR, Houlbert A. Équilibre hormonal pour les hommes. Vannes: Suily, 2004.

Lee JR. Tout savoir sur Ia préménopause. 2e éd. Vannes: Suily, 2001.

Lippincott RC, Lippincott HA. A manual of cranial technique. Indianapolis: The Cranial Academy, 1943/1995.
Lignon A. Schématisation neurovégétative en ostéopathie. 2e éd. Aix-en-Provence: Verlaque, 1989.
Magoun H. L'Ostéopathie dans Ia sphère crânienne. Montreal: Spirale, 1994.
Marc FL. Conseils à l'officine. Boucherville: Herbier du Midi, 2002.
Martel J. Le grand dictionnaire des malaises et des maladies. Sainte-Foy: ATMA, 2007.
Mauvais-Jarvis P, Schaison G, Touraine P. Médecine de Ia reproduction. 3e éd. Paris: Flammarion-Médecine Sciences, 1997.
Netter FH. Atlas of human anatomy. New Jersey: Ciba, 1989.
Northrup C. Women's bodies, women's wisdom. New York: Bantam Books, 2002.
Pallardy P. Et si ça venait du ventre. Paris: Robert Laffont, 2002.
Paoletti S. Les fascias. Rôle des tissus dans Ia mécanique humaine. Vannes: Sully, 1998.
Pierpaoli W, Regelson W. Le miracle de Ia mélatonine. Paris: Robert Laffont, 1995.
Platzer W. Atlas de poche d'anatomie. Tome 1. Paris: Flammarion-Médecine Science, 2007.
Promislow S. Making the brain connection. Vancouver: Kinetic Publication Corporation, 1998.
Richard R. Ostéopathie gynécologique fonctionnelle. Paris: SIMEP, 1992.
Robert et fils. Conférences. Guide pour la maîtrise du tableau des symptômes. Übersetzung und Adaptation von Jacqucs Poulin, o. J.
Rouvière H. Atlas aide-mémoire d'anatomie. Paris: Masson, 1967.
Sears B. Le régime Oméga. Montreal: De L'homme, 2003.
Selye H. The stress of my life: A scientist's memoirs. 2nd ed. New York: Van Nostrand Reinhold, 1979.
Servan-Schreiber D. Guérir. Paris: Robert Laffont, 2003.
Sichel D, Driscoll J. Humeurs de femmes. Montreal: Le Jour, 2000.
Sutherland WG. Cranial bowl. Mankato (Minnesota): Free Press Company, 1939.
The interpreter [Pseud. Owens C]. An endocrine interpretation of Chapman's reflexes. 2nd ed, reprint. Indiannapolis: American Academy of Osteopathy (AAO), 1963.
Tortora GJ, Grabowski SR. Principe d'anatomie et de physiologie. Anjou: CEC, 1999.
Tourris H, Magnin P, Pierre F. Gynécologie et obstétrique. Paris: Masson, 2000.
Turcotte J. L'influence de Ia normalisation du foie sur Ia mobilité de Ia symphyse sphéno-basilaire, l'ethmoïde et les frontaux. Dissertation. Montreal: Collège d'Études Ostéopathiques (CEO), 1998.
Wilson D. Wilson's syndrome. Orlando: Cornerstone Publishing Company, 1993.
Wilson JL. Adrenal fatigue. Petaluma: Smart Publications, 2006.
Woodall P. Principes et pratique ostéopathiques en gynécologie. Paris: Maloine, 1983.
Yen S, Robert B. Reproductive endocrinology. 3rd ed. Philadelphia: W. B. Saunders, 1991.

Zeitschriftenartikel

Bäckström T, Carstensen H. Estrogen and progesterone in plasma in relation to premenstrual tension. J Steroid Biochem. 1974; 5: 257–260.
Barrett-Connor E, Von Mühlen DG, Kritz-Silverstein D. Bioavailabale testosterone and depressed mood in older men: the Rancho Bernardo study. J Clin Endocrinol Metab. 1999; 84: 573–577.
Bloch M, Schmidt PJ, Danaceau MA et al. Dehydropiandrosterone treatment of midlife dysthymia. Biol Psychiatr. 1999; 45(12): 1533–1541.
Chiu KC, Chu A, Go VLW et al. Hypovitaminosis D is associated with insulin resistance and ß cell dysfunction. Am J Clin Nutr. 2004; 79(5): 820–825.
Chrousos GP, Gold PW. The concepts of stress and stress system disorders. Overview of physical and behavioral homeostasis. JAMA 1992; 267(9): 1244–1252.
Dedovic K, Renwick R, Mahani NK et al. The Montreal Imaging Stress Task: using functional imaging to investigate the effects of perceiving and processing psychosocial stress in human brain. J Psychiatr Neurosci. 2005; 30(5): 319–325.
Dunn ME. Restoration of couple's intimacy and relationship vital to re-establishing erectile function. J Am Osteopath Assoc. 2004; 104: S6–S10.
Eskin BA, Brooks AD, Connolly CP. The effect of iodine replacement on lactoperoxidase in mammary gland dysplasia. AACR Annual Meeting 2004: Abstract 101.
Gaby AR. Dehydroepiandrosterone: biological effects and clinical significance. Alt Med Rev. 1996; 1(2): 60–69.
Iskandar H, Desan PH, Weinstein A et al. Essai contrôlé sur Ia luminothérapie utilisant l'appareil Litebook a diodes électroluminescentes (DEL) dans le traitement de Ia dépression saisonnière. BMC Psychiatry 2007; 7: 38.
Martin RB. Osteopathic approach to sexual dysfunction. J Am Osteopath Assoc. 2004; 104(1): S1–S8.
Markowitz JS, Donovan J, De Vane L et al. Effet du millepertuis sur le métabolisme médicamenteux par induction de l'enzyme 3A4 du cytochrome P450. JAMA 2003; 290: 1500–1504.
McEwen B. Stressed or stressed out: What is the difference? J Psychiatr Neurosci. 2005; 30(5): 315–318.
Patterson MM. L'ostéopathie et la maladie mentale. L'Ostéopathie précisement. 2004; 13: 5.
Robinzon B, Cutolo M. Should dehydroepiandrosterone replacement therapy be provided with glucocorticoids? Rheumatology 1999; 38(6): 488–495.
Spiegel K, Leproult R, Cauter E. Impact of sleep deprivation on metabolic and endocrine function. Lancet 1999; 354: 1435–1439.
Thomas KM, Drevets WC, Dahl RE et al. Amygdala response to fearful faces in anxious and depressed children. Arch Gen Psychiatry 2001; 58: 1057–1063.

Register

So funktioniert die Viszerale Osteopathie

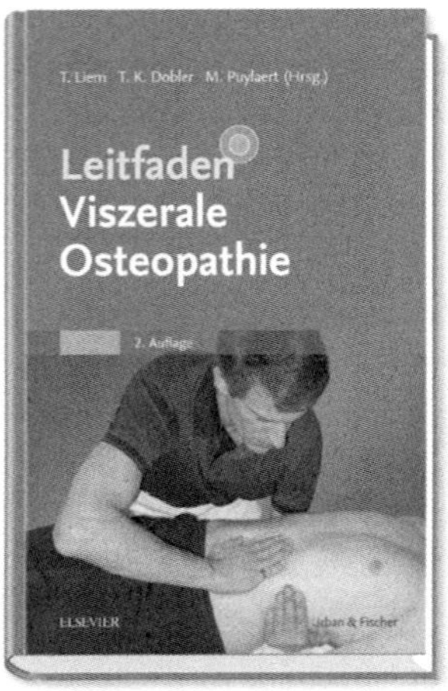

Leitfaden Viszerale Osteopathie

Liem, T. / Dobler, T. / Puylaert, M. (Hrsg.),
2. Aufl. 2014, 680 S., gebunden
ISBN 978-3-437-56012-5

Dieser Leitfaden führt Sie in die besondere Denkweise der viszeralen Osteopathie ein und bringt Ihr Wissen auf den aktuellen Stand. Im theoretischen Teil werden die Grundlagen und Grundbegriffe der viszeralen Osteopathie sowie ihre Funktionsweise vermittelt, in den Behandlungstechniken werden die Basisbegriffe erläutert.

Im Praxisteil folgt eine ausführliche Darstellung der Embryologie, Anatomie, Diagnostik und Therapie der einzelnen Viszeralorgane. Das international erfahrene Autorenteam gibt konkrete Ratschläge zur erfolgreichen Anwendung in der Patientenarbeit.

Mit Hilfe von zahlreichen Fotos werden alle viszeralen Techniken leicht verständlich präsentiert. Dies geschieht nach Organen geordnet und in einem anschaulichen Schritt-für-Schritt-Verfahren. Durch die präzise Darstellung lässt sich jede der Diagnostik- und Therapiemethoden leicht in die Praxis umsetzen. Glossar, weiterführende Literatur und Adressteil runden den Leitfaden ab.

Neu in der 2. Auflage
Ein Kapitel über den Ösophagus und eine Beschreibung der Chapman-Reflexe aufgrund neuester wissenschaftlicher Erkenntnisse. Aktualisiert und erweitert wurden die Kapitel über Retroperitoneum, Harnblase und weibliche Geschlechtsorgane sowie über Herz und Perikard.

20190313b1 Irrtümer vorbehalten. Stand 3/2019

Melden Sie sich für unseren Newsletter an unter www.elsevier.de/newsletter

ELSEVIER

Diese und viele weitere Titel wie auch die aktuellen Preise finden Sie in Ihrer Buchhandlung vor Ort und unter **shop.elsevier.de**